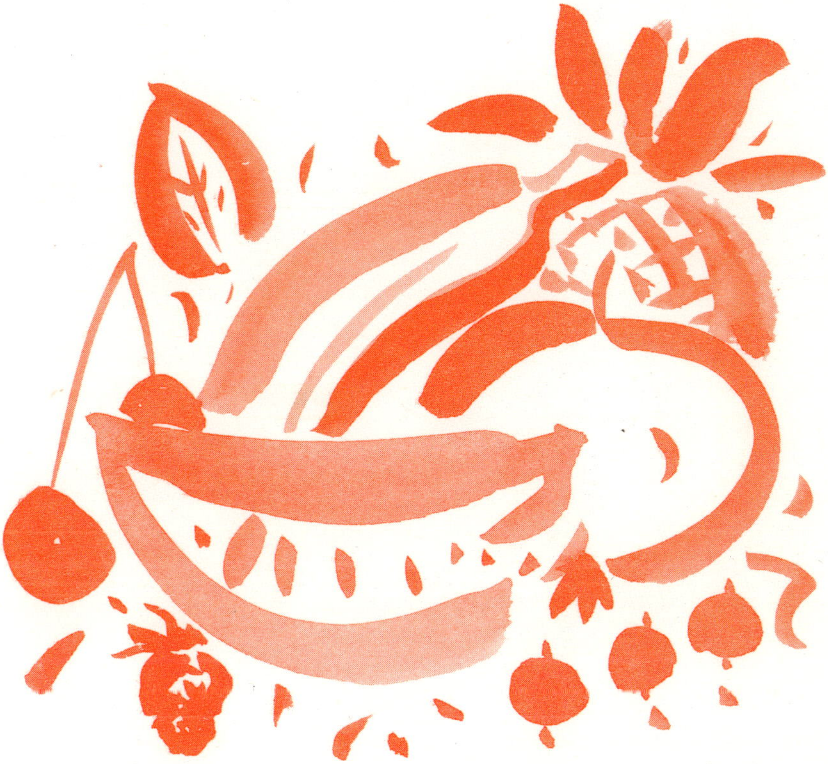

Klaus Oberbeil

FIT DURCH VITAMINE

Die neuen Wunderwaffen

SÜDWEST

1993 © by Südwest Verlag GmbH & Co.KG, München
Redaktion: Josef K. Pöllath
Umschlaggestaltung: Christine Paxmann, München
Layout und Illustrationen: Christine Paxmann, München
DTP/Satz: Tabularasa, München
Druck und Bindung: Legoprint, Vicenza
Printed in Italy

Gedruckt auf chlor- und säurefreiem Papier

ISBN 3-517-01422-2

Inhalt

Vitamine

– DIE KLEINEN WUNDER DER NATUR

In den Milliarden Jahren ihrer Entwicklung auf der Erde hat die Natur viel Großartiges entstehen lassen, aber ihre unglaublichste Erfindung sind ohne Zweifel die Vitamine. Diese mikroskopisch winzigen Moleküle setzen nämlich im Stoffwechsel der Pflanzen, Tiere und Menschen alle lebendigen Prozesse erst in Gang.

Da gibt es in unseren rund 70 Billionen Körperzellen eine äußerst betriebsame Welt der Moleküle, die im wahrsten Sinne des Wortes abenteuerlich und atemberaubend ist. Das große Schaufenster, durch das wir diesen unglaublichen Kosmos in seiner absolut unglaublichen Mannigfaltigkeit beobachten können, verdanken wir innovativen, supermodernen Analysegeräten.

Noch vor wenigen Jahren gab es Blut- oder Gewebeproben nur im Milli- oder Mikrogrammbereich, gerade noch im Bereich eines Nanogramms, das ist ein Milliardstel Gramm. Heute können wir uns Moleküle mit Hilfe von Hochleistungs-Chromatografen oder Atom-Absorptions-Spektroskopen im Picogramm-Bereich (billionstel Gramm) oder problemlos sogar schon im Femtogramm-Bereich (billiardstel Gramm) angucken.

Mit anderen Worten: Wissenschaftler können die Moleküle im Blut oder Gewebe fast schon zählen.

Wenn wir uns mit der Stecknadel piksen, und es tritt ein winziges Tröpfchen Blut aus, sind da gut und gern eine Milliarde mal eine Milliarde Moleküle enthalten. Diese Moleküle setzen sich aus Atomen zusammen. Es gibt kleine Moleküle, die aus nur zwei Atomen bestehen. Das Wasser-Molekül (chemische Formel H_2O) besteht aus drei Atomen, nämlich zwei Wasserstoff- und einem Sauerstoff-Atom. Es gibt aber auch Moleküle, die aus Hunderten,

Der Mensch hat etwa 70 Billionen Körperzellen. In diesen Körperzellen finden faszinierende, ja atemberaubende Prozesse statt. Daß es uns möglich ist, diese unglaubliche Mannigfaltigkeit beobachten zu können, verdanken wir supermodernen Analysegeräten.

In und auf unseren Billionen von Körperzellen sitzen viele Metall- und andere Atome und warten gleichsam auf Vitamine, damit die Zellen endlich aktiv werden können. Ohne Vitamine würden unsere Körperzellen verdorren, genauso wie Blumen, denen man kein Wasser gibt.

Tausenden oder noch mehr Atomen bestehen. Die Gesamtzahl aller Moleküle auf und in der Erdkugel grenzt bereits ans Unendliche.

Faszinierend sind alle Moleküle, besonders staunenswert aber die Vitamine. Die haben nämlich eine ganz besondere Eigenschaft: Sie können Totes zum Leben erwecken. Sie sind die winzigen fleißigen Heinzelmännchen, die den Stoffwechsel erst lebendig machen. Da schwimmt zum Beispiel so ein Atom des Elements Zink im Blut herum – so absolut tot, wie Metall eben normalerweise ist. Kaum verbindet sich dieses Metall-Atom mit einem Vitamin-Molekül, wird es plötzlich, innerhalb einer Milliardstel Sekunde oder noch schneller, springlebendig. Auf und in unseren Billionen von Körperzellen sitzen viele Metall- und andere Atome und warten auf Vitamine, um endlich quicklebendig werden zu können. Sie warten wie der von der Sonne ausgedörrte Boden in der Wüste auf Regen, um innerhalb weniger Stunden eine blühende Flora auszutreiben. Leider warten sie in unseren Körperzellen oft vergebens. Weil in dem, was wir essen, zu wenige Vitamine enthalten sind. So bleibt der Stoffwechsel tot, und wir werden schnell alt und krank. Ohne Vitamine verdörren unsere Körperzellen ganz genauso wie Blumen, denen man kein Wasser gibt.

Weil es neuerdings so tolle Analyse-Geräte gibt, gibt es natürlich auch immer mehr staunenswerte, verblüffende und mitunter sogar absolut unglaubliche Neuigkeiten über Vitamine. Immer mehr Wissenschaftler, Biochemiker, Physiologen, Immunologen, Neurologen usw. verschreiben sich dem mitreißenden Forschungsobjekt Vitamine. So entstand und entsteht seit Anfang der 90er Jahre ein völlig neues Bild über diese faszinierenden Wunderwaffen der Natur. Und so manches von dem, was vorher über Vitamine gesagt und geschrieben wurde, dürfen wir getrost vergessen.

Noch vor rund zehn Jahren ging man davon aus, daß es 13 verschiedene Vitamine gibt: A, C, D, E, K sowie acht unterschiedliche B-Vitamine. Inzwischen sind allein 13 B-Vitamine bekannt, von einigen von ihnen (Vitamin B12 oder Niacin) bis zu sechs verschiedene Erscheinungsformen, die im Stoffwechsel alle auf andere Art wirken. Von den neuerdings bekannten rund 500

Karotenen gelten etwa 60 als Vorstufen des Vitamin A, etwa 110 Karotene gelten sogar als wirkungsvoller als das Vitamin selbst. Vom Vitamin C und Vitamin D gibt es jeweils vier verschiedene Moleküle, und von den Tocopherolen des Vitamins E ist inzwischen ein ganzes Dutzend bekannt.

Überraschungen in Hülle und Fülle liefern auch die neuentdeckten Pseudo- oder Quasi-Vitamine. Das sind meistens Eiweiß-Moleküle, die ganz plötzlich wie Vitamine wirksam werden, bzw. sich als solche entpuppen. Dazu zählen zum Beispiel Carnitin, Panthenin, Coenzym Q, die Bioflavonoide und andere Substanzen.

Unsere Körperzellen haben dauernd Appetit und Hunger auf Vitamine. Sie verlangen ihre Portion Vitamine nicht einmal pro Woche oder einmal am Tag, sondern in jeder Stunde, jeder Minute, jeder Sekunde. Aus diesem Grunde hat die Natur, dieser genialste Wissenschaftler aller Zeiten, auch ein Eilboten-System für Vitamine entwickelt. Die werden nämlich aus dem Magen-Darm-Trakt viel schneller herausgelöst als andere Nährstoffe und viel flinker übers Blut zu den Zellen verschickt. Das Vitamin C, das in unserem Körper so etwas wie die erste Geige spielt, wird genau aus diesem Grund schon in der Mundschleimhaut aufgenommen, damit es nur ja möglichst schnell verwertet werden kann. Es spielt nämlich für die Nerven, für unsere Psyche, unser Glück eine Sonderrolle. Ohne Vitamin C gibt es keine Freude, keine Begeisterung, kein Sichverlieben. Deshalb kommt es dem Stoffwechsel bei der Resorption dieses genialen Vitamins im wahrsten Sinne des Wortes auf Sekunden an.

Vitaminc brauchen wir – nach Gramm gemessen – nur in äußerst geringen Mengen. Die reichen dann schon aus, damit alle 70 Billionen Körperzellen ihre Molekül-Rationen abkriegen. Vom Vitamin B12 benötigt unser Stoffwechsel im ganzen Leben nicht einmal ein Gramm – und trotzdem werden unsere Zellen ergiebig mit Molekülen dieses lebensspendenden Stoffes gefüttert. Wenn wir einen Teller frischen Salat zu uns nehmen, schwärmen schon Minuten später Billiarden und Aberbilliarden kostbarer Vitamin-Moleküle aus dem Darmtrakt ins Blut. Prima Sache, nicht wahr? Wenn jemand müde, krank oder auch unglücklich ist, fehlt's meistens an Vitaminen. Die verblüffendste Erkenntnis der supermo-

Unsere Körperzellen haben ständig Appetit auf Vitamine. Sie verlangen ihre Portion Vitamine nicht nur einmal pro Woche, sondern in jeder Stunde, jeder Minute, ja jeder Sekunde.

Hormon-, Eisen- oder auch Eiweißmangel sind in Wirklichkeit oft nichts anderes als ein Mangel an Vitaminen. Diese Mangelerscheinung wird mitunter sogar von vielen Ärzten nicht richtig eingeschätzt und behandelt.

dernen Molekular-Biologie: Von Ärzten werden Befindlichkeitsstörungen, Beschwerden und Krankheiten, deren eigentliche Ursache Vitaminmangel ist, oft falsch eingeschätzt und damit falsch behandelt. So seltsam es klingt, aber Hormonmangel, Eisenmangel oder Eiweißmangel sind in Wirklichkeit oft nichts anderes als ein Mangel an Vitaminen. Eisen, Eiweiß oder Hormone sind manchmal ausreichend vorhanden. Aber ihre Verwertung im Stoffwechsel scheitert am Vitaminmangel.

Vitamine sind die unglaublichste Erfindung der Natur, und dementsprechend wird weltweit wie verrückt über sie geforscht. Das Dumme ist nur: Die erstaunlichsten Erkenntnisse erreichen den Normalbürger überhaupt nicht, sie werden als heiße News lediglich im Forschungs- und Hochschulbereich gehandelt, als wissenschaftliche Studien, Vorträge von Professoren, als vielbeachtete Themen auf Symposien und Kongressen.

In diesem Buch sind nun erstmals viele dieser aufsehenerregenden Neuigkeiten über Vitamine gesammelt. Dies macht diesen Ratgeber in vielen Punkten so völlig neu und andersartig. Er liefert nämlich völlig neue Einblicke in die Entstehung und die Behandlung von Beschwerden und Krankheiten. Die oft atemberaubenden Erkenntnisse der modernen internationalen Stoffwechsel-Forschung landen jetzt dort, wo sie hingehören – als gut lesbare Ratgebertips in den Familien. So wird «Fit durch Vitamine» zum neuen Zauberwort unserer Gesundheit.

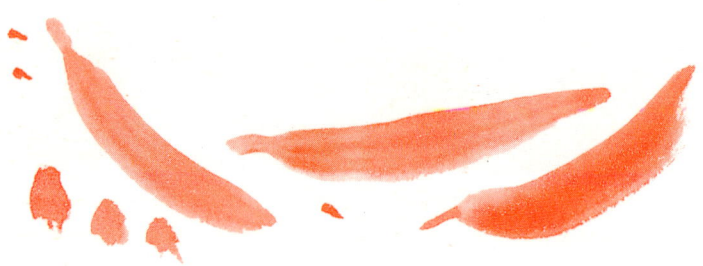

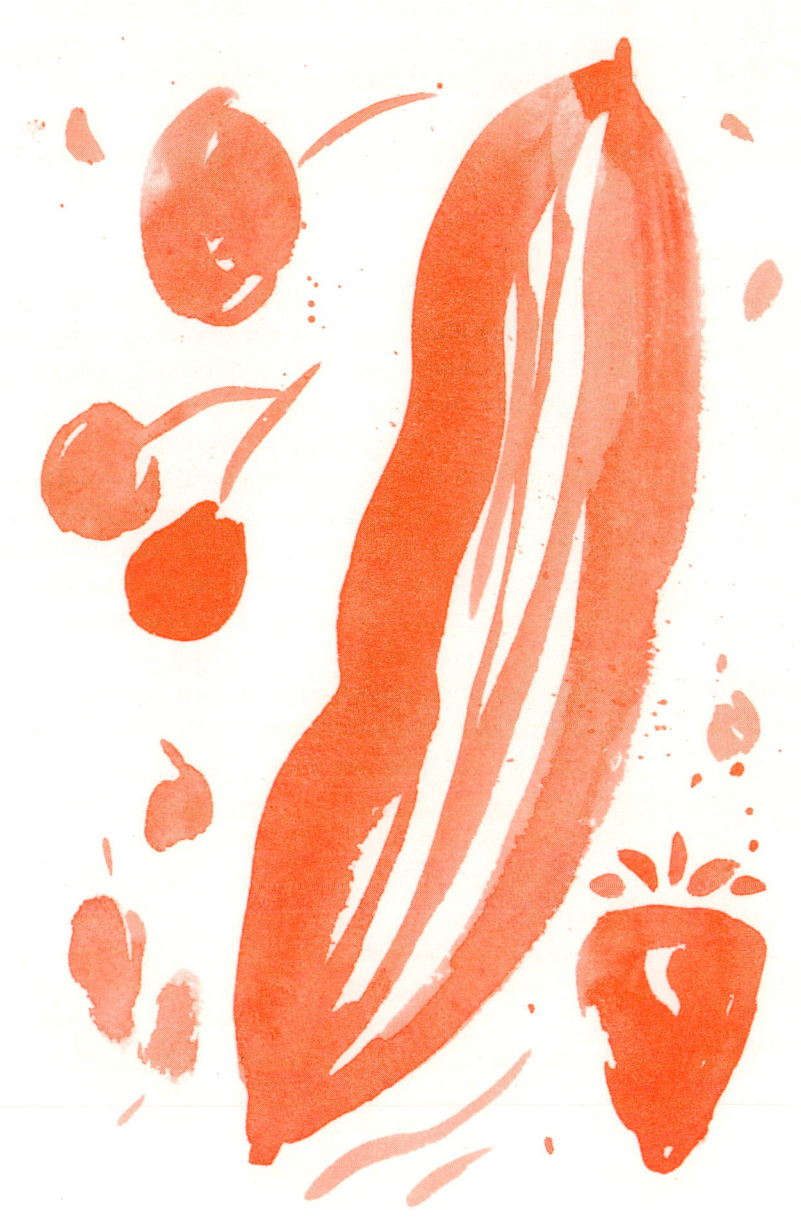

Vitamin A

DAS IMMUNWUNDER

HÄLT JUNG UND SCHÖN UND AUSSERDEM NOCH HAUT UND SCHLEIMHÄUTE GESUND

Wenn Sie morgens in den Spiegel gucken – sehen Sie da noch frisch aus, aber am frühen Nachmittag oft schon müde, welk, verbraucht? Haben Sie überhaupt manchmal das Gefühl, fünf Jahre älter auszusehen, als Sie in Wirklichkeit sind? Leiden Sie besonders in der Dämmerung und nachts unter Sehschwäche? Und neigen Sie außerdem noch zu Schleimhautinfektionen z. B. an Rachen, Nase, Bronchien, im Blasen- oder Vaginalbereich?

Vitamin A bekämpft in Ihrem Immunsystem Viren, Bakterien und andere Krankheitserreger, es hält Ihre Körperzellen jung und gesund, schärft Ihre Augen und bewirkt, daß Ihre Haut glatt und geschmeidig bleibt.

Dann sind Sie möglicherweise ein Fall für Vitamin A. Oder anders ausgedrückt: Sie leiden an einem Mangel an diesem lebensnotwendigen Nährstoff, der in Ihrem Immunsystem Viren, Bakterien und andere Krankheitserreger bekämpft, Ihre Körperzellen jung und gesund erhält, Ihre Augen schärft und Ihre Haut glatt und geschmeidig erhält. Entdeckt bzw. in seiner chemischen Struktur entschlüsselt wurde das Vitamin A schon im Jahr 1931. Seit 1947 wird es synthetisch hergestellt, aber erst jetzt entdecken Wissenschaftler mit hervorragenden Analyse-Geräten die eigentlichen Geheimnisse dieses unglaublich vielseitigen Moleküls, und wir erfahren immer mehr aufregende Neuigkeiten über diesen Biostoff. Ursprünglich ist Vitamin A eine Erfindung der Pflanzen. Die wurden nämlich im Laufe ihrer Milliarden Jahre langen Entwicklungsgeschichte immer heftiger von aggressiven Substanzen wie Freien Radikalen, Pilzen, Parasiten, Bakterien, Viren usw. bedrängt und angegriffen und entwickelten dagegen von Generation zu Generation ihre Abwehrmechanismen. Die Begründer eines perfekten Immunsystems sind also nicht wir Menschen, sondern die Pflanzen. Selbst vom scheinbar kümmerlichsten Pflänzlein am Straßenrand können wir Menschen unendlich viel lernen – wenn wir es nur mit Liebe und Sorgfalt untersuchen. Vor Millionen und Milliarden Jahren entzogen die Pflanzen ihrer Umgebung zunehmend Kohlenstoff-Atome, um mit deren Hilfe komplizierte Molekül-Gebilde zu basteln, nämlich die Karotene. Das sind Farbstoffe, die Pflanzen ihre herrlichen Farben verleihen. Auch das wunderschöne Rot und Pink in Lachs oder Hummer bzw. auch das Rot von Flamingo-Federn ist nichts anderes als eine gewaltige Ansammlung von Karoten-Molekülen. Die Natur ist aber nicht eitel, ihr geht es nicht um Schönheit, sondern diese Karotene erfüllen viel wichtigere Funktionen. Sie schützen die Pflanzenzelle vor feindlichen Mikroorganismen und vor allem auch bei dem äußerst gefährlichen und hochexplosiven Prozeß der Photosynthese, also bei der Spaltung von Regenwasser in Wasserstoff und Sauerstoff mit Hilfe von Sonnenlicht.

Immer wenn der Tag anbricht, wittern nämlich unendlich viele Freie Radikale ihre Chance. Diese aggressiven zerstörerischen Substanzen kann man als Sendboten der Sonne bezeichnen, auch als das wundervolle Instrument der Natur, das über Leben und Tod herrscht. Wenn die Gräser, Farne, Blumen oder Bäume ihren Sauerstoff verströmen, kommt es in jeder einzelnen Pflanzenzelle zu einem unvorstellbaren Inferno – das dabei erstaunlicherweise äußerst kontrolliert abläuft. Dabei versuchen Freie Radikale, ungeschützte Zellteile zu oxidieren, also zu verbrennen. Die Karotene hindern sie daran. Ohne Karotene wäre morgens um neun Uhr bereits die gesamte üppig-blühende Flora Mitteleuropas zu einer braunen welken Masse abgebrannt.

Mit der Erfindung der Karotene war der Pflanzenwelt die absolut perfekte Abwehrwaffe gegen die zerstörerischen Freien Radikalen gelungen. Weil sich immer neue Sorten Freier Radikaler bildeten, panzerten Pflanzen ihre Zellen nach und nach mit mehr als 500 verschiedenen Karotenen. Weil die Blüte, der Sproß der Samenpflanzen, besonders empfindlich ist, bekam er auch die meisten Karotene ab. So entstand die Farbenpracht der blühenden Natur, die uns immer wieder soviel Freude bereitet.

Interessant: Wir Menschen unterscheiden uns eigentlich nur durch unser Bewußtsein und unsere Fähigkeit, uns zu bewegen, von den Pflanzen. Entfernt man die feste Zellulose-Schale von der pflanzlichen Zelle, so sieht das Protoplasma, das zum Vor-

Karotene sind Farbstoffe, die den Pflanzen ihre herrlichen Farben verleihen. Ohne Karotene wäre morgens um neun Uhr bereits die gesamte üppige Flora Mitteleuropas eine braune welke Masse.

schein kommt, nicht viel anders aus als in den Zellen von Mensch oder Tier.

Auch in jeder einzelnen unserer Körperzellen spielt sich Tag und Nacht ein Inferno ab, nämlich bei der Energiegewinnung. Da sausen Milliarden Elektronen mit Lichtgeschwindigkeit und in einem scheinbar explosiven Chaos durcheinander, da brennt und funkt es wild und lichterloh. Auch hier suchen Freie Radikale ihre Chance. Diese Killer-Substanzen haben jeweils ein ungesättigtes Elektron. Oder anders ausgedrückt: Sie sind heißhungrig auf ein Elektron und dringen in die Mitochondrien, den Brennofen der Körperzelle ein, um sich ein solches Elektron zu schnappen, um es herauszureißen und aufzufressen bzw. zu oxidieren. Dadurch bricht das kontrollierte Feuerwerk der Energiegewinnung in der Zelle zusammen, es kommt zur Kettenreaktion, in der die Zelle schnell verbrannt und zerstört wird.

Ähnlich wie in der Pflanze schützen Karotene auch die menschliche Körperzelle vor dieser Verbrennung. Sonst würde der Ofen, in dem das Energiefeuer entsteht, selbst schmelzen und verbrennen. Ohne Karotene (und andere Schutzstoffe wie beispielsweise Selen) würde ein Mensch innerhalb Minuten innerlich zerschmelzen und sterben, weil alle Zellen gleichzeitig zugrunde gingen.

Dabei sind Freie Radikale im Grunde gar nichts Böses, sondern nur eben die gütige Einrichtung der Natur, die Altes tötet und Neues leben läßt. Ohne Freie Radikale würden jede Pflanze, jedes Tier und jeder Mensch bis in die Unendlichkeit weiterleben. Freie Radikale suchen sich die kranken, weil ungeschützten Zellen, um sie zu töten. So wird die Sonne, ihr eigentlicher Feldherr, zum Urheber nicht nur allen Lebens auf Erden, sondern auch zum Regulativ des Lebens und Sterbens.

Die Natur ist sehr simpel. Sie kennt keine Krankheiten, sondern immer nur alte oder junge Körperzellen. Junge Körperzellen sind von Karotenen und anderen Substanzen geschützte Körperzellen, denen Freie Radikale und andere Killer-Organismen nichts anhaben können. Menschen, deren Zellwände und andere Zellteile mit Karotenen vollgestopft sind, bleiben viel länger jung als Menschen mit dürftigen Karoten-Konzentrationen im Zellgewebe. Tiere in freier Natur behalten nur deshalb bis ans Lebensende

Ähnlich wie bei der Pflanze schützen Karotene auch die menschliche Körperzelle vor Verbrennung. Ohne Karotene würde ein Mensch innerhalb von Minuten innerlich zerschmelzen und sterben.

ihr schönes Fell, Feder- oder Schuppenkleid, weil ihre Zellen vollgestopft sind mit Karotenen und anderen Schutznährstoffen. Der Grund: Sie ernähren sich stets physiologisch richtig, fressen also nur das, was ihr Körper benötigt.

Viele dieser Erkenntnisse sind neu. Sie wären vor wenigen Jahren nicht möglich gewesen, weil es keine Analyse-Geräte gab, mit denen man Karoten-Konzentrationen im Zellgewebe im picomolaren Bereich hätte messen können. Wenn heute ein moderner, molekular-biologisch geschulter Wissenschaftler einer älteren Dame gegenübersteht, die aussieht wie 40, denkt er sich im geheimen: «Aha, tadellose Konzentrationen von Karotenen im Gewebe.» Wenn er einen 30jährigen dahinschlurfen sieht, der welk, alt und krank wirkt, weiß er sofort: «Hoppla, dem fehlt's aber mächtig an Karotenen.»

Weil Körperzellen ihr Gewebe nur dann mit Karotenen anreichern können, wenn solche ausreichend in den mikroskopisch winzigen Arterien vorbeifließen, müssen wir also dafür sorgen, daß stets ausreichend Karoten-Moleküle im Blut mitschwimmen. Dafür gibt's nur eine Möglichkeit: Wir müssen mehr Karoten-reiche Nahrung zu uns nehmen. Dazu gehören vor allem alle dunkelgrünen, gelben und roten Gemüse wie Spinat oder Brokkoli, Karotten, Mangold oder Kürbis. Auch Aprikosen enthalten sehr viel Vitamin A. Der Stoffwechsel-Experte Dr. S. A. Mahmud hat herausgefunden, daß die Hunzas in Pakistan, im nordwestlichen Karakorum, deshalb so auffallend lange leben, weil sie besonders viel Aprikosen essen. Der amerikanische Nobelpreisträger George Hoyt Whipple erklärte, daß die verjüngende Kraft von Aprikosen vergleichbar wäre mit der der Leber.

Natürlich geschieht dann nichts anderes, als daß reichlich Karotene ins Blut bzw. zu den Körperzellen gelangen. Sie halten die Körperzellen jung, weil sie Freie Radikale abwehren. So einfach ist es – ähnlich wie die Tiere in freier Natur – etwas für seine Schönheit und Jugend zu tun.

Karoten ist vor allem in Gemüse enthalten, wie Spinat, Brokkoli, Karotten, Mangold, Kürbis, oder in Früchten, wie zum Beispiel in Aprikosen.

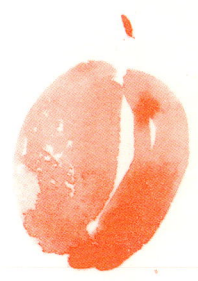

So gelangt Vitamin A ins Blut

Vitamin A ist in bestimmten Tierprodukten wie Leber, Butter, Vollmilch, Käse, Eiern und vor allem in Lebertran enthalten. Oft kann Vitamin A aber von den Verdauungssäften gar nicht aus dem Fasergerüst der Pflanzen befreit werden und wird unverbraucht wieder ausgeschieden.

Die Karotene sind fetthaltige Farbstoffe, rund 60 von ihnen (z. B. Beta-Karoten) gelten als Provitamine, als Stoffwechselvorläufer von Vitamin A. Das bereits fertige Vitamin A – Wissenschaftler nennen es je nach seiner unterschiedlichen chemischen Struktur Retinol, Retinal oder Retinoid – ist in bestimmten Tierprodukten wie Leber, Butter, Vollmilch, Käse, Eiern, vor allem aber in Lebertran enthalten. Da haben die Tiere die Karotene in ihrem eigenen Stoffwechsel schon ins fertige Vitamin A umgewandelt. Dieses fertige Vitamin gelangt besonders schnell ins Blut und zu den Körperzellen.

Ein wenig länger dauert es, bis das aus den pflanzlichen Karotenen gewonnene Vitamin A schließlich an seinem Arbeitsplatz, den Körperzellen ankommt. Die Karoten-Moleküle sind nämlich – wie z. B. bei Karotten – oft so fest im Fasergerüst der Pflanzen eingepackt, daß unsere Verdauungssäfte sie selbst trotz Überstunden nicht daraus befreien können. Deshalb werden rund 40 Prozent der mit der Nahrung aufgenommenen Karotene überhaupt nicht zu Vitamin A umgewandelt, sondern mit dem Stuhl ausgeschieden. Dies wirkt sich deshalb um so verhängnisvoller aus, als wir und unsere Kinder ohnehin meist zuwenig Obst, Salat und Gemüse zu uns nehmen. Vor allem Karotten und alles sehr ballaststoffreiche dunkelgrüne Gemüse sollte deshalb gut gekocht oder gedünstet werden, und man sollte auf Fett in der Nahrung nicht ganz verzichten, denn sonst werden im Körper zu wenig Gallensalze für den Vitamin A-Stoffwechsel produziert. Die beiden Wissenschaftler Dr. Wilhelm Stahl und Dr. Helmut Sies vom Institut für Physiologische Chemie in Düsseldorf haben 1992 eine interessante Studie vorgelegt. Sie kauften im Supermarkt Tomatensaft, versetzten die Hälfte davon mit einem Prozent Maisöl und verrührten diesen Saft eine Stunde lang bei Zimmertemperatur. Die andere Hälfte versetzten sie ebenfalls mit einem Prozent Maisöl, kochten ihn aber bei ständigem Umrühren eine Stunde lang bei einer Temperatur von 100 Grad Celsius. Danach gaben sie diese beiden unterschiedlich behandelten Säfte Versuchspersonen zu trinken. Und da stellte sich etwas Überraschendes heraus: Lediglich der vorher erhitzte Saft führte zu einem beträchtlichen Anstieg des Karoten-Stoffes Lypocin im Blut, wobei die höchste Konzentration zwischen dem ersten und zweiten Tag erreicht wurde. Lypocin ist neben Beta-Karoten die in unserem Blut und unserem Gewebe am meisten verbreitete Karoten-Substanz. Enthalten ist Lypocin vorwiegend in orangeroten und roten Beerenfrüchten und Tomaten, aber auch in Butter und Leber.

Was die beiden Düsseldorfer Biochemiker herausgefunden haben, ist deshalb so interessant, weil Karotene und Vitamin A für unsere Gesundheit genauso wichtig sind wie der Sauerstoff, den wir atmen, weil sie ja – als Antioxidantien – die Krankheit und Tod bringenden Freien Radikale vernichten. Professor Gladys Block von der School of Public Health der Universität von Kalifornien in Berkeley, eine der weltweit renommierten Forscherinnen auf dem Gebiet der Oxidantien: «Ohne ständige und ausreichende Zufuhr von Antioxidantien wie den Karotenen ist ein Überleben unmöglich. Die durch Oxidation entstehenden Schäden am Zellkern, an Eiweißstoffen und anderen großen Molekülen führen zu vorzeitigem Altern und außerdem zu Krebs, Herzkrankheiten, Grauem Star und zu Bewußtseinsstörungen.»

In ihrem im Juli 1992 veröffentlichen Bericht erklärt uns Frau Gladys Block ganz genau, wie brutal die Freien Radikale (sie entstehen durch Schad- und Giftstoffe, Sonnenstrahlung, aber auch aus einem verkorksten, faulenden Stoffwechsel heraus)

Karotten und ballaststoffreiche Gemüse sollten immer gut gekocht oder gedünstet werden, damit das Vitamin A aufgenommen werden kann. Dazu sollte man nicht ganz auf Fett in der Nahrung verzichten, weil sonst zu wenig Gallensalze für den Vitamin A-Stoffwechsel produziert werden.

unsere Gesundheit schädigen: «Jede unserer Körperzellen wird pro Tag rund 10.000mal von Freien Radikalen angegriffen. Die dadurch entstandenen Schäden können zwar teilweise repariert werden. Bei älteren Menschen aber kommt es ohne den Schutz der Antioxidantien doppelt so oft zu total zerstörten Zellen als bei jungen Menschen.»

Ein hoher Anteil an Karotenen in der täglichen Nahrung stellen einen ganz bedeutsamen Schutz gegen Krebs, aber auch andere Krankheiten, dar. Das haben amerikanische Forscher neben anderen atemberaubenden Entdeckungen über Vitamine gerade in jüngster Zeit herausgefunden.

Aus 29 von 31 soeben erst erschienenen US-Studien über Krebs geht hervor, daß ein hoher Anteil an Karotenen in der täglichen Nahrung einen bedeutsamen Schutz gegen die tückische Krankheit darstellt. Wichtigste Lebensmittel sind dabei Karotten und dunkelgrünes Blattgemüse. Dr. Martin R. Prince und Dr. Joan K. Frisoli vom Massachusetts General Hospital in Boston (USA) fanden im September 1992 heraus, daß es besser ist, drei kleinere Karoten-reiche Mahlzeiten am Tag zu sich zu nehmen als beispielsweise nur einmal mittags Spinat oder Karottengemüse: «Das erhöht die Karoten-Konzentration im Blut ums dreifache.» Beginnen sollten Sie Ihre persönliche Vitamin A-Kur möglichst bald, denn es kann bis zu neun oder zehn Tage dauern, ehe die volle Konzentration des wichtigen Nährstoffs im Blut erreicht ist. Bis sich die kostbaren Schutzstoffe in der Haut oder überhaupt im ganzen Körpergewebe anreichern, vergehen bis zu fünf oder sechs Wochen. Auch Dr. Prince und Dr. Frisoli empfehlen, Fett zum Gemüse zu essen: «Ohne Fett ändern sich die Karoten-Konzentrationen überhaupt nicht. Ist aber auch Fett in der Kost enthalten, dann steigen sie innerhalb 40 Stunden ums Zweieinhalbfache.»

Wie aufregend und abenteuerlich die Abwehrschlacht der Karotene gegen Krebs und andere Krankheiten verläuft, erläuterte Anfang 1993 Dr. George Wolf vom Department of Nutritional Sciences an der Universität von Kalifornien in Berkeley: «Unsere Körperzellen sind untereinander durch mikroskopisch winzige wassergefüllte Kanälchen verbunden, über die z. B. der Austausch von Signalen, aber auch von Nährstoffen stattfindet. Diese Kanälchen bestehen aus dem Eiweißstoff Connexin.» Karotene – so der Wissenschaftler weiter – kurbeln den Bau dieser Connexin-Moleküle an und schützen die Kanälchen gleichzeitig vor dem Angriff durch Freie Radikale und andere Krebserreger. Dieser gesunde Schutz der Zellverbindungen baut sich bei Karotenreicher Kost innerhalb 12 bis 16 Stunden auf. Fehlen Karotene und Vitamin A in der Nahrung, dann «kränkeln» die winzigen Zellbrückchen, die Kommunikation der Zellen untereinander läßt nach, und Zellen neigen dann schnell zur Proliferation, zu erhöhter Teilung oder Wucherung, die schließlich zu Krebs führen können. Täglich dunkelgrünes oder orangefarbenes Gemüse, Salat und Obst auf den Tisch ist deshalb ein absolutes Muß.

So gelangt Vitamin A zu Ihren Körperzellen

Sind die Karotene erstmals aus dem Nahrungsbrei herausgespalten, so werden sie im Eilverfahren mit Hilfe von Gallensalzen und Enzymen in Vitamin A umgewandelt, wobei auch noch Schilddrüsenhormone, Zink, Eisen und Vitamin E fleißig mithelfen. Die neu entstandenen Moleküle schlängeln sich flink durch die Darmwand und lassen sich über Blutbahnen oder Lymphgefäße gemütlich zur Leber, aber auch zu Speicherzellen im Fettgewebe schaukeln. Von dort aus werden sie je nach Bedarf wieder ans Blut abgegeben, um die Körperzellen zu füttern.

Weil Vitamin A – wie auch die anderen fettlöslichen Vitamine D, E und K – mehr oder weniger unbegrenzt gespeichert werden können, kann die Konzentration irgendwann auch zu hoch und damit gefährlich werden. Diese Gefahr besteht jedoch nur dann, wenn z. B. Vitamin A in Tablettenform zu lange in zu hohen Dosen eingenommen wird. Pflanzliche Karotene kann man soviel essen wie man will, man kriegt davon höchstens mal gelbliche Handflächen. Vitamin A wird nicht nach Gramm oder Milligramm gemessen, sondern in sogenannten Internationalen Einheiten (I.E.).

Wenn Vitamin A zu lange in Tablettenform und in hohen Dosen eingenommen wird, kann die Konzentration im Körper irgendwann zu hoch und damit gesundheitsschädlich, ja sogar gefährlich werden.

Wie wirkt Vitamin A?

Über Vitamin A, diese geniale Erfindung der Mutter Natur, gibt es aus letzter Zeit so tolle neue Erkenntnisse, daß man sich richtig darüber ärgert, daß man in den letzten Jahren zu wenig grünes, gelbes und rotes Gemüse oder auch Blattsalat gegessen hat. Man könnte nämlich viel hübscher und jünger aussehen, eine schönere Haut und volleres Haar haben und könnte seine Verantwortung ums Immunsystem oder überhaupt um seine Gesundheit dem Spinat, den gelben Rüben und anderen Pflanzen überlassen. Vitamin A ist – wie schon erwähnt – der beste Freund unserer Schleimhäute. Schleimhäute sind auch dringend auf gute Freunde angewiesen, denn sie sind äußerst empfindlich. Vitamin A stimuliert die wichtige Schleimproduktion, die unsere Schleimhäute feucht hält. Eine trockene Schleimhaut ist nämlich keine Schleimhaut mehr. Ohne Vitamin A sterben schleimproduzierende Zellen in Massen ab, und es bilden sich statt dessen Hornschichten z. B. in Lunge, Magen, Darm, im Blasen- und Genitalbereich, aber genauso auch auf der Haut. Die Folge können Magenschmerzen, Verdauungsstörungen, Blasenschwäche, Harninkontinenz, Entzündungen der Vaginal-Schleimhaut, Akne, aber auch Krebs sein. Es gibt, insbesondere in den USA, überraschende neue wissenschaftliche Studien, die beweisen, daß die Krebsanfälligkeit steigt, je weniger Karotene und Vitamin A ein Mensch zu sich nimmt. Ganz klar: In verhornten Epithelschichten von Schleimhäuten fehlen die natürlichen Abwehrmechanismen gegen krebserregende Substanzen. Karotene steigern im Immunsystem die Abwehrkraft der körpereigenen Interferone gegen Krankheitserreger. Sie schützen vor allem die sensible Thymus-Drüse, das Hauptquartier unseres Immunsystems, gegen Freie Radikale. Diese kleine, tüchtige, hinter dem Brustbein liegende Drüse schrumpft mit zunehmendem Alter und wird dadurch immer weniger leistungsfähig. Vitamin A – dies haben Immunologen jetzt herausgefunden – kann bei ausreichender Konzentration im Blut die Thymus-Drüse wieder wachsen lassen und steigert außerdem die Zahl weißer Blutkörperchen, der Polizisten unseres Immunsystems.

Im Jahr 1967 erhielt der US-Biochemiker George Wald den Nobelpreis, weil er herausgefunden hatte, welch wichtige Rolle Vitamin A für und in unseren Augen spielt. Da wird nämlich Vitamin A bei jedem einzelnen Lichtreiz zur Herstellung des Sehpurpurs Rhodopsin benötigt und verbraucht. Dies ist vor allem für Leute interessant, die viel am Bildschirm arbeiten und deren Augen zehntausendmal am Tag auf unterschiedliche Hell-dunkel-Reize reagieren müssen. Die Folge ist ein extrem hoher Verbrauch an Vitamin A. Weil das Auge seit Jahrmillionen lebensrettendes und lebenserhaltendes Sinnesorgan ist (es schützt vor Gefahr und findet die Nahrung), verfügt das Auge über ein besonders reiches Netz an Blutgefäßen, das vorwiegend dem Zweck dient, Vitamin A heranzuschaffen. Bei jedem Lichtreiz werden unzählige Rhodopsin-Moleküle chemisch abgebaut, und in blitzschneller Biosynthese entstehen aus Eiweiß und Vitamin A neue Rhodopsin-Moleküle. Wenn das Vitamin nun fehlt, kommt es natürlich zwangsläufig zu Sehstörungen. Ein Mangel an Vitamin A führt zusätzlich zur Austrocknung und Verhärtung der Hornhautzellen, so daß dann zu allem Übel auch noch der schützende Tränenflüssigkeitsfilm fehlt. Die Folge sind Zellab-schilferungen, Verstopfungen der Tränenkanäle, die Bindehaut, die schleimhautähnliche Fortsetzung der Lidhaut, trocknet aus, und die Gefahr einer Bindehautentzündung ist da.

Moderne Ophthalmologen (Augenwissenschaftler) raten neuer-dings dazu, möglichst nicht mehr am Freitagnachmittag zum Augenarzt zu gehen, sondern lieber am Montagmorgen. Man weiß nämlich jetzt, daß sich die Sehschärfe unserer Augen unab-lässig ändert, je nachdem, wieviel Vitamin A wir im Blut haben. Es kann sein, daß wir morgens die schwarzen Zahlen auf der großen weißen Tafel phantastisch genau ablesen, am Nachmittag aber das O vom L nicht mehr unterscheiden können. Die meisten unserer Augenärzte sind immer noch sehr rückständig. Anstatt erst mal dafür zu sorgen, daß ihre Patienten mehr Vitamin A zu sich nehmen, wird gleich bei der allerersten Konsultation eine Brille verordnet. «Antiquiert und viel zu voreilig» – so bezeich-nen moderne Biochemiker ein solches Verschreibungsverhalten. Mit täglich etwas mehr Vitamin A bräuchte so mancher über-haupt keine Brille. Dieses Vitamin ist der große Feind unserer Brillenindustrie.

Weil auch die Schleimschicht, bzw. die Zellen der Hornhaut ohne Vitamin A austrocknen und verhärten, führt ein Mangel an die-sem Nährstoff zu Xerophtalmie, zu chronisch trockenen Augen. Der Tränenflüssigkeitsfilm kann sich nicht mehr ausbreiten, die Folge sind Zellabschilferungen und Verstopfung der Tränen-

Menschen, die viel am Bild-schirm arbeiten und deren Augen zehntau-sendmal am Tag auf unterschiedliche Hell-dunkel-Reize reagie-ren müssen, benötigen unbedingt Vitamin A, weil unser Auge bei jedem Lichtreiz, der auf es einwirkt, Vita-min A verbraucht.

kanäle. Auch die Bindehaut trocknet dann schnell aus, die schleimhautähnliche Fortsetzung der Lidhaut, und es kann zu einer Bindehautentzündung kommen.

Um dem allem vorzubeugen, hat die Natur es so eingerichtet, daß Vitamin A nicht nur über die Blutgefäße, sondern auch über die Tränenflüssigkeit zum Auge transportiert wird. Voraussetzung ist aber stets, daß auch ausreichend Karotene bzw. das fertige Vitamin in der Nahrung enthalten sind.

In punkto Liebe, Sexualität und Fortpflanzung ist Vitamin A ebenfalls unerläßlich. Erstens brauchen die Schleimhäute der Fortpflanzungsorgane das Vitamin, um nicht auszutrocknen. Zweitens spielt Vitamin A bei der Herstellung von Progesteron, einem Zwischenprodukt der Sexualhormone, eine Rolle. Ohne ausreichend Vitamin A kommt es zu mangelnder Spermienbildung beim Mann und – wie Dr. Thomas Moore von der Universität Cambridge in England herausfand – zu Libidomangel und Unfruchtbarkeit bei der Frau.

Wenn Kinder nicht richtig wachsen wollen, kann Vitamin A-Mangel die Ursache sein. Das Knochenwachstum von Armen und Beinen entsteht vorwiegend im Gelenkbereich der Röhrenknochen. Und gerade deren stoffwechselmäßig äußerst aktive Knorpelzellen brauchen dringend große Mengen Vitamin A. Die jungen Knochenzellen wachsen nämlich, bleiben eine Weile aktiv und sterben dann ab, um wieder viel mehr neuen, jungen Knorpelzellen Platz zu machen. Damit dieser ständige Zyklus in den kleinen Armen und Beinen (aber auch überall sonst im Knochenbau) ungestört funktionieren kann, ist ein Teil der Knorpelzellen mit Enzymen ausgestattet, die Knorpelzellen abbauen können.

Diese Enzyme stehen unter ständiger Kontrolle von Vitamin A. Fehlt das Vitamin, dann entsteht zwar ausreichend frische Knorpelmasse, aber der gleichzeitige und ebenfalls wichtige Knorpelabbau gerät außer Kontrolle, und das Kind will einfach nicht richtig wachsen. Nicht umsonst enthält das Kolostrum, die Muttermilch der ersten Tage nach der Entbindung, eine so enorm hohe Konzentration an Karotenen. Man erkennt sie an der starken gelben Färbung der Milch. Brandneu ist die wissenschaftliche Erkenntnis, daß Vitamin A beim Körperwachstum eng mit

Auch für die Schleimhäute unserer Fortpflanzungsorgane ist Vitamin A unerläßlich, weil Vitamin A die Schleimhäute vor Austrocknung schützt und für die Produktion von Progesteron notwendig ist, das unsere Sexualität in Schwung hält.

dem Wachstumshormon zusammenwirkt, und daß beide gemeinsame Rezeptoren (Landeplätze) an Körperzellen haben. Kinder sollten deshalb unbedingt stets reichlich mit dunkelgrünem, gelbem oder rotem Gemüse ernährt werden, auch wenn ihnen Curry-Wurst mit Pommes, Pizza, Mohrenköpfe oder Spaghetti lieber wären. Weil Knochen viel Ähnlichkeit mit Zähnen haben, gilt diese Regel natürlich auch für das Gebiß unserer Kleinen. Vitamin A kräftigt die Kieferknochen und beugt damit der Malokklusion vor, einer Fehlbißbildung. Außerdem macht das Vitamin das Zahnfleisch widerstandsfähig gegen Infektionen und Entzündungen.

Für das Wachstum der Kinder ist Vitamin A von besonderer Bedeutung. Das Knochenwachstum z.B. von Armen und Beinen entsteht vorwiegend im Gelenkbereich der Röhrenknochen. Und die Knorpelzellen brauchen große Mengen Vitamin A.

Wie komme ich zu ausreichend Vitamin A?

Babys brauchen täglich	**2.000 I.E.**
Kinder von 1 bis 3 Jahren	**2.300 I.E.**
Kinder von 4 bis 6 Jahren	**2.500 I.E.**
Kinder von 7 bis 10 Jahren	**3.200 I.E.**
Jugendliche	**4.000 I.E.**
Frauen	**4.000 I.E.**
Männer	**5.000 I.E.**
Schwangere Frauen	**5.000 I.E.**
Stillende Frauen	**5.500 I.E.**

Besonders reich an Vitamin A sind:

Lebensmittel	Intern. Einheiten (I.E.)
Kalbsleber, 100 Gramm	**26.000**
Karotte, mittelgroß	**9.500**
Spinat, 1 Portion	**7.800**
Kürbis, 1 Portion	**7.100**
Papaya, 1 Stück	**5.700**
Grünkohl, 1 Portion	**4.900**

Brokkoli, 1 Portion	4.100
Zuckermelonen, 1 Viertel	3.800
Tomate, 1 Stück	1.200
Avocado, 1 Stück	1.100
Aprikose, 1 Stück	950
Kopfsalat, 1 Stück	910
Spargel, 1 Portion	700
Grüne Erbsen und Bohnen, 1 Portion	510
Pfirsich, 1 Stück	460

Alkohol- und Medikamentenmißbrauch, starke körperliche Anstrengungen, wie z.B. Sport, Streß, Kälte, Leberbeschwerden sowie Magen- und Darmstörungen behindern die Aufnahme oder erhöhen den Bedarf von Vitamin A im Stoffwechsel.

Was zu beachten ist:

Nur rund 40 Prozent der Karotene in der Nahrung werden im Darm aus dem Nahrungsbrei herausgespalten. Von diesen «freien» Karotenen werden wiederum oft nur die Hälfte in das wichtige Vitamin A umgewandelt, weil es an Gallensalzen, Enzymen oder anderen wichtigen Hilfsstoffen fehlt. Je vollwertiger die Kost und je höher deshalb ihre Nährstoffdichte ist, desto mehr fleißige Vitamin A-Moleküle können ins Blut und zu den Körperzellen geschickt werden. Deshalb ist die Aufnahme von Vitamin A im Stoffwechsel individuell sehr verschieden.

Hartfaseriges Gemüse wie z. B. Karotten sollte am besten stark zerkleinert, gestampft oder püriert werden. So gibt es sein wichtiges Vitamin A leichter frei. Wichtig ist ein wenig Fett in der Kost. Allerdings: Mehrfach ungesättigte Fettsäuren, wie sie z. B. in Pflanzenölen enthalten sind, zerstören Karotene in großem Ausmaß, wenn nicht auch ausreichend sogenannte Antioxidantien in der Kost vorhanden sind. Dies sind Substanzen, die die Freien Radikale in Schach halten. Die wichtigsten von ihnen: neben Vitamin A (das selbst ein bedeutendes Antioxidantium ist) Vitamin C, Vitamin E und das Spurenelement Selen. Bestimmte Umstände behindern die Aufnahme von Vitamin A oder erhöhen den Bedarf im Stoffwechsel. Dazu zählen Alkohol- und Medikamentenmißbrauch, starke körperliche Anstrengungen wie z. B. auch Sport, Kälte, Streß, Leberbeschwerden sowie Magen-Darm-Störungen. In diesen Fällen ist es wichtig, beim Einkaufen noch mehr Vitamin A-reiche Lebensmittel auszuwählen.

Wofür Karotene bzw. Vitamin A wichtig sind:

Knochen
Zähne
Schleimhäute
Augen
Haut
Haare
Finger- und Fußnägel
Gesunde Körperzellen
Gesundes Blut
Krebsvorbeugung
Immunsystem

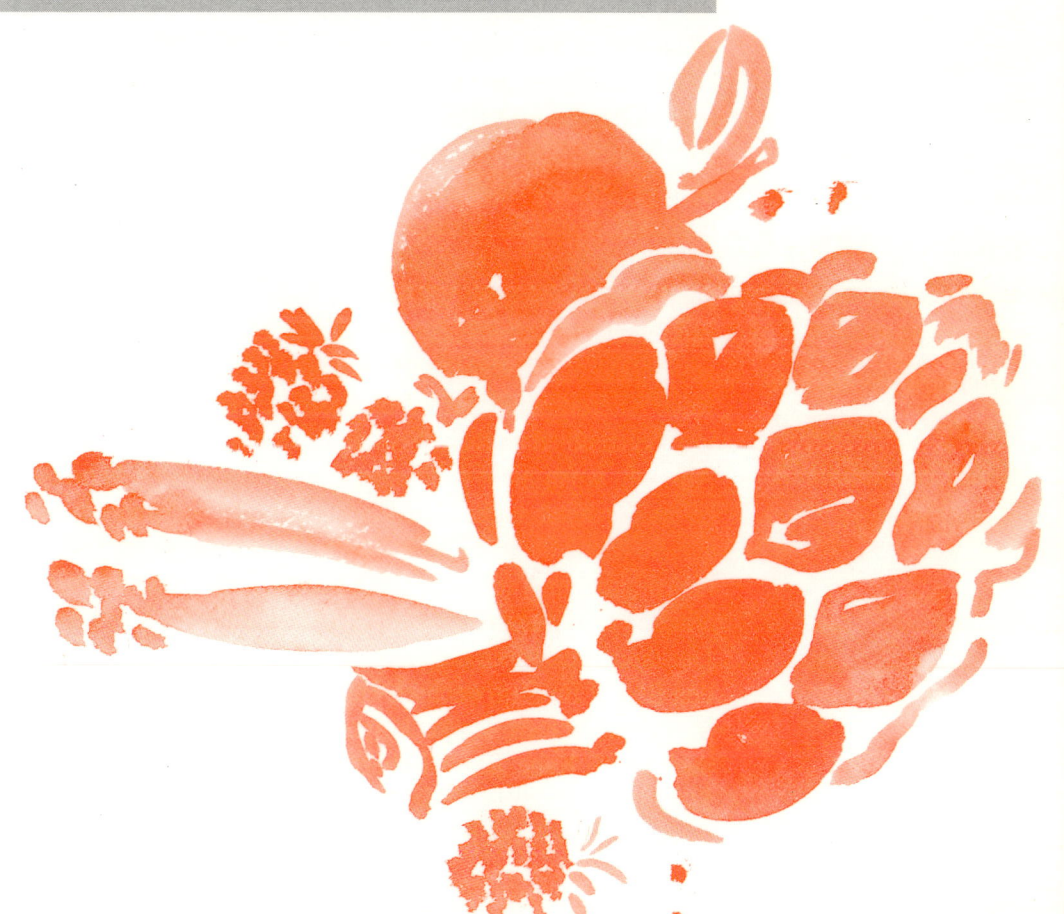

B-Vitamine

KRAFTFUTTER FÜR UNSERE NERVEN

SIE LIEFERN UNSEREN KÖRPERZELLEN ENERGIE UND KURBELN DEN STOFFWECHSEL VON FETT UND EIWEISS AN:

Alle B-Vitamine haben viel gemeinsam und werden deshalb gern als «Vitamin-B-Komplex» bezeichnet: Sie stammen meist aus denselben Nahrungsquellen (z. B. Leber, Vollkorn, Bierhefe), und sie wirken untereinander wie eine große Familie oder wie die Belegschaft einer Fabrik sehr eng zusammen. Außerdem sind sie wasserlöslich. Dies bedeutet, daß sie über Blut und Urin schnell ausgespült werden und deshalb immer wieder ersetzt werden müssen. Wenn sie bei tüchtigem Kauen der Nahrung gut eingespeichelt sind, werden sie deshalb auch besonders schnell aufgenommen.

Vitamin B kommt in Naturprodukten nie isoliert vor, sondern immer als ganzer Vitamin B-Komplex. Deshalb hat es auch keinen Sinn, sich beispielsweise nur das Vitamin B3 in der Apotheke zu besorgen, um damit irgend etwas zu kurieren.

Ähnlich wie bei einem gackernden Hühnerschwarm finden wir B-Vitamine in der Natur – beispielsweise im Gemüse – nie isoliert, sondern den ganzen Komplex stets beisammen. Es passiert nie, daß sich beispielsweise ein einzelnes Vitamin B6-Molekül in den letzten Winkel irgendeiner Kopfsalatzelle verirrt hätte, ohne daß alle seine Brüder und Schwestern nicht auch in der Nähe wären.

Auf diese Weise haben es sich die B-Vitamine in Millionen und Milliarden Jahren angewöhnt, wichtige Aufgaben im Stoffwechsel auch gemeinsam anzupacken und zu lösen. Deshalb hat es wenig Sinn, sich beispielsweise nur das Vitamin B3 in der Apotheke zu besorgen, um damit irgend etwas zu kurieren. Wenn nicht auch alle anderen B-Vitamine dabei sind, hat das einzelne B3-Vitamin überhaupt keine Lust, in irgendeiner Weise wirksam zu werden. Ist der ganze Haufen aber komplett beisammen, dann wirkt er im Körper wie die reine Gesundheits-Revolution. Vor allem die Muskeln, der Verdauungsapparat, Haut, Haar, Augen, Mund und Leber profitieren – neben den Nerven – am meisten von ihnen.

Leider leiden wir fast alle unter einem extremen Mangel an B-Vitaminen. Dies hängt damit zusammen, daß der allerliebste Aufenthaltsort der B-Vitamine die Keimlinge und Schalen im Getreide, im Reis oder auch in der Zuckermelasse sind, die wir beim «Verfeinern» der Lebensmittel entfernen, um sie als Futter dem Mastvieh vorzuwerfen. So wird aus dem kostbaren Produkt Naturreis polierter, «leerer» Reis und aus unserem wundervollen Getreide ein weißes Mehl, das praktisch – wie auch der weiße Zucker aus der Zuckerdose – überhaupt keine Nährstoffe mehr enthält.

Die Folge sind eine Fülle von Mangelerscheinungen, von früh ergrautem Haar oder Haarausfall bis hin zu Depressionen, von Verstopfung bis hin zu einem gefährlich erhöhten Cholesterinspiegel. Weil B-Vitamine so elementar in unseren Stoffwechsel eingreifen und Teil unserer Gesundheit sind, kann man sagen, daß bei einem Mangel alle nur überhaupt denkbaren Beschwerden oder Krankheiten ihren Anfang nehmen.

Während in einem Gramm Vollkornweizen noch 3,5 Mikrogramm Thiamin (Vitamin B1) enthalten sind, sind es beim Weißmehl nur noch kümmerliche 0,8 Mikrogramm. Dieses Verhältnis bleibt bei allen anderen B-Vitaminen im Prinzip gleich. Unser menschlicher Stoffwechsel ist nun aber in den Jahrmillionen seiner Entwicklungsgeschichte auf das volle Korn «programmiert». Unsere Körperzellen und ihr Nährstoffbedarf haben sich in dieser langen Zeit nur geringfügig verändert. So kommt es, daß ein Mangel an B-Vitaminen die Körperzellen auszehrt, alt und krank macht, schließlich sogar tötet.

Wer da noch gern Zucker oder Süßigkeiten bzw. süße Getränke zu sich nimmt, opfert die allerletzten kläglichen Reserven an B-Vitaminen, um diesen Zucker wieder abzubauen. Weil Zucker die Darmflora massiv schädigt und verändert, fehlt auch die eigene Produktion von B-Vitaminen durch Darmbakterien. Auch Alkohol oder übermäßiger Kaffee- oder Teegenuß frißt B-Vitamine aus unserem Körper.

Durch die industrielle «Verfeinerung» von zahlreichen Lebensmitteln werden die so wichtigen B-Vitamine häufig entfernt. Dadurch kommt es zu einer Fülle von Vitamin B-Mangelerscheinungen, die sich in ergrautem Haar, Haarausfall bis hin zu Depressionen zeigen.

Die moderne Vitamin-Forschung unterscheidet bei den B-Vitaminen einerseits zwischen dem Vitamin B6 (Pyridoxin), Vitamin B12 (Cobalamin), Folsäure und Paraaminobenzoesäure (PABA), die Sonderrollen in unserem Organismus ausüben, und andererseits zwischen den B-Vitaminen, die im intermediären Stoffwechsel aktiv sind. Das ist derjenige Teil des Stoffwechsels, der nach der Nahrungsaufnahme und den ersten chemischen Reaktionen seine Arbeit beginnt und sie erst dann beendet, wenn alle Nährstoffe wie Eiweiß, Spurenelemente, Kohlenhydrate usw. so richtig schön verwertet sind und nur noch die Endprodukte wie Harnstoff, Wasser, Ammoniak usw. übrigbleiben, mit denen unser Körper nicht mehr viel anfangen kann. Zu diesen B-Vitaminen zählen Thiamin (B1), Riboflavin (B2), Niacin (B3), Pantothensäure (B5), Biotin, Cholin und Inositol.

Thiamin (Vitamin B1) für mehr Lebensfreude

Viele Menschen, die aus irgendeinem Grund zum Nervenarzt gehen, leiden unter Vitamin B1-Mangel. Dieser Mangel bewirkt oft ständige, quälende Müdigkeit, Reizbarkeit, Appetitmangel, Vergeßlichkeit, Konzentrationsschwäche und Mutlosigkeit.

Nervenärzten fällt immer wieder auf, daß die Patienten, die neu zu ihnen kommen, kaum Thiamin im Blut haben. Wahrscheinlich haben die meisten von ihnen schon seit Jahren zuwenig von diesem enorm wichtigen Nerven-Vitamin im Blut. Bei allen fingen die Beschwerden gleich an. Erst diese ständige, oft quälende Müdigkeit, Reizbarkeit, Appetitmangel, Vergeßlichkeit, Konzentrationsmangel. Dann Schlafstörungen, Mutlosigkeit – und die ersten Warnzeichen: Prickeln und Nadelstiche in den unteren Gliedmaßen, Herzflattern, Verwirrungszustände.

Häufig wird die eigentliche Ursache beim Arzt nicht diagnostiziert. Der Patient holt sich mit seinem Rezept in der Apotheke Tropfen und Tabletten, die lediglich die Symptome bekämpfen, gerade mal kurzfristig helfen. «Geh' doch mal zum Nervenarzt», lautet irgendwann der gutgemeinte Ratschlag.

In vielen dieser Fälle kann Thiamin unverzüglich helfen, das Nerven-Vitamin, auf das die Nervenzellen verzweifelt warten. Es ist besonders reich im Weizenkeim, in Kleie, Bierhefe, Melasse und überhaupt in allem Vollkorn und auch im Naturreis enthalten. Im Darm wird es besonders schnell aufgenommen und sofort übers Blut zur Leber verfrachtet, wo es zusammen mit dem Spurenelement Mangan und speziellen Proteinen (Eiweißstoffen) Enzyme bildet. Milliarden und Billionen solcher Enzyme spalten dann in Akkordarbeit rund um die Uhr die Kohlenhydrate in der Nahrung zu Glukose. Im Gegensatz zu allen anderen Körperzellen (die auch Fett und Eiweiß zu Energie verwerten können) sind Gehirn- und Nervenzellen heikel: Sie akzeptieren nur Glukose, lassen z. B. Fettmoleküle gar nicht ins Zellinnere.

Wenn Nervenzellen nicht ihre stündliche Ration an Glukose (auch Blutzucker genannt) bekommen, quellen sie in dem Bemühen auf, über mehr Außenfläche Kontakt zu zusätzlichen Arteriolen, den allerwinzigsten Blutgefäßen zu bekommen, aus denen sie die kostbare Nahrung saugen könnten. Es geht ihnen nicht anders als der Schilddrüse, die sich zum Kropf aufbläht, wenn sie nicht genügend Jod zur Hormonbildung bekommt.

Verhängnisvoll wirkt sich dann aus, daß bei vergrößerten Nervenzellen die Glukose-Verwertung um bis zu 60 Prozent zurückgeht. Die schützende sogenannte Myelin-Schicht der Nervenzelle dehnt sich aus und verliert ihre natürliche Konsistenz und Viskosität. Das ist der ganz bestimmte Flüssigkeitsgrad, den das darin enthaltene Cholesterin und die Phosphor- und Eiweißstoffe haben müssen.

Da hat man dann plötzlich die «bloßliegenden», reizbaren Nerven. Beim kleinsten Wort könnte man an die Decke springen, nichts macht einem mehr Freude, man weiß schon morgens beim Aufstehen oft nicht, wie man diesen Tag überstehen soll.

Vitamin B1 – oder Thiamin genannt – kommt vor allem im Weizenkeim, in Kleie, Bierhefe, Melasse, in Vollkorn und im Naturreis vor. Im Darm wird Vitamin B1 besonders schnell aufgenommen und sofort zur Leber transportiert, wo es mit anderen Stoffen zusammen die so wichtigen Enzyme bildet.

Wenn Thiamin fehlt: die ersten Warnzeichen

Konzentrationsmangel
Nervenschwäche
Müdigkeit
Appetitmangel
Herzrhythmusstörungen
Verstopfung
Schweratmigkeit

So gelangt Thiamin ins Blut

Dieses Vitamin zählt unter allen Nährstoffen zu den Sprintern, wenn es darum geht, ins Blut und zu den Körperzellen zu gelangen. Weil Kohlenhydrate in Magen und Darm als allererstes verdaut werden, werden die Vitamine z. B. im Korn auch sehr schnell freigesetzt.

Allerdings ist das Thiamin-Molekül besonders verletzlich. Es wird durch Lagerung, Hitze und auch durch Gefrieren zerstört, ebenso durch ein Enzym, das im rohen Fisch, in Austern oder anderen Schalentieren enthalten ist. Nikotin, Alkohol und der Genuß von Zucker führen im Körper zu einer Auszehrung an Thiamin.

Weil viele Kinder so gern Weißbrot anstatt Vollkornbrot, Nudeln anstatt Kartoffeln essen, muß man sich nicht wundern, wenn sie in der Schule nicht so gut mitkommen, da sie durch diese Speisen nicht genügend Vitamin B1 bekommen.

Tiefgefrorener Spinat verliert die Hälfte seines Thiamins. Noch schlimmer steht es um das Vitamin beim Kochen. Je nach Art der Garung verliert das Lebensmittel bis zu 70 Prozent seines Thiamin-Anteils. Beim Toasten von Brot «sterben» innerhalb einer Minute bis zu 30 Prozent aller Thiamin-Moleküle. Tannine (natürliche pflanzliche Gerbstoffe) z. B. in Wein oder Tee können das Vitamin oxidieren. «Bei uns in Thailand wirkt sich Thiamin-Mangel zum ganz großen Problem aus», erklärt Dr. T. Kositawattanakul von der Nahidol-Universität in Bangkok. «Hauptursache ist die Gewohnheit des Teetrinkens und das Kauen der tanninhaltigen Teeblätter.»

Weil die Menschen in den westlichen Ländern so gern Weißbrot anstatt Vollkornbrot und Nudeln anstatt Kartoffeln oder anderer vernünftiger Lebensmittel essen, wundert es nicht, wenn sogar schon unsere Kinder an Thiamin-Mangel leiden und in der Schule nicht richtig mitkommen. 30 Milligramm des wertvollen Nerven-Vitamins sollte jeder Mensch ständig im Körper vorrätig haben. Weil Thiamin nur dann gespeichert werden kann, wenn es an Enzyme gebunden ist, lassen sich auch keine Depots anlegen.

Werden dann über die tägliche Nahrung weniger als die nötigen 1,0 bis 1,5 Milligramm pro Tag zugeführt, sieht es in unseren Nerven bald «zappenduster» aus.

Dies gilt besonders für viele Frauen, die um jeden Preis ihre schlanke Linie halten oder wiedergewinnen wollen. «Ausreichend Thiamin kann man natürlich nur aufnehmen, wenn man auch ißt», sagt Dr. Robert E. Keith von der Abteilung für Ernährung an der Auburn-Universität in Alabama (USA). «Kalorienreduzierte Diäten führen deshalb fast immer zu nervösen Begleiterscheinungen und anderen Symptomen. Viele Frauen, die abspecken wollen, setzen auf Salat, aber der enthält nicht viel Thiamin.» Gerade bei einer Diät – dies meint Dr. Keith – ist Vollwertkost, also z. B. das volle Getreidekorn, besonders wichtig.

Wie wirkt Thiamin?

Wer möglicherweise von heute auf morgen viel mehr Spaß am Leben haben möchte, sollte sich für Thiamin interessieren. Dieses Vitamin steuert nämlich im Blut zielstrebig alle Zellen an, die große Mengen Kohlenhydrate verbrauchen, und das sind in erster Linie Nervenzellen. In der Zelle ruht es sich gar nicht erst lange aus, sondern es eilt unverzüglich den Molekülen des B-Vitamins Cholin zu Hilfe, damit diese nicht vorzeitig abgebaut werden. Das ist wichtig, denn Cholin entspannt uns, sorgt auch für geistige Frische. Cholin speist nämlich nicht nur die schützende Myelin-Schicht der Nervenzellen, sondern ist gleichzeitig Bestandteil des Nervenreizstoffes Acetylcholin, der unsere 100 Milliarden Gehirnzellen jung erhält und somit Konzentrationsfähigkeit, Optimismus und ein gutes Gedächtnis bis ins hohe Alter vermittelt.

Bei einem Mangel an Thiamin bzw. Cholin sterben im Gehirn die sogenannten cholinergen Neuronen in Massen ab. Zunächst quälen sich dann lediglich die Gedanken nur noch mühsam von Zelle zu Zelle, und man kann sich keine fünf Telefonnummern mehr merken. Fehlt's dann weiterhin an Thiamin, dann wird es bedenklich. Im Gehirn verkrusten ganze Kolonien abgestorbener

Kalorienreduzierte Diäten führen fast immer zu nervösen Begleiterscheinungen und anderen Symptomen, weil damit zu wenig Vitamin B1 aufgenommen wird. Deshalb sollte man sich, vor allem wenn man abspecken will, mit Vollwertkost, z.B. Getreidekorn u.ä., ernähren.

Zellen zu sogenannten Amyloiden, Cholesterin- und Eiweiß-Müll, – und die Gefahr der gefürchteten Alzheimerschen Krankheit ist da.

An seinem weltberühmten Brain Bio Center in Princeton im US-Staat New Jersey hat Dr. Carl C. Pfeiffer die Wirkung von Thiamin auf Hunderte von Patienten getestet. «Interessant, wie Vitamine auf das Zentralnervensystem wirken», sagt er. «Thiamin hat einen ausgesprochen angstlösenden und sedativen Effekt, der sich im Elektroenzephalogramm genau nachweisen läßt.»

Wenn man unter einem Mangel an Thiamin leidet, kann es zu ganzen Kolonien abgestorbener Zellen im Gehirn kommen, man wird vergeßlich, kann sich nicht mehr richtig konzentrieren, und viele Forscher nehmen an, daß die Gefahr der gefürchteten Alzheimerschen Krankheit damit besonders hoch ist.

Wie komme ich zu ausreichend Thiamin?

Der tägliche Bedarf an Thiamin beträgt ein halbes Milligramm pro verbrauchten 1.000 Kalorien. Demnach benötigen Frauen 1,0 bis 1,1 Milligramm pro Tag, in der Schwangerschaft 1,5 Milligramm und in der Stillzeit 1,6 Milligramm. Männer brauchen je nach Kalorienverbrauch zwischen 1,2 und 1,5 Milligramm Thiamin täglich. Wer Sport treibt, hat – wiederum je nach Kalorienverbrauch – einen entsprechend höheren Bedarf.

Was zu beachten ist:

Ältere Menschen sowie Männer und Frauen, die sehr unter Streß stehen, viel Kaffee oder Tee trinken, häufig unter Durchfall leiden oder Fieber haben, brauchen wesentlich höhere Mengen Thiamin. Wer sich und seinem Stoffwechsel Extra-Portionen an Thiamin zuführen möchte, sollte in der Apotheke nicht das Vitamin kaufen, sondern lieber Bierhefe, die neben Thiamin auch alle anderen B-Vitamine in hoher Konzentration enthält.

Wie alle Pflanzen und Tiere hat auch der Mensch im Laufe seiner Entwicklungsgeschichte Schutzfaktoren gegen unzählige Krankheitserreger, aggressive Mikroorganismen, natürlich Gifte usw. entwickelt. Dazu gehören auch insektenabweisende Substanzen, die in der Haut eingelagert sind. Auf welche Weise diese Moleküle abstoßend oder unverträglich auf bestimmte Insekten wirken, weiß man noch nicht. Sicher ist jedoch, daß Thiamin an ihrem Aufbau beteiligt ist, und daß Menschen mit Thiamin-Mangel besonders häufig Opfer von Mücken und anderen lästigen Blutsaugern werden.

Thiamin fördert die Wundheilung, weil es den Zellstoffwechsel ankurbelt. Außerdem wirkt es schmerzlindernd.

Besonders reich an Thiamin sind:

Lebensmittel (je 100 Gramm)	Milligramm
Sonnenblumenkerne	1,95
Weizenkeim	1,76
Pistazien	0,74
Schweineschinken	0,68
Buchweizen	0,58
Vollkorngetreide	0,54
Haselnüsse	0,43
Naturreis	0,40
Grüne Erbsen	0,28
Leber	0,26
Kartoffeln	0,12

Wer unter Streß steht, viel Kaffee oder Tee trinkt, häufig unter Durchfall leidet oder Fieber hat sowie vor allem ältere Menschen brauchen wesentlich höhere Mengen Thiamin. Hohe Mengen Thiamin und alle anderen B-Vitamine sind in Bierhefe enthalten.

Wofür Thiamin (Vitamin B1) wichtig ist:

Nerven
Kohlenhydratstoffwechsel
Zellenergie
Konzentrationsfähigkeit
geistige Frische
Appetit
Herzfunktionen
Magensäure
Verdauung
Wundheilung

Riboflavin (Vitamin B2) – Motor unseres Lebens

Riboflavin – oder Vitamin B2 - bildet den wichtigen Teil zweier Enzyme, die vor allem die Energieproduktion aus Kohlenhydraten und Fett in Gang setzen. Dieses wichtige Vitamin ist vor allem in Milch und Milchprodukten, Fleisch, Fisch und Geflügel, Vollkornprodukten und Salat enthalten.

Von den rund 70 Billionen Körperzellen, die jeder von uns Tag für Tag spazierenträgt, gibt es keine einzige, die ohne dieses Vitamin auskommt, Jede einzelne Körperzelle besteht aus mindestens 100.000 Einzelteilen wie Rezeptoren, Enzymen, Transportproteinen, Erbgutsubstanzen, Straßen und Kanälen, Energiesystemen, Immunkörpern usw. Der Vergleich mit einer betriebsamen und in ihrer Infrastruktur geordneten Stadt wie Augsburg, Lübeck oder Freiburg ist alles andere als abwegig. Wenn das Leben in der geschäftigen Zelle nicht Stunde um Stunde und Tag für Tag mit Riboflavin-Molekülen gefüttert wird, erlahmt es und bricht zusammen. Riboflavin bildet nämlich den wichtigen Teil zweier Enzyme, die vor allem die Energieproduktion aus Kohlenhydraten und Fett in Gang setzen.

Aufgrund falscher Ernährung leiden zwei von drei Menschen in unseren Regionen mehr oder weniger ständig an Riboflavin-Mangel. Besonders betroffen sind ältere und alte Menschen, von denen fast jeder zweite ständig zu wenig Riboflavin im Blut hat. Enthalten ist das kostbare Vitamin vor allem in Milch und Milchprodukten, Fleisch, Fisch, Geflügel, Vollkornprodukten und dunkelgrünem Blattgemüse bzw. Salat.

Wenn Riboflavin fehlt: die ersten Warnzeichen

**Gerötete, entzündete Zunge
Winzige Risse in den Mundwinkeln
Ein Gefühl, als wäre Sand in den Augenlidern
Brennende, gerötete «müde» Augen
Erweiterte Pupillen
Lichtempfindlichkeit
Gesprungene Lippen
Ölige Haut
Hautschuppungen an Nase, Mund, Stirn und Ohren**

Im Gegensatz zu Thiamin (Vitamin B1) ist Riboflavin sehr hitze- und säurebeständig. Dafür ist das Vitamin, ein gelbliches Kristall, aber sehr lichtempfindlich. Wenn eine Milchflasche dreieinhalb Stunden im Licht oder in der Sonne steht, werden bis zu 70 Prozent der in der Milch enthaltenen Riboflavin-Moleküle zerstört. Auch beim Pasteurisieren (Haltbarmachen durch Erhitzen) oder Evaporieren (Kondensieren) von Milch geht viel vom Vitamin B2 verloren. Wenn Käse, Brot oder andere Lebensmittel dem Licht ausgesetzt werden, entwickeln die Freien Radikalen ihre von UV-Strahlen gespeisten Aggressionen und zerfressen mit Vorliebe die empfindlichen Riboflavin-Moleküle.

Interessant dabei ist das Zusammenwirken der Freien Radikalen mit Riboflavin, das die erhöhte Aktivität der Killer-Substanzen nämlich auch provoziert. Da, wo Licht und Sauerstoff reichlich vorhanden sind, wirkt Riboflavin wie ein Magnet für die Superoxid-Radikalen, die sich praktisch am Vitamin-Molekül explosiv vermehren. Deshalb gilt Riboflavin als einziges unter den B-Vitaminen als unter Umständen toxisch (giftig), wenn es in großen Mengen eingenommen wird. Der lichtempfindliche Nährstoff kann dann beispielsweise die Entwicklung von Katarakten (Grauer Star) begünstigen. Deshalb sollten vor allem ältere und alte Menschen Riboflavin nicht in Tablettenform zusätzlich zur Nahrung einnehmen.

Wer unter psychischem oder körperlichem Streß steht, braucht besonders viel Riboflavin, das den Ausstoß von Streßhormonen aus dem Nebennierenmark, wie z. B. Adrenalin, erst ermöglicht. Viele Menschen, die in Hektik leben und unter Leistungsdruck stehen oder aber Konflikte und Probleme durchstehen müssen,

Wenn eine Milchflasche dreieinhalb Stunden im Licht oder in der Sonne steht, werden bis zu 70 Prozent der in der Milch enthaltenen Riboflavin-Moleküle zerstört. Auch beim Haltbarmachen durch Erhitzen oder bei Kondensieren der Milch geht viel vom Vitamin B2 verloren.

opfern gewissermaßen ihre Reserven an Riboflavin für die Dauerproduktion von Streßhormonen. Das Vitamin fehlt dann im Zellstoffwechsel, und es kommt – jeweils an der schwächsten Stelle im Organismus – zu den genannten Beschwerden.

Extrarationen Riboflavin brauchen auch Frauen in der Schwangerschaft. Ohne den Nährstoff kann sich nämlich im heranwachsenden Baby der Zellkernstoffwechsel aus Ribonukleinsäuren nicht entwickeln, der die Erbanlagen trägt. «Es kommt dann», so die US-Wissenschaftlerin Marianna K. Fordyce von der Florida State University, «zu ungenügendem Wachstum und zu einer Degeneration von Nervengewebe.» Dr. Bruce Mackler von der University of Washington School of Medicine hält Riboflavin für enorm wichtig als Vorbeugung gegen Mißgeburten.

Wer unter psychischem oder körperlichem Streß steht, braucht besonders viel Riboflavin, das den Ausstoß von Streßhormonen, wie z.B. Adrenalin, erst ermöglicht. Aber auch Frauen in der Schwangerschaft brauchen große Rationen von Riboflavin, also Vitamin B2.

So gelangt Riboflavin ins Blut

Die besten Nahrungsquellen für Riboflavin sind Leber, Niere, Zunge, Milch und Eier. Der beste Nahrungszusatz ist Bierhefe, die neben viel Riboflavin auch alle anderen B-Vitamine enthält.

Strikte Vegetarier, die neben Fleisch auch Milch und Eier meiden, sollten ihren Riboflavin-Bedarf mit Soja-Produkten (Tofu) decken. Ähnliches gilt für alle Menschen, die sich einer strengen Schlankheitskur unterziehen, oder die ihrer schlanken Linie zuliebe nur sehr wenig essen. Es kann dann zu einer gefährlichen Auszehrung an Vitamin B2 kommen. Wissenschaftler empfehlen deshalb, möglichst viel Milch zu trinken und möglichst nur frische, vollwertige Kost zu sich zu nehmen, die noch die natürlichen Bestandteile an Riboflavin enthält.

Ähnlich wie Thiamin wird auch Riboflavin im oberen Dünndarm aus dem Nahrungsbrei herausgetrennt und bevorzugt durch die Darmschleimhaut ans Blut abgegeben.

Wie wirkt Riboflavin?

Dieses Vitamin ist wirklich bewundernswert, weil es eine unglaubliche Dynamik besitzt. Es ist praktisch der Motor allen

Lebens, unermüdlich kurbelt es in der Körperzelle die Energie-produktion an. Wird viel Energie verbraucht, z. B. beim Sport-treiben, beim Frühjahrsputz daheim, beim Tanzen in der Disco oder wenn die Schilddrüse besonders emsig ist und für viel Temperament sorgt, dann strömt entsprechend mehr Riboflavin übers Blut zu den Körperzellen. Die Schilddrüse regelt dann auch die Bildung von Riboflavin-Enzymen und vor allem deren Fesselung in den Zellen. Das Schilddrüsenhormon Thyroxin wirkt in der Zelle wie das Zündholz, das die Glukose- und Fettmoleküle anzündet. Riboflavin hilft dann tüchtig mit, daß die gewonnene Energie in Muskelaktivität umgesetzt wird. Das Vitamin spielt auch bei allen anabolen Prozessen eine Rolle, wenn also beispielsweise aus Eiweiß schöne Muskeln und festes Fleisch wachsen sollen.

So decken Sie Ihren Bedarf an Riboflavin:

Frauen brauchen täglich etwa 1,2 Milligramm Vitamin B2. Wenn sie stark unter Streß stehen (weil sie z. B. Ärger im Büro, Konflikte mit dem Partner oder einfach wahnsinnig viel Arbeit haben), brauchen sie bis zu 1,7 Milligramm pro Tag, in Schwangerschaft und Stillzeit sogar 2 Milligramm oder mehr. Männer brauchen je nach Energieverbrauch zwischen 1,4 und 1,7 Milligramm Riboflavin, und wenn sie von früh bis spät in Streß und Eile sind oder sich sportlich betätigen bzw. schwere körperliche Arbeiten verrichten, bis zu 2,6 Milligramm.

Riboflavin ist der Motor des Körpers. Es kurbelt unermüdlich die Energieproduktion in den Körperzellen an. Wenn man viel Sport treibt oder körperlich hart arbeitet, dann werden größere Mengen an Riboflavin verbraucht. Es sorgt für Energie und Temperament.

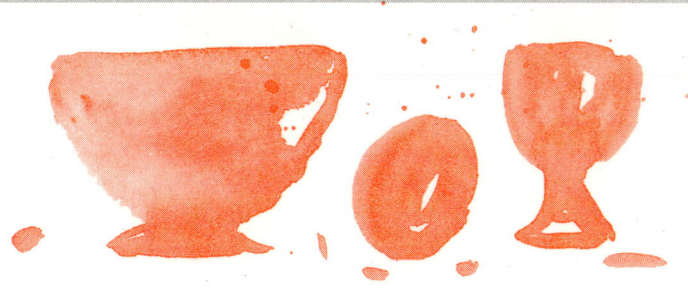

Besonders reich an Riboflavin sind:

Lebensmittel (je 100 Gramm)	Milligramm
Leber	2,80
Leberwurst	1,10
Mandeln	0,78
Wildbret	0,45
Käse (fett)	0,44
Pilze	0,42
Lachs	0,37
Käse (mager)	0,34
Forelle	0,32
Vollkorngetreide	0,30
Makrelen	0,28
Samen (Sonnenblume, Sesam)	0,25
Hering	0,22
Rindfleisch	0,20
Spinat	0,18
Muscheln	0,16
Vollmilch	0,16
Ei, 1 Stück	0,15
Joghurt	0,14
Walnüsse	0,13
Sojabohnen	0,11
Bohnen, Erbsen	0,10

Nahrungsmittel, die lange Transportwege hinter sich haben oder industriell aufgearbeitet wurden, haben meist einen erheblichen Teil ihrer Konzentration an Vitamin B2 verloren.

Was zu beachten ist:
Lebensmittel sollten nicht offen oder in Glasbehältern gelagert und auf diese Weise ständig dem Tages- oder Sonnenlicht ausgesetzt sein. Flaschenmilch aus dem Supermarkt hat – ebenso wie alle anderen in Glas oder durchsichtiger Folie verpackten Lebensmittel – schon einen gehörigen Teil Riboflavin verloren.
Am besten stets frische Lebensmittel kaufen. Alle Nahrungsmittel, die lange Transportwege hinter sich haben oder irgendwie industriell aufbereitet wurden, haben nicht mehr ihre ursprüngliche Konzentration an Riboflavin.

Sport, Gymnastik, Jazztanz, Jogging, Stretching usw. bringt wesentlich mehr Fitneß, wenn Riboflavin-reiche Kost auf dem Speiseplan steht. Oft wird umsonst viel Schweiß vergossen, denn mangels Riboflavin kann das Training nicht anabol bzw. zu Energie verwertet werden. Dann macht Sport eher müde als fit und frisch.

Lebensmittel lagert man besser in dunklen Behältern. Dies gilt vor allem für Milch.

Verwenden Sie in der Küche kein Backsoda (Natron), denn es ist der größte Feind der empfindlichen Riboflavin-Moleküle, die es schnell zerstört.

Wofür Riboflavin (Vitamin B2) wichtig ist:

Kohlenhydratstoffwechsel
Fettstoffwechsel
Eiweißverwertung
Zellatmung, Zellenergie
Augen, Sehschärfe
Haut
Haar
Fingernägel
Wachstum
Gewichtszunahme
Fitneß

Ohne genügend Vitamin B2 haben Sport und Gymnastik sowie körperliche Anstrengung wenig Sinn, weil sie nicht anabol, d.h. muskelbildend verwertet werden können.

Niacin (Vitamin B3) macht Nerven glücklich

Es gibt Menschen, die unter häufig oder sporadisch auftretenden Hautkrankheiten leiden, außerdem oft nervös und reizbar oder gar depressiv sind und zusätzlich oft Durchfall haben. Nicht selten bekommen solche Patienten beim Arzt ein Rezept, mit dem sie sich dann in der Apotheke drei verschiedene Arzneimittel abholen dürfen: eins gegen Durchfall, eins gegen Hautkrankheiten und eins gegen Nervosität.

In den folgenden Wochen oder Monaten kurieren sie dann ihre Leiden bzw. ihre Symptome, ohne wesentliche Besserung zu erzielen. Irgendwann werden sie an Fachärzte überwiesen: an einen Spezialisten für Darmerkrankungen, an einen weiteren für Hauterkrankungen und an einen Nervenarzt. Die machen umständliche Untersuchungen und verschreiben jeweils neue Mittel. Die dauernden Wege zum Arzt und die vielen Fläschchen, Tablettenröhrchen und Pillendosen auf dem Nachtkästchen werden dann schon zum jämmerlichen Symbol eines kränklichen Daseins, aus dem es scheinbar keine Rettung gibt.

Wenn Sie häufig unter Hautkrankheiten leiden, nervös und reizbar sind, wenn Sie zusätzlich oft Durchfall haben, dann fehlt Ihnen in der Regel einzig und allein Vitamin B3

Was solchen Patienten manchmal fehlt, ist aber einzig und allein das Vitamin B3. Früher wurde es das Pellagra-Vitamin genannt, weil man damit die kranke Bevölkerung in Ländern behandelte, in denen es fast nichts anderes als Mais zu essen gab, in dem kaum Niacin in verwertbarer Form enthalten ist. Pellagra-Kranke bekommen Blasen und Pusteln, manchmal auch grünliche Pigmentierungen auf der Haut, außerdem Durchfall, Kopfschmerzen, Depressionen, und sie finden schwer Schlaf. Auch viele von uns sind Pellagra-krank – wenn auch nur in latenter oder milder Form. Die aber reicht schon aus, um ein wenig Lebensfreude zu stehlen. Haut, Darm und Nerven werden als erstes vom Mangel an Niacin betroffen.

Niacin ist ein Sammelbegriff für zwei natürliche Formen, in denen es das Vitamin gibt: Nikotinsäure und Nikotinamid. Es ist eine weiße Substanz, die wasserlöslich und äußerst robust ist. Weder Hitze noch Säure, weder Laugen noch starke UV-Bestrahlung können dem Molekül etwas anhaben. Dies hängt damit zusammen, daß dieses stickstoffhaltige Molekül ganz unkompliziert und simpel in seiner chemischen Struktur ist. Die Natur hat es – ähnlich übrigens wie das Vitamin C – absichtlich so klein und damit beweglich gemacht. Es spielt nämlich in allen rund 70 Billionen Körperzellen eines Menschen eine so bedeutende Hauptrolle, daß es besonders schnell den Weg aus dem Nahrungsbrei zu den Zellen finden muß. Und da sind die Kleinen, Flinken, Wendigen oft im Vorteil. Noch einen Zweck erfüllt der simple chemische Aufbau: Das Vitamin kann im Blut nicht so leicht von Freien Radikalen abgefangen und z. B. zertrennt werden, wie dies bei Großmolekülen oft der Fall ist. In diesen trefflichen Eigenschaften von Vitamin B3 begründet sich für viele kranke Menschen eine ganz neue Hoffnung. Die Geschwindigkeit, mit der Niacin Beschwerden und Krankheiten heilen kann, ist verblüffend und erstaunlich – und auch wieder nur vergleichbar mit dem Tempo, das Vitamin C drauf hat, wenn es um die Gesundheit geht.

Wenn Niacin (Vitamin B3) fehlt: die ersten Warnzeichen

Müdigkeit
Muskelschwäche
Appetitmangel
Hautveränderungen, Hautkrankheiten
Mundgeruch
Mund- oder Lippengeschwüre
Kopfschmerzen
Schlafstörungen
Zerstreutheit
Depressive Verstimmungen
Nervenschwäche
Empfindliches Zahnfleisch
Durchfall
Übelkeit

Es ist verblüffend, wie schnell Vitamin B3 – oder in der Fachsprache Niacin genannt – Hautkrankheiten, Durchfall, Kopfschmerzen heilen, ja sogar Depressionen vertreiben kann.

Schade, daß die Natur nicht reden kann. Sonst würde sie uns so oft beschwörend zurufen: «Du mußt nicht gleich zum Arzt oder Zahnarzt rennen! Versuch's erst mal mit meiner Medizin!» Die Arzneimittel der Natur lauten:

Spurenelemente, Mineralien, Eiweiß
– und vor allem Vitamine!

Enthalten ist Niacin hauptsächlich im mageren Fleisch, in Leber,

Vitamin B3 ist hauptsächlich in magerem Fleisch, Leber, Fisch, Geflügel, Eiern, in Milch und Gemüse, in Vollkorngetreide und in Mais enthalten.

Fisch, Geflügel sowie in Eiern und in geringer Menge in Milch und Gemüse. Auch Vollkorngetreide und vor allem Mais enthalten zwar eine guten Anteil an dem Vitamin, jedoch in gebundener Form, die nicht oder kaum verwertbar ist.

Wo es um ganz spezielle Nährstoffe geht, läßt sich die Natur auf überhaupt kein Risiko ein. Mit anderen Worten, sie verläßt sich nicht darauf, daß das entsprechende Geschöpf auch ausreichend mageres Fleisch oder Leber zum Verzehr findet. Deshalb hat die Natur dafür gesorgt, daß wir Menschen Niacin auch im eigenen Stoffwechsel herstellen können. Und zwar aus der Aminosäure (Eiweißbaustein) Tryptophan, die vorwiegend in Fleisch, Fisch, Geflügel sowie Magerkäse enthalten ist. Aus 60 Milligramm Tryptophan kann der Stoffwechsel ein Milligramm Niacin herstellen.

Kein anderes Vitamin und überhaupt kein anderer Nährstoff wagt sich im Stoffwechsel so weit in den Grenzbereich zur Seele vor wie Niacin. Während andere Vitamine wie C oder B6 den Stoffwechsel von Psycho-Hormonen von außen her aktivieren, ist Niacin selbst Teil der Bio-Synthese solcher Hormone, wenn auch nur im passiven Sinn. Darin liegt der faszinierende Reiz dieses Vitamins. Aus Tryptophan macht unser Stoffwechsel nämlich den Nervenreizstoff Serotonin, der von den dynamischen Raphe-Kernen im Hirnstamm aus über unseren Schlaf und unsere Stimmungslage herrscht. Weil Niacin für die Energieproduktion in den Körperzellen absolut unersetzlich ist, wird bei Niacin-Mangel zwangsläufig ein hoher Nahrungsanteil Tryptophan zu Niacin umgewandelt. Dies führt natürlich wieder zu einem Mangel an Serotonin und somit zu Schlafstörungen, Konzentrationsschwäche, Verzagtheit, Angstgefühlen, nervösen Symptomen bis hin zu massiven Depressionen und Halluzinationen oder gar Schizophrenie. Dies um so mehr, als den meisten von uns ohnehin Tryptophan fehlt. Aber vor die Frage gestellt, was wichtiger ist, ein klarer Verstand oder ein lebensfähiger Körper, entscheidet sich die Natur in jedem Fall für das letztere. Diese Priorität der Zellatmung ist Gesetz der Natur, sie ist praktisch Garant für das Leben schlechthin. In der komplizierten Welt unserer Stimmungs- und Glückshormone gibt es viele weitere Beispiele dafür, daß Freude und gute Laune für die Natur nicht zählen, solange das Leben selbst auf dem Spiel steht. (Lesen Sie dazu auch das Kapitel «Vitamine für Ihr Lebensglück»).

Faszinierend auch, wie sehr dieses kleine, tüchtige Vitamin Niacin an der großen, wundervollen Fabrik Leben in unserem Körper beteiligt ist. Niacin ist eine der wichtigsten Substanzen für den Transport von Elektronen und die Energieproduktion in der lebenden Zelle. Dabei bilden Niacin-Enzyme mit Riboflavin-Enzymen eine Brücke, über die Wasserstoff-Atome im Verbrennungsvorgang weitergeleitet werden. Ohne Niacin würden sehr schnell große Gewebsteile absterben, und ein Überleben wäre unmöglich. Wenn wir uns aber vernünftig ernähren, mit vollwertiger Kost mit hoher Nährstoffdichte, fluten Billionen und Billiarden Niacin-Moleküle sofort zu den Zellen, sorgen für Energie und somit für einen gesunden Kreislauf und eine normale Muskeltätigkeit.

Wer seinen Nerven und Muskeln zusätzlich ein wenig Kraftfutter bieten möchte, der sollte sich in der Apotheke oder im Reformhaus Bierhefe besorgen. Sie enthält nicht nur viel Niacin und Riboflavin, sondern auch andere B-Vitamine sowie das Spurenelement Chrom, in einer Kombination, die für einen ausgeglichenen Blutzuckerspiegel wichtig ist. Blutzucker bzw. Glukose ist die kleinste Einheit der Kohlenhydrate, der wichtigsten Energiequelle und der einzigen, die unsere Gehirnzellen akzeptieren. Chrom ebnet dem Bauchspeicheldrüsen-Hormon Insulin den Weg beim Einbau von Glukose zwecks Verbrennung in die Zelle. So tankt der Körper rasch Energie. Ohne Chrom hingegen wird die unverwertete Glukose zu Fett umgewandelt und in die Speckpolster an Bauch, Hüften, Po und Oberschenkeln eingelagert.

Noch eine enorm wichtige Funktion hat Niacin in unserem Stoffwechsel: Als Säure konkurriert das Vitamin nämlich mit der Freisetzung von Fettsäuren und senkt auf diese Weise den Cholesterin-Spiegel. Eine US-Studie hat ergeben, daß allein durch eine Niacin-Behandlung der Cholesterin-Spiegel um 22 Prozent und der Spiegel an Triglyzeriden (Fettmolekülen) um 52 Prozent gesenkt wurde. Niacin erweitert auch die Blutgefäße, was bei Menschen mit zu engen Gefäßen Kreislaufstörungen beseitigen kann. Die Fähigkeit von Niacin, Gefäße zu erweitern, kann auch Menschen helfen, die unter Migräne leiden.

Damit in unserem Körper unverwertete Glukose nicht zu Fett umgewandelt wird und sich dieses Fett dann in die Speckpolster an Bauch, Hüften und Po einlagern kann, brauchen wir dringend das Spurenelement Chrom, das z.B. in Bierhefe enthalten ist.

So gelangt Niacin zu den Körperzellen

Wie alle anderen wasserlöslichen Vitamine kann Niacin in unserem Körper nicht gespeichert werden, denn es wird vom Blut mitgeschwemmt und im Ausscheidungsprozeß über den Urin ausgespült. Wenn aber 70 Billionen Körperzellen rund um die Uhr nach Niacin schreien, muß der verantwortungsvolle Besitzer dieser Zellen für ausreichend Vitamin B3 in der Nahrung sorgen. Gottlob wird das Vitamin schnell über den Darm aufgenommen und dann zumindest kurzfristig auf Abruf in der Leber gehortet, ehe es an die Zellen weiterverschickt wird. Allerdings: Besonders hoch sind die Konzentrationen an reinem Niacin in Lebensmitteln nicht. Deshalb nutzt der Stoffwechsel seine Tryptophan-Rationen, um daraus Niacin zu machen. Es hat also wenig Sinn, anhand der mit der Nahrung vereinnahmten Lebensmittel seinen Niacin-Konsum berechnen zu wollen. Aber ganz egal: Ob Niacin direkt aus dem Steak oder über den Umweg aus Tryptophan gewonnen wird – das Vitamin erreicht übers Blut selbst die entlegenste Körperzelle irgendwo an der Zehenspitze.

Der Eiweißstoff Tryptophan ist für unsere Psyche, für unseren Schlaf, unsere seelische Ausgeglichenheit sehr wichtig. Keine andere Eiweißsubstanz wirkt in unserem Körper beruhigender als Tryptophan.

Wie wirkt Niacin?

Das Vitamin schließt sich an Eiweißstoffe an, macht diese lebendig und bildet mit ihnen mehrere hundert verschiedene Enzyme, die vor allem die Billionen Kachelöfen in unseren Körperzellen gehörig anfachen. Da werden dann massenweise Kohlenhydrat-, Fett oder auch Eiweiß-Moleküle zu Energie verbrannt.
Niacin wird zwar direkt aus Lebensmitteln gewonnen, kann aber auch indirekt aus dem wichtigen Eiweißstoff Tryptophan hergestellt werden. Der aber ist für unsere Psyche sehr wichtig, für unseren Schlaf, unsere seelische Ausgeglichenheit. Keine andere Eiweißsubstanz wirkt in unserem Körper beruhigender als Tryptophan. Man könnte sogar sagen, daß die Natur Tryptophan gerade zu diesem Zweck ersonnen hat, ganz im Gegensatz zu Eiweißstoffen, die wieder belebend, erregend wirken. Wenn nun zuviel Tryptophan für die Energiegewinnung abgezapft wird, fehlt die wichtige Eiweißsubstanz natürlich für die Beruhigung der Ner-

ven und für den Schlaf. Auf diese Weise entzündet Niacin auf der einen Seite unsere Körperenergie, auf der anderen Seite reguliert das Vitamin unsere seelische, psychische Ruhe. Es ist das einzige Vitamin, das selbst Bestandteil hormoneller Regelkreise ist.

Wie decke ich meinen Bedarf an Niacin?

Kinder und Jugendliche brauchen täglich 5 bis 12 Milligramm Niacin, Erwachsene pro verbrauchten 1.000 Kalorien rund 6,6 Milligramm pro Tag, Frauen also zwischen 13 und 15 Milligramm, Männer zwischen 15 und 20 Milligramm. Wer körperlich stark arbeitet, sollte nochmals einige Milligramm täglich zusätzlich zu sich nehmen. Dasselbe gilt für Frauen in Schwangerschaft oder Stillzeit.

Besonders reich an Niacin sind:

Lebensmittel	Milligramm
Bierhefe, 100 Gramm	35,6
Erdnüsse, 1 Tasse	24,2
Leber, 100 Gramm	12,2
Thunfisch, 100 Gramm	10,3
Geflügel, 100 Gramm	9,6
Getrocknete Pfirsiche, 1 Tasse	8,2
Herz, 100 Gramm	7,4
Lachs, 100 Gramm	6,8
Vollkorngetreide, 1 Tasse	5,2
Lammkotelett, 1 Stück	5,1
Mandeln, 1 Tasse	4,7
Pilze, 1 Tasse	4,6
Grüne Erbsen, 1 Tasse	3,8
Schweinskotelett, 1 Stück	3,6
Sojabohnen, 100 Gramm	2,9

Unser Körper kann aus der Aminosäure Tryptophan das Vitamin B3 selbst herstellen. Tryptophan ist vor allem in Fleisch, Fisch, Geflügel sowie Magerkäse enthalten. Wird nun zuviel Tryptophan für die Energiegewinnung abgezapft, fehlt es für die Beruhigung unserer Nerven und unseren gesunden Schlaf.

Was zu beachten ist:

Übermäßiger Genuß von Zucker, Süßigkeiten oder süßen Getränken führt zu einem Verlust an Niacin im Körper. Dasselbe gilt, wenn man übermäßig viel Ballaststoffe zu sich nimmt. Niacin kann nicht gespeichert werden, Überschüsse werden über den Urin ausgespült, so daß man ständig für entsprechenden Nachschub sorgen muß.

Niacin kann von unserem Körper nicht gespeichert werden. Zuviel Niacin wird über den Urin ausgespült. Daher sollte man immer für genügend Nachschub sorgen.

Wofür Niacin (Vitamin B3) wichtig ist:

Zellatmung, Zellenergie
Kreislauf
Stoffwechsel von Kohlenhydraten, Fett und Eiweiß
Hirnstoffwechsel
Stimmungslage, Schlaf
Kreislauf
Herztätigkeit
Cholesterinkontrolle
Muskeln
Bindegewebe
Produktion von Magensäure
Magen-Darmtätigkeit

Pantothensäure (Vitamin B5) macht fit und schlank

Der Name dieses B-Vitamins stammt vom griechischen «panthos» ab, was soviel bedeutet wie überallher. Es findet sich nämlich auch überall, nur nicht in der Mahlzeit, die der durchschnittliche Deutsche täglich auf dem Teller hat. Trotzdem hält sich in Kreisen von Stoffwechsel-Experten hartnäckig die antiquierte Meinung, Pantothensäure sei kein Mangelproblem, und es käme bei uns schon jeder zu diesem Nährstoff.

Die Wahrheit sieht anders aus. Die Stoffwechsel-Wahrheit hat sich nämlich in den vergangenen dreißig Jahren ganz schön verändert, seit Fertiggerichte, Lebensmittel in Dosen, Pommes,

Pizza, Junk-Food, Weißbrot, Nudeln, Zucker, Süßigkeiten und süße Getränke ihren großen Siegeszug in die deutschen Kühlschränke angetreten haben. In solcher Nahrung haben sich nämlich die Anteile an Pantothensäure um bis zur Hälfte reduziert (z. B. in allen Weißmehlprodukten). Außerdem fehlt es an allen Ecken und Enden an den «verbündeten» Nährstoffen, die mit Pantothensäure zusammenwirken.

So entsteht also ein Dauermangel mit bösen Folgen. Vor allem ältere und alte Menschen sind davon besonders betroffen. Sie sind oft nicht in der Lage, frische Nahrungsmittel zu kaufen, sondern ernähren sich von Lebensmitteln, die sich im Regal, im Kühlschrank oder in der Kühltruhe lange lagern lassen: Gemüse und Obst in Dosen oder Plastikbehältern, Fertiggerichte in Dosen oder aus dem Gefrierfach, fertige Pommes, Würstchen, Nudeln, polierter Reis, Kuchen usw. Sie essen weniger, nehmen entsprechend geringere Anteile an lebensnotwendigen Nährstoffen auf und lassen nicht selten noch viel auf dem Teller liegen. Deshalb haben rund ein Drittel aller älteren und alten Menschen zu wenig Pantothensäure im Blut.

Wenn die dann morgens steif aus den Betten steigen, wenn sich Arme und Beine wegen Gelenksteife und Arthritis nur mühsam und auch schmerzhaft bewegen lassen, dann spricht viel für einen Mangel an Pantothensäure. Bei klinischen Untersuchungen stellt sich immer wieder heraus, daß Patienten mit Arthritis viel zu niedrige Pantothen-Werte haben. Hohe Gaben des Vitamins können Schmerzen und Beschwerden in einem Zeitraum von 7 bis 14 Tagen abklingen lassen. Wird dann wieder die übliche Kost eingenommen, stellen sich die Beschwerden nach und nach wieder ein.

Wer sich hauptsächlich von Fertiggerichten, Lebensmitteln in Dosen, Pommes frites, Weißbrot, Pizzen und Nudeln ernährt, wer viel Zucker und Süßigkeiten zu sich nimmt, dem fehlt das so wichtige Vitamin B5, in der Fachsprache Pantothensäure genannt.

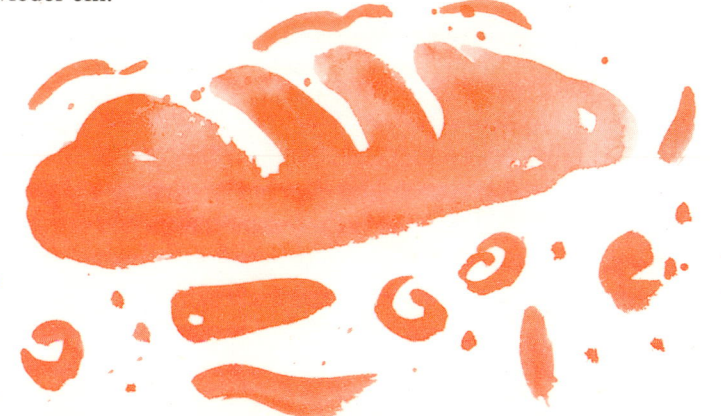

Wenn Pantothensäure fehlt: die ersten Warnzeichen

Gelenkschmerzen, Gelenksteife
Haarausfall
Vorzeitig ergrautes Haar
Kleine Risse in Mund- und Augenwinkeln
Taubheit und Krämpfe in Armen und Beinen
Lernschwäche
Sehbeschwerden
Reizbarkeit
Verstopfung

Pantothensäure ist vor allem in Leber, Niere, Eigelb und Vollkorngetreide enthalten. Die höchste Konzentration findet sich in Bierhefe und in Gelee Royale, dem Weiselfuttersaft, dem Futtersaft der Bienenköniginnen.

Pantothensäure ist besonders reich in Leber, Niere, Eigelb und Vollkorngetreide enthalten. Die allerhöchste Konzentration findet sich allerdings in Bierhefe und in Gelee Royale, dem Weiselfuttersaft, dem an Nährstoffen enorm reichen Futtersaft der Bienenköniginnen. Interessant übrigens, daß dieser Nährsaft eine Substanz mit der Bezeichnung 10-Hydroxydec-2-Enoinsäure enthält, die feindliche Mikroorganismen bekämpft, Entzündungen unterdrückt und auf diese Weise die Bienenkönigin gesund erhält. Auch wir Menschen können von den Tieren – selbst wenn sie noch so klein sind – immer wieder viel lernen.

Die eigentliche entzündungshemmende Wirkungsweise von Pantothensäure liegt allerdings in seiner Stoffwechselfunktion in der Nebennierenrinde, wo das Vitamin an der Produktion von Corticoiden wie zum Beispiel Cortisol beteiligt ist. Cortisol und verwandte Stoffe wie Cortison helfen Streßsituationen meistern und hemmen gleichzeitig Entzündungen im ganzen Körper. Weil die Nebennierenrinde, dieses wahre Arbeitstier unter den Drüsen, nur sechs Stunden am Tag ihre Hormone ausstoßen kann und 18 Stunden zur Erholung benötigt, muß sie u. a. auch mit Pantothensäure vollgepumpt sein, um Streß zu meistern und Entzündungen vorzubeugen bzw. abklingen zu lassen. Weil Corticoide den Fettabbau aus den Speckpolstern kräftiger als alle anderen Substanzen ankurbeln, hilft Pantothensäure indirekt auch beim

Schlankwerden und Schlankbleiben mit. Andererseits kann ein Mangel an diesem Vitamin die Fettleibigkeit begünstigen.

Man kann Pantothensäure überhaupt als Schlankheits- und Fitneß-Vitamin bezeichnen. Streßhormone wie Cortisol und andere werden ja nur zu dem Zweck ausgeschüttet, erregend und aufputschend zu wirken, Herztätigkeit und Konzentrationsfähigkeit zu erhöhen. Nur so nämlich sind wir in der Lage, den Anforderungen von Streß zu begegnen, sei es bei Gefahr, bei Konflikten am Arbeitsplatz oder mit dem Partner, bei anstrengender Tätigkeit oder auch im Sport. Da hilft Pantothensäure also mit, daß wir wach und frisch sind.

Das Vitamin führt aber auch noch auf eine andere Weise zu Kraft und Vitalität. Es ist nämlich zentraler Bestandteil des Coenzyms A, der Urzelle jeglicher Vitalität. Am Pantothensäure-Molekül hängt in diesem Enzym das Energieteilchen Adenosintriphosphorsäure (ATP). Dieses ATP ist mit Energie richtig vollgeladen. Man kann es mit einem Luftballon vergleichen, der mit aller Macht an einem Gummifaden zieht. Schneidet man den Faden durch, schnellt der Ballon in die Höhe. Seine Energie wird frei. Nicht viel anders verhält es sich, wenn wir zum Beispiel einen Finger oder eine Hand bewegen. Dann werden über ein entsprechendes Signal vom Gehirn bestimmte Verbindungen zwischen Atomen im ATP-Molekül durchtrennt, und Phosphor-Atome – und damit Körperenergie – werden frei. Anschließend werden die Phosphor-Atome sofort wieder ans Atom gebunden, und die Molekül-Kanonen sind wieder bereit zum Feuern. An diesen lebenswichtigen Energieprozessen ist Pantothensäure, das Vitamin B5, maßgeblich beteiligt.

Vitamin B5 hilft uns, Streßsituationen besser zu meistern, es hemmt Entzündungen im Körper, hilft indirekt auch beim Schlankwerden und Schlankbleiben.

Man kann sich schon ausrechnen, wie verhängnisvoll sich ein Mangel an diesem Vitamin auswirkt. Wer von früh bis spät massiv unter Dauerstreß steht, braucht seine Pantothen-Reserven in der Nebennierenrinde und verliert deshalb schnell seine körperliche Vitalität. Wer körperlich ziemlich schuften muß (wie z. B. so manche Hausfrau und Mutter von mehreren Kindern) oder aber sportlich aktiv ist, frißt Pantothensäure aus der Nebennierenrinde. Dies ist einer der Gründe, weshalb z. B. Hochleistungssportler nach zermürbenden Wettkämpfen ziemlich nah am Nervenzusammenbruch stehen und kaum in der Lage wären, einen Konflikt oder ein anderes Streßproblem durchzustehen.

Das Vitamin zählt also zu den Ankurblern der Lipolyse, der Fettfreisetzung aus den Adipozyten (Fettzellen). In der Körperzelle findet es sich dann wieder, um bei der Fettverbrennung fleißig mitzuhelfen. So entsteht die zusätzliche Energie, die bei Streß immer benötigt wird.

Als Triebfeder im Stoffwechsel ist das Vitamin auch am Gewebsaufbau, speziell auch der Haut und Schleimhäute beteiligt. Damit schützt es uns bzw. die Schleimhäute vor Infektionen. Sogar das Wachstum der Haare und ihre Pigmentierung, also die Anreicherung mit Farbe, wird durch Pantothensäure gefördert. Das Vitamin beugt auch vorzeitigem Altern und Faltenbildung vor.

So gelangt Pantothensäure zu den Körperzellen

Vitamin B5 oder Pantothensäure ist eines der besten Schlankheits- und Fitneßmittel, die es gibt. Es unterstützt die Herztätigkeit und erhöht unsere Konzentrationsfähigkeit, darüber hinaus wirkt es gegen vorzeitiges Altern und gegen Faltenbildung.

Die Hälfte des B-Vitamins wird beim Verfeinern von Getreide zu Weißmehl oder von Naturreis zu poliertem Reis abgetrennt. Beim Braten oder Garen von Fleisch gehen 35 Prozent Pantothensäure verloren. Sehr empfindlich ist das Vitamin außerdem gegenüber Säure. Speisen, die mit viel Essig angemacht und dann auch noch eine Weile gelagert werden, enthalten fast überhaupt kein Vitamin B5 mehr. Tiere in freier Natur fressen lieber das volle Getreidekorn, und sie braten auch keine Schnitzel in der Pfanne. Ebenso wenig kämen sie auf die Idee, das wundervolle Grün junger Salatblätter mit Essig schmackhafter zu machen. Aus diesem Grunde ernähren sich Tiere stets richtig. Und die Konzentration an Pantothensäure in ihrem Blut ist stets gleich hoch.

Das Vitamin wird im Darm aus der Nahrung gewonnen. Es wird aber auch im Darm durch Mikroorganismen selbst hergestellt – vorausgesetzt, die empfindliche Darmflora ist nicht in irgendeiner Weise beschädigt oder in ihrem Gleichgewicht gestört. Normalerweise ersetzen die selbsthergestellten Vitamin-Moleküle einen Mangel an Pantothen-Molekülen in der Nahrung, und umgekehrt. Diese Balance funktioniert jedoch nur, solange man sich einigermaßen gesund ernährt. Ist dies nicht der Fall, dann brechen beide Vitamin-Quellen zusammen, und es kommt zu den erwähnten Mangelerscheinungen. Weil unser Gehirn bis zu einem Viertel aller Nährstoffe beansprucht, zeigt sich der Vitaminmangel zuallererst in nervösen Symptomen.

In der Nahrung ist das Vitamin in Form eines Coenzyms enthalten. Es wird aus dem Coenzym herausgetrennt und ins Blutplasma überführt, von wo aus es für alle Körperzellen zugänglich ist, denn jede Zelle wird vom Blut in mikroskopisch winzigen Gefäßen umspült. Über bestimmte Anlegeplätze (Rezeptoren) dringt das Vitamin-Molekül in die Zelle ein und bildet dort unter anderem sofort das für die Körperenergie wichtige Coenzym A. Überschüssige Pantothensäure wird über den Urin ausgeschwemmt, weshalb auch ständig für Nachschub gesorgt werden muß.

Wie wirkt Pantothensäure?

Das Vitamin ist in Körperzellen am Bau von Hunderten von Enzymen beteiligt. Diese Enzyme verbinden sich mit einem sogenannten Apoenzym, einem Eiweißteil, und gewinnen dadurch eine enorme Explosivität, vergleichbar einem vorher leblosen Stück Holz, das jetzt entzündet wird. Eine dieser durch Pantothensäure ermöglichten Enzym-Reaktionen ist z. B. der Umbau des B-Vitamins Cholin im Gehirn zu dem stimmungsaufhellenden Neurotransmitter (Nervenreizstoff) Acetylcholin. Diese Neurotransmitter spielen deshalb eine so wichtige Rolle in Gehirn und Nervensystem, weil über sie alle Denksignale und Gefühlsempfindungen verlaufen. Zu diesem Zweck ist die Konzentration von Vitamin B5 gerade in Gehirnzellen sehr hoch. Innerhalb von 24 Stunden kann Pantothensäure das Gehirn regelrecht auffrischen, Zerstreutheit, Zweifel, Gedächtnisschwäche, Konzentrationsmangel, Lernschwäche und leichte depressive Verstimmungen beseitigen.

Weil unser Gehirn bis zu einem Viertel aller Nährstoffe, die wir uns zuführen, beansprucht, zeigt sich der Vitaminmangel zuallererst in nervösen Symptomen. Vitamin B5 kann innerhalb von nur 24 Stunden unser Gehirn regelrecht auffrischen.

So decken Sie Ihren Bedarf an Pantothensäure:

Kinder, Jugendliche und Erwachsene brauchen täglich zwischen 5 und 10 Milligramm des Vitamins, Frauen in der Schwangerschaft bzw. Stillzeit bis zu 15 Milligramm pro Tag. Zur Deckung des Vitaminbedarfs des Neugeborenen bei der Gehirn- und Gewebsbildung enthält Muttermilch sehr hohe Konzentrationen an Pantothensäure, nämlich bis zu 5 Milligramm pro Liter. Wer unter Streß steht oder sich viel bewegt, braucht mehr Pantothensäure als Menschen in einem ruhigen, geordneten Tagesablauf.

Vitamin B5 wird aus der Nahrung gewonnen. Es wird aber auch im Darm selbst hergestellt, vorausgesetzt, die empfindliche Darmflora ist nicht in irgendeiner Weise beschädigt. Die Feinde des Vitamins sind vor allem essigscharfe Speisen und auch Gewürze. Auch Hitze – z.B. das Braten, Garen und Kochen – zerstört Vitamin B5.

Besonders reich an Pantothensäure sind:

Lebensmittel (je 100 Gramm)	Milligramm
Leber	7,70
Weizenkleie	2,85
Forelle	1,82
Sonnenblumenkerne	1,40
Hering, Makrele	1,35
Camembert, Limburger, Roquefort	1,10
Walnüsse	0,90
Vollkorngetreide	0,78
Eigelb (von 1 Ei)	0,75
Krabben	0,63
Wildbret	0,57
Muskelfleisch	0,40
Vollmilch	0,31

Was zu beachten ist:
Verfeinerte Lebensmittel wie polierter Reis, Nudeln, Weißbrot usw. enthalten nur noch geringe Mengen an Pantothensäure.

Hitze zerstört das Vitamin, z. B. durch Braten, Garen, Kochen usw. Auch Säuren, wie z. B. im Essig, in allen essigscharfen Gewürzen, Essiggurken, Mixed Pickles, scharfem Senf usw. zersetzen das Vitamin-Molekül, vor allem dann, wenn die Speisen lange Zeit mit Essig in Berührung kommen. Aber auch stark alkalische Lebensmittel (Alkalien, Laugen sind das Gegenteil von Säuren) schaden dem Vitamin, wie z. B. Natron (Backsoda). Wichtig ist eine stets gleichmäßige und gleichbleibende Versorgung mit Pantothensäure, weil Überschüsse (z. B. durch Vitamintabletten) rasch ausgeschieden werden. Das Blutplasma speichert Pantothensäure nämlich nicht, lediglich die roten Blutkörperchen, der feste Teil unseres Blutes, enthält viel von dem Vitamin. Eine gleichbleibende Versorgung wird durch eine vollwertige Kost mit hoher Nährstoffdichte gesichert, bei gleichzeitigem Verzicht auf «leere» Lebensmittel wie Zucker, Süßigkeiten, Spaghetti, Pommes usw.

Wofür Pantothensäure (Vitamin B5) wichtig ist:

Energieproduktion, Vitalität
Vorbeugung gegen Entzündungen
Streßabwehr
Fettabbau, Fettverwertung
Geistige Frische, Konzentrationsfähigkeit
Gesunde Haut
Fülle und Farbe im Haar
Durchblutung und Nervenversorgung der Gliedmaßen
Darmtätigkeit

Eine gleichbleibende Versorgung von Vitamin B5 erreichen Sie, wenn Sie sich durch eine vollwertige Kost mit hoher Nährstoffdichte ernähren und weitgehend auf Zucker, Süßigkeiten, Nudeln und Pommes frites verzichten.

Biotin – das Vitamin für Haut und Haar

Schöne, glatte, seidige Haut und fülliges, glänzendes Haar entstehen zuallererst im Darm – und das Vitamin Biotin kann dabei mehr helfen als alle Kosmetikinstitute der Welt. Dies ist um so

Schöne, glatte, seidige Haut und fülliges, glänzendes Haar entstehen zuallererst im Darm. Dort wird nämlich Biotin durch Bakterien produziert. Wir stellen also gleichsam das Vitamin selbst her, allerdings nur, wenn unsere Nahrung ausreichend Hefe, Leber, Eigelb, Tomaten, Sojabohnen, Naturreis und Kleie enthält.

erstaunlicher, als nur ein tausendstel Gramm dieses Vitamins als ständige Reserve in der Leber enthalten sein muß, um nicht nur alle Haut- und Haarzellen als auch alle anderen Körperzellen mit diesem faszinierenden Nährstoff zu füttern. Bezogen auf einen monetären Wert kostet Schönheit also gerade einen tausendstel Pfennig am Tag, was beweist, daß die Natur noch immer der preiswerteste Schönheitssalon ist.

Auch Tiere und Pflanzen brauchen Biotin, deshalb nehmen wir mit unserer Nahrung auch Biotin auf, vorwiegend in Hefe, Leber, Eigelb, Tomaten, Sojabohnen, Naturreis und Kleie. Das Biotin, das unsere Zellen brauchen, wird aber vorwiegend in unserem Darm durch Bakterien produziert. In diesem Fall stellen wir also unser Vitamin selbst her. Dies ist allerdings nur möglich, wenn die äußerst komplizierte, hochsensible und geordnete Welt der Darmmikroben nicht gestört wird. Die will in den gewundenen, rund acht Meter langen Darmschlingen nichts anderes als gesunde, vollwertige Kost, um fleißig ihre Arbeit zu verrichten. Schon die geringste Störung, z. B. ein Glas scharfer Schnaps, ein Stück Würfelzucker oder eine Tablette eines Antibiotikums kann diese Ordnung empfindlich stören und zu einem kleinen Chaos führen. Dann funktioniert die Biotin-Produktion schon nicht mehr ganz so perfekt. Moderne Stoffwechsel-Biochemiker wundern sich deshalb überhaupt nicht darüber, daß es fast immer schlecht genährte Menschen sind, denen die Haare ausfallen und deren Haut fahl und welk aussieht.

Weil unsere Darmschleimhaut unendlich viele Falten und Zotten hat, ist ihre eigentliche Oberfläche ziemlich groß, etwa so groß wie ein Tennisplatz. Darauf haben sich rund eine Billiarde Mikroorganismen angesiedelt, die zusammen ungefähr soviel wiegen wie die Leber (etwa drei Pfund) und auch ungefähr die gleiche Stoffwechselleistung vollbringen. Eine gesunde Darmflora bildet ein uneinnehmbares Abwehrbollwerk gegen Krankheitserreger. Gleichzeitig produziert sie Vitamine wie Biotin oder Vitamin K und liefert Energie für die Darmschleimhaut.

Wer sich aber mit Vorliebe von Curry-Wurst mit Pommes, Cremespeisen, Dosengerichten, Kuchen, fettem Fleisch mit Klößen oder Knabbergebäck ernährt, richtet seine Darmflora innerhalb von sechs Wochen zugrunde. Alkohol-, Nikotin- und Tablettenmißbrauch geben dem Darm dann noch den Rest. Die von der Natur so faszinierend komponierte Welt Tausender Typen von Mikroorganismen ist vernichtet. Es ist nicht anders, als würde man dem prachtvollen Biotop eines Waldes, mit all seinen unterschiedlichen Bäumen, Sträuchern, Kräutern, Blumen, dem Moos und all seinen winzigen, kleineren und großen Tieren sechs Wochen lang alle Nährstoffe entziehen und es außerdem noch mit ätzender Säure übergießen. Was übrigbleibt, kann sich jeder selbst ausmalen.

Eine zerstörte Darmflora erkennt man am besten an Verdauungsproblemen wie Durchfall oder Verstopfung, Blähungen, Mundgeruch, Haarausfall, Hautproblemen und einem üblen Stuhlgeruch. Die Biotin-Moleküle, die aus einer solchen Darmschlinge noch ins Blut gelangen, muß man schon mit der Lupe suchen.

Weil ein kaputter Darm und schlechte Essensgewohnheiten dick machen, flüchten viele Frauen und Männer in eine Schlankheitskur – mit der Folge, daß sich nun nicht mal mehr in der Nahrung das wichtige Biotin findet. Eine reine Obst-Diät enthält oft überhaupt kein Biotin, eine Kartoffel- oder Fleisch-Diät ebensowenig. Wer einer Spezial-Ei-Diät folgt und drei Tage lang nur das Weiße vom Ei in roher Form ißt, verliert schlagartig alles Biotin im Darm, weil das im Eiklar enthaltene Avidin (eine aus Eiweiß und Kohlenhydraten bestehende Schutzsubstanz) die jeweils vierfache Menge Biotin zerstört.

Biotin spielt nach neuen Erkenntnissen beim Glukose-, also beim Kohlenhydrat-Stoffwechsel eine große Rolle, vor allem beim ersten Stoffwechselschritt. Da wirkt es nämlich mit dem Bauchspeicheldrüsen-Hormon Insulin zusammen. Außerdem kurbelt Biotin selbständig die sogenannte Glukokinase an, es ist praktisch der Anlasser, der den Glukose-Stoffwechselmotor in Gang setzt. Glukokinase entsteht ausschließlich in der Leber, dem Lagerplatz von Biotin. Dies ist besonders für Diabetiker wichtig und interessant, deren Konzentration von Glukokinase in der Leber niedrig ist. Wissenschaftler haben durch Extra-Gaben von Biotin (16 Milligramm pro Tag) den Glukose-Stoffwechsel von Zuckerkranken erheblich verbessert.

Biotin ist auch maßgeblich am Aufbau von Glykogen beteiligt, den in Leber und Muskeln gespeicherten Kohlenhydraten; außer-

Bereits ein Glas Schnaps, ein Stück Würfelzucker oder eine Tablette eines Antibiotikums können die Darmflora und damit die Produktion von Biotin empfindlich stören. Hinweis auf eine zerstörte Darmflora sind Verdauungsprobleme, Blähungen, Mundgeruch, Haarausfall und Hautprobleme.

dem beim Abbau dieser Speicher-Depots und bei der sogenannten Glukoneogenese, bei der 16 der insgesamt 22 Aminosäuren (Eiweißbausteine) zu Glukose umgewandelt werden können. Dieser Vorgang ist für einen stabilen Blutzuckerspiegel ebenfalls außerordentlich wichtig. Ein zu niedriger Blutzuckerspiegel, Mediziner sagen dazu Hypoglykämie, ist die neue Volkskrankheit, von der fast schon jeder zweite von uns entweder ständig oder sporadisch betroffen ist. Unsere Gehirn- und Nervenzellen akzeptieren nur Glukose, also Blutzucker, als Energienahrung. Deshalb muß der Blutzuckerspiegel ständig auf einem bestimmten Niveau bleiben, am besten zwischen 80 und 100 Milligramm Glukose pro 100 Milliliter Blut. Bei nur noch 60 Milligramm werden wir nervös, gereizt, ängstlich, müde. Bei 40 Milligramm quält uns morgens beim Aufstehen nur noch die Frage, wie man diesen Tag überstehen kann. Bei einem Spiegel von 30 Milligramm sind wir unfähig, die Herausforderungen des Alltags zu meistern. Ein einziger, eigentlich harmloser Konflikt, ein einziges Nein, kann zum Nervenzusammenbruch führen. Weil Frauen nur rund 300 Gramm Glukose speichern können (bei Männern sind es 400 Gramm), sind die Reserven bei Frauen schneller erschöpft. Der Blutzuckerspiegel sinkt rascher, und Frauen werden deshalb schneller nervös oder auch depressiv und leiden öfter unter Schlafstörungen als Männer. Dies alles sind Gründe, auf ausreichend Biotin zu achten. Das Vitamin hat übrigens noch andere Aufgaben. Es hilft bei der Verwertung von Eiweiß und ist im Stoffwechsel wichtiger Verbündeter anderer B-Vitamine wie Folsäure, Pantothensäure und Vitamin B12. Außerdem hilft es beim Aufbau von Fettsäuren und bei der Fettverbrennung mit.

Weil Biotin Schwefel enthält, könnte man es auch als Schönheits-Vitamin für Haut, Haare und Fingernägel bezeichnen. Mit anderen Worten: Wer schön sein und andere Leute durch sein Äußeres bezaubern möchte, kommt an Biotin nicht vorbei. Schließlich enthalten Haut, Haar und Fingernägel viel Schwefel, der ja irgendwie in die jeweiligen Zellen transportiert werden muß. Da bietet sich Biotin als der ideale Spediteur an, der seine Fracht Schwefel nur zu gern am richtigen Ort ablädt.

Weil Biotin aktiv den Stoffwechsel von Fett kontrolliert und sich gleichzeitig gern in Haut- und Haarzellen aufhält, beeinflußt es

Weil Frauen nur rund 300 Gramm Glukose speichern können, Männer dagegen rund 400 Gramm, werden Frauen schneller nervös oder auch depressiv und leiden häufiger unter Schlafstörungen als Männer.

natürlich auch den Fettgehalt der Haut. Wo das Vitamin fehlt, kommt es schnell zu Seborrhoe, einer krankhaft veränderten Absonderung der Talgdrüsen. Da wird dann praktisch zu viel Fett auf Haut und Kopfhaut ausgeschüttet. Die Folge: unter anderem Haarausfall und Schuppen. Weil Schwefel der Haut und dem Haar seine ölige Schutzfunktion verleiht, macht Biotin-Mangel die Haut grau und das Haar glanzlos. Auch Fingernägel splittern dann schnell. Schweizer Biotin-Experten haben im Jahr 1991 einen interessanten Test gemacht. Sie gaben 32 Versuchspersonen mit brüchigen Fingernägeln sechs bis neun Monate lang täglich Extra-Rationen von 25 Milligramm Biotin. In dieser Zeit nahm die Dicke der Fingernägel bei den Probanden um ein Viertel zu.

Wenn Biotin fehlt: die ersten Warnzeichen

Müdigkeit
Nervosität, Gereiztheit
Hautprobleme, trockene oder fettige Haut
Haarausfall, Schuppen
Graue Mund- und Rachenschleimhäute
Depressive Verstimmungen
Mattigkeit, Abgespanntheit

Wenn Biotin fehlt, kommt es schnell zu einer krankhaft veränderten Absonderung der Talgdrüsen oder auch zu Haarausfall und Schuppen, und auch die Fingernägel splittern schneller.

Eine weitere Aufgabe des Vitamins Biotin ist der Einbau von Kohlendioxiden in die Purine, die Teil bestimmter Eiweißstoffe sind, in denen auch unsere Erbanlagen gespeichert sind. Auch für den Bau des Hämoglobins, des Farbstoffs der roten Blutkörperchen, wird Biotin benötigt. Dieser Biostoff ist also sehr vielseitig und wird in unserem Körper praktisch an allen Ecken und Enden benötigt.

So gelangt Biotin zu den Körperzellen

Das Vitamin wird während der Verdauung aus dem Nahrungseiweiß herausgelöst und entweder ans Blut abgegeben oder aber auch in der Darmwand selbst synthetisiert. Dabei wirkt ein bestimmtes Enzym, die sogenannte Biotonidase, mit. Dieses Protein bringt das Vitamin dann wahrscheinlich auch als Trägerstoff ins Blut und zu den Zellen. Interessant sind neue Erkenntnisse, wonach Neugeborenen mitunter dieses bestimmte Enzym fehlt. Immer wieder werden Babys mit zu niedrigem Blutzucker und zu hohen Werten an Ammoniak und Milchsäure geboren. Manchmal entwickeln Babys im Alter von zwei oder drei Monaten Hautentzündungen, oder sie verlieren ihr Haar, sogar Augenwimpern oder Augenbrauen. Bluttests ergeben einen rätselhaften Mangel an Biotin.

Viele Neugeborene leiden unter Biotinmangel. Sogar beim plötzlichen Kindstod, dem immer wieder Babys zum Opfer fallen, spielt nach Erkenntnis von Physiologen ein Mangel an Biotin eine große Rolle.

Die Ärzte verabreichen das Vitamin, und die Beschwerden verschwinden. Beim sogenannten plötzlichen Kindstod, dem immer wieder Babys zum Opfer fallen, spielt nach Erkenntnissen von Physiologen ein Mangel an Biotin ebenfalls eine Rolle. Ursache scheint ein genetisch bedingter Mangel bei der Biotin-Verwertung zu sein. Nun gibt es Bestrebungen, wonach grundsätzlich bei allen Neugeborenen auch die Konzentration von Biotin im Blut festgestellt werden soll.

Wie wirkt Biotin?

Wie in einem Rucksack schleppt das Molekül sein Schwefel-Päckchen zu den 70 Billionen Körperzellen. Im Konzert mit vielen anderen Biostoffen erfüllt es dann seine Aufgaben im Stoffwechsel. Kaum ein anderes Vitamin ist dabei so einseitig auf den somatischen, also körperlichen Teil spezialisiert.
Mit Seele und Psyche, Glück oder Verzweiflung gibt sich Biotin nicht ab. Biotin ist das Vitamin für Aminosäuren (Eiweißbausteine) wie Valin, Leucin oder Isoleucin. Dies sind Eiweißstoffe, die eher in den Muskeln als in der Leber aktiv werden, und vorwiegend in Nüssen und Samen enthalten sind. Biotin ist also für die Energieversorgung der Nerven wichtig, weil es den Blutzuckerspiegel anhebt. Aber im faszinierenden Zusammenspiel von Gedanken, Empfindungen, Hormonen und Nerven-Peptiden spielt es kaum eine Rolle.

So decken Sie Ihren Bedarf an Biotin:

Pro 1.000 verbrauchten Kalorien benötigen wir etwa 100 Mikrogramm Biotin. Frauen brauchen also täglich etwa 250 Mikrogramm des Vitamins, Männer etwa 300 Mikrogramm. Bei normaler Darmtätigkeit reicht jeweils etwa ein Fünftel davon als Nahrungs-Vitamin aus, um den Bedarf zu decken.

Bei diesem Vitamin spielt die Resorption, die direkte Aufnahme des Vitamins in die Blut- oder Lymphbahn, keine Rolle. Entscheidender ist eine gesunde Darmflora, in der durch Mikrobakterien rund um die Uhr ausreichend Biotin-Moleküle hergestellt werden. Damit die Billiarden von Darmbakterien fröhlich leben und ihre Aufgaben in der Verdauung erfüllen können, müssen wir uns gesund ernähren. Das heißt, mit Lebensmitteln mit hoher Nährstoffdichte. Dazu zählen Vollkorngetreide, Naturreis, Kartoffeln, Gemüse, Salat, Obst, Milch, Käse, Eier sowie mageres Fleisch, Fisch und Geflügel. Ideale Zusätze sind Bierhefe, Melasse, Kleie oder Lebertran, die allesamt ein reines Kraftpaket an Biostoffen darstellen.

Biotin ist das Vitamin für Eiweißbausteine wie Valin, Leucin oder Isoleucin, die eher in den Muskeln als in der Leber aktiv werden. Sie sind vorwiegend in Nüssen und Samen enthalten.

Besonders reich an Biotin sind:

Lebensmittel (je 100 Gramm)	Mikrogramm (Millionstelgramm)
Leber	102
Sojamehl	63
Eigelb	54
Walnüsse	37
Erdnüsse	31
Sardinen	21
Mandeln	17
Pilze	15
Naturreis	9
Vollkorngetreide	7

Spinat	6
Krabben	6
Schinken	5
Karotten	3
Tomaten	2
Hüttenkäse (mager)	2

Was zu beachten ist:

Ganz besonders wichtig für die Versorgung unseres Stoffwechsels mit Biotin ist eine gesunde Darmflora, die dann bereits ausreichend von diesem Vitamin produziert. Ist die Biosynthese im Darm jedoch gestört (z. B. durch Fehlernährung, Alkohol, Nikotin usw.), dann wird die Nahrungszufuhr durch Biotin-reiche Lebensmittel besonders wichtig.

Wer unter Gedächtnisstörungen oder auch unter einem zu hohen Cholesterinspiegel leidet, dem fehlt häufig Cholin. Es ist vorwiegend in Eigelb, Leber, Bierhefe und Weizenkeim enthalten.

Wofür Biotin wichtig ist:

Fett- und Kohlenhydratstoffwechsel
Haut
Haare
Fingernägel
Muskelzellen
Blutzuckerspiegel
Energie für Gehirn- und Nervenzellen

Cholin bringt das Gehirn in Schwung

Wer sich keine Namen und Telefonnummern merken kann und außerdem einen zu hohen Cholesterin-Spiegel hat, sollte sich für dieses B-Vitamin interessieren. Es ist vorwiegend in Eigelb, Leber, Bierhefe und Weizenkeim enthalten. Unsere Leber stellt es aber auch selbst her, und zwar aus den Aminosäuren (Eiweißbausteinen) Methionin und Serin, die wiederum hauptsächlich in Fleisch, Eiern und Käse enthalten sind.

Bis zu Beginn der 90er Jahre glaubte man, daß Cholin kein essentieller Nährstoff sei, daß der Bedarf also durch die Eigenproduktion im Stoffwechsel gedeckt werde. Brandneue Studien des US-Cholin-Experten Dr. S. H. Ziesel aus dem Jahr 1993 belegen, daß wir Menschen Cholin doch unbedingt mit der täglichen Nahrung aufnehmen müssen. Der tägliche Bedarf liegt bei drei bis vier Gramm. Wer unter massivem psychischen Streß steht (Konflikte, Probleme, Kummer, Sorgen, Leistungsdruck usw.) braucht möglicherweise bis zum Doppelten dieser Werte, um Gehirn und Nerven leistungsfähig zu halten.

Cholin ist eine der wichtigsten sogenannten lipotropen Substanzen. Das heißt, sie sorgt in der Leber und anderswo für die Verarbeitung, das Verflüssigen und den Transport von Fettmolekülen. Ohne Cholin kommt es in der Leber zu gefährlichen Anhäufungen von Fett, der Fettleber, weil Fettmoleküle weder verarbeitet noch abtransportiert werden können.

Ganz entscheidend ist dabei, daß Cholin selbst Teil bestimmter Fettsubstanzen und Lipoproteine wie z. B. Cholesterin ist. Lipoproteine sind Fettmoleküle, die von einem Eiweißmantel eingeschlossen sind. Nur so sind sie im Blut überhaupt transportfähig, weil das im Wasser nicht lösliche Fett sich ja sonst an den Gefäßwänden ablagern würde. Zusammen mit anderen Substanzen (wie z. B. Inositol) sorgt Cholin dafür, daß Cholesterin für unsere 70 Billionen Körperzellen «genießbar» bleibt, also für die Aufnahme und Verwertung von Cholesterin in den Zellen. Bei Cholin-Mangel kann ein Nachschub an Cholin deshalb den Cholesterin-Spiegel senken. Ohne Cholin aber zirkuliert Cholesterin unablässig weiter im Blut, und seine Konzentration kann gefährlich ansteigen, weil die Cholesterin-Moleküle von den Zellen nicht angenommen werden.

Dabei sind unsere Zellen dringend auf Cholesterin angewiesen. Die Fettsubstanz ist Teil der schützenden Zellmembran, bei Nerven-Zellen macht sie 50 Prozent der empfindlichen sogenannten Myelin-Schicht, der Membrane aus. Die Schutzschicht der Gehirn- und Nervenzellen ist also ölig-feucht. Cholin und andere Substanzen wie z. B. Vitamin C sorgen für ihre stets gleichbleibende Viskosität, den Flüssigkeitsgrad. Ohne Cholin wird Cholesterin ranzig, es verklebt und bildet zusammen mit totem Eiweißabfall Verkrustungen. Dadurch können Nährstoffe nicht mehr flüssig genug oder überhaupt nicht mehr ins Innere der Zelle

Bis zu Beginn der 90er Jahre noch glaubte man, daß der Bedarf an Cholin vom Körper selbst ausreichend produziert werde. Experten belegten jedoch Anfang 1993, daß Menschen, die unter starkem psychischem Streß stehen, möglicherweise die doppelte Menge des Normalbedarfs an Cholin verbrauchen.

Ausreichend Cholin läßt unsere Gedanken und Ideen nur so sprudeln. Fehlt dieses wichtige Vitamin jedoch, kann es sogar zu totaler Vergeßlichkeit und dem Zerfall der Persönlichkeit kommen.

transportiert werden, und die Zelle beginnt abzusterben. Verhängnisvoll wirkt sich aus, daß die mikroskopisch winzigen Kanälchen verstopft werden, über die Gedanken, Empfindungen und andere Gehirnsignale übertragen werden. Man kann keine klaren Gedanken mehr fassen, ist geistig müde, vergeßlich, verzagt oder depressiv. Trotz ständiger Müdigkeit kann man nur schwer einschlafen. Im gleichen Maße, wie jetzt die Cholesterin-Werte im Blut ansteigen, sterben Gehirn- und Nervenzellen ab.

Cholin hat in Gehirn- und Nervenzellen aber noch eine weitere wichtige Funktion. Aus Cholin wird vom Hirnstoffwechsel der Neurotransmitter (Nervenübertragungsstoff) Acetylcholin hergestellt, in sogenannten cholinergen Fasern. Bei Bedarf, z. B. bei einer konzentrierten Tätigkeit, wird das gespeicherte Cholin zu Acetylcholin umgewandelt, das kreuz und quer durchs Gehirn die Ideen und Gedanken nur so sprudeln läßt. Die Wirkung ist aber oft nur kurz, wenn es am Rohstoff Cholin fehlt. Dies ist typisch für alle Menschen, die sich nur kurzfristig konzentrieren, immer nur kurze Zeit über irgend etwas freuen können.

Weil bei Cholin-Mangel ganze Kolonien cholinerger Neuronen und Zellen absterben, kommt es irgendwann zur gefürchteten Alzheimer'schen Krankheit mit totaler Vergeßlichkeit und dem Zerfall der Persönlichkeit. Moderne Neurophysiologen sind der Meinung, daß ein erheblicher Teil der Menschen über 40 Jahren in den zivilisierten westlichen Ländern bereits im Grenzbereich dieser Krankheit leben, aus Mangel an Nährstoffen – insbesondere an Cholin.

Dr. Richard Wurtman vom Massachusetts Institute of Technology (USA), einer der weltweit renommiertesten Stoffwechsel-Physiologen, sagt: «Cholin in der Nahrung geht direkt ins Gehirn, das daraus Acetylcholin macht. Je nachdem, wieviel Cholin ein Mensch gerade mit der Nahrung zu sich genommen hat, läßt sich die Aktivität des Nervenreizstoffes im Gehirn Stunde für Stunde ermitteln.»

Wenn Cholin fehlt: die ersten Warnzeichen

Vergeßlichkeit, Konzentrationsschwäche
Verzagtheit, Angstzustände
Gereiztheit
Schlafstörungen
Herzbeschwerden
Kreislaufbeschwerden
Kopfschmerzen
Ohrensausen
Verstopfung

Weil sich das Gehirn Neugeborener enorm entwickelt, enthält die täglich vom Baby eingenommene Muttermilch etwa soviel Cholin, wie ein Erwachsener pro Tag zu sich nimmt bzw. verbraucht. Ursache ist die Entwicklung und Verästelung feinster Neuriten und Dendriten, das sind die Nervenfortsätze, die die rund 100 Milliarden Gehirnnerven miteinander wie in riesigen Kommunikationssystemen vernetzen. Für den Aufbau und Erhalt der Zellen sowie ihrer Fortsätze werden große Mengen Cholin verwertet. Bis vor wenigen Jahren gingen Wissenschaftler davon aus, daß Dendriten im Gehirn von Erwachsenen, die aufgrund Mangelernährung absterben, nicht wieder neu nachwachsen können. Neue Studien geben jetzt Menschen Hoffnung, die an scheinbar irreparablen Konzentrationsmängeln und Gedächtnisschwäche leiden. Nährstoffreiche Kost mit viel Cholin und anderen Biostoffen können zerstörte Dendriten-Netze wieder aufbauen. Hilfreich sind dabei gleichzeitige Konzentrationsübungen, wie z. B. Schachspielen, Auswendiglernen usw. Ursache beginnender Konzentrationsschwäche ist fast immer, daß wichtige Nährstoffe zuerst von lebenserhaltenden Organen wie Herz, Leber, Niere usw. beansprucht werden.

Neueste Studien belegen, daß sogar scheinbar irreparable Konzentrationsmängel und Gedächtnisschwäche durch eine nährstoffreiche Kost mit viel Cholin und anderen Biostoffen behoben werden können.

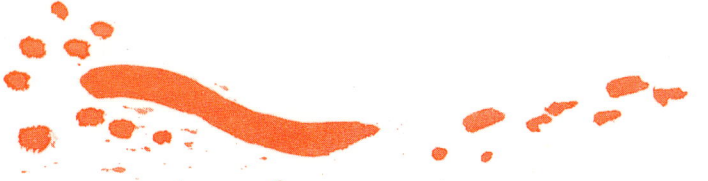

So gelangt Cholin zu den Körperzellen

Cholin wird im gesamten Darm, sogar im Dickdarm, aufgenommen und gelangt dann selbständig oder mit Hilfe von Trägerstoffen (wie z. B. Lecithin) ins Blut und zur Leber. Aus Eiweißbausteinen, die in pflanzlicher Kost nur geringfügig vorkommen, wird es auch vom Stoffwechsel selbst hergestellt. Strenge Vegetarier (Veganer), die auf Eier, Milch und Milchprodukte verzichten, leiden möglicherweise an Cholin-Mangel, insbesondere dann, wenn sie unter Streß stehen.

In der Leber wird Cholin in Fett-Eiweißstoffe eingebaut und über das reichverästelte Netz der Blutgefäße zu allen Zellen gebracht. Durch die poröse Wand der manchmal nur einen Tausendstelmillimeter dünnen Blutkapillaren erreicht Cholin in seinem Träger-Protein die Schutzschicht der Zelle.

So wirkt Cholin

Bei Cholinmangel setzt bereits ab dem 40. Lebensjahr oder sogar noch früher ein typischer seniler geistiger Zerfall ein, der sich besonders durch Vergeßlichkeit und Konzentrationsschwäche äußert.

Das Faszinierende an Cholin ist seine Sehnsucht nach Gehirn- und Nervenzellen und seine Bereitschaft, nervösen oder auch mental gestörten Menschen zu helfen. Im Gehirn ist es vorwiegend im cerebralen Cortex, der Großhirnrinde zu Hause, wo es Milliarden Zellen und deren Fortsätze am Leben erhält. Bei einem Mangel an Cholin sterben die sogenannten cholinergen Neurone in Massen ab, und es bilden sich Plaques, Ansammlungen von Cholesterin- und Eiweißmüll. Dieser typische senile geistige Zerfall setzt aufgrund falscher Kost bereits bei vielen Menschen ab dem 40. Lebensjahr oder sogar früher ein. Er macht sich vor allem durch Vergeßlichkeit und Konzentrationsschwäche bemerkbar.

Im Nervensystem fühlen sich die Cholin-Moleküle im sogenannten Parasympathikus am wohlsten, jenem Teil des vegetativen Nervensystems, der beruhigt und entspannt, die Herz- und Schilddrüsentätigkeit verlangsamt, dafür aber die Magen- und Darmtätigkeit anregt. Cholin ist deshalb eines der besten natürlichen Beruhigungsmittel.

So decken Sie Ihren Bedarf an Cholin:

Das B-Vitamin wird im eigenen Darm, und zwar unter Beteiligung der Eiweißstoffe Methionin, Serin sowie den Vitaminen B12 und Folsäure hergestellt. Methionin und Serin sind reich in Fleisch, Fisch, Geflügel, Eiern und Käse enthalten, Vitamin B12 in Leber, Muskelfleisch, Fisch und Milchprodukten, Folsäure in grünem Blattgemüse und Bierhefe. Das fertige Vitamin Cholin findet sich in hoher Konzentration in Leber, Eigelb, Bierhefe und Weizenkeim. Ideal für eine konzentrierte Cholin-Kur ist Lecithin, in dem Cholin neben dem B-Vitamin Inositol Hauptbestandteil ist. Weil Cholin vorwiegend im eigenen Stoffwechsel synthetisiert wird, werden für dieses Vitamin keine auf Lebensmittel bezogenen Mengenangaben gemacht. Ebensowenig gibt es mengenmäßige Empfehlungen für Bedarf oder Verbrauch. Man geht von einem Verbrauch bis zu 4 Gramm pro Tag aus, bei erhöhtem Streß bis zu 6 Gramm, wobei etwa ein Fünftel oder ein Viertel durch die Nahrungsaufnahme beigesteuert wird.

Cholin-Moleküle bewirken, daß sich das vegetative Nervensystem beruhigt und entspannt, daß sich die Herz- und Schilddrüsentätigkeit verlangsamt und daß dafür die Darmtätigkeit angeregt wird.

Was zu beachten ist:

Lecithin als Cholin-Ersatz sollte nicht über längere Zeit in großen Dosen eingenommen werden. Es kann sonst zu einem Mangel an Vitamin B6, zu Benommenheit, Übelkeit, Durchfall und zu einem fischartigen Haut- und Mundgeruch kommen.

Wofür Cholin wichtig ist:

Fettverwertung
Leberfunktion
Gallenblasenfunktion
Niedrigen Cholesterinspiegel
Konzentrationsfähigkeit, geistige Frische
Herztätigkeit
Entspannung, Beruhigung
Vorbeugung gegen vorzeitiges Altern

Inositol befreit von Kummer und Angst

Insositol ist ein vorzügliches Schlafmittel, es befreit von Angst und Anspannung und es wirkt sogar gegen einen erhöhten Blutdruck. Manche Forscher schreiben dem Vitamin ähnliche Wirkung zu wie einem Beruhigungsmittel.

Das Schlaf-Vitamin ist entdeckt! So könnte man die neuen wissenschaftlichen Erkenntnisse rund ums B-Vitamin Inositol bezeichnen. Der berühmte US-Physiologe Dr. Robert Atkins schwärmt: «Inositol ist mein Schlafmittel erster Wahl an meine Patienten.» Dr. Carl C. Pfeiffer, Chef am renommierten Brain Bio Center in Princeton (US-Staat New Jersey) ist nicht minder begeistert: «Wir geben unseren Patienten Inositol und befreien sie damit von Angst und Anspannung, sogar von erhöhtem Blutdruck.» Laut Dr. Pfeiffer wirkt das B-Vitamin ähnlich wie Valium, kann diesen Tranquilizer sogar ersetzen. «Die entspannende Wirkung läßt sich am Elektroenzephalogramm anhand der Hirnwellen genau nachweisen.»

Neben Niacin (Vitamin B3) enthält und braucht unser Körper von keinem Vitamin mehr als von Inositol. Der Biostoff ist in extrem hoher Konzentration im Rückenmark, im Gehirn und in der Hirnflüssigkeit eingelagert, und zwar in vierfach höherer Konzentration als im Blut. Damit hat die Natur einen Reservespeicher geschaffen, für den Fall, daß uns Streß zuviel von diesem kostbaren Stoff entzieht.

Das Gute am Inositol: Es ist, genau wie Cholin, ein reines Lebensmittel, wirkt aber ebenso sicher wie viele chemisch definierte Schlaf- und Beruhigungsmittel, die eher schädlich als nützlich sind.

Inositol ist – anders als Cholin – sowohl in tierischem Gewebe als auch in Pflanzen enthalten, in tierischem Gewebe als Teil der Phospholipide, die Phosphor, Fettsäure und Stickstoff enthalten. In pflanzlichen Zellen ist es Teil der die Phytinsäure, die Mineralien wie Calcium, Magnesium, Eisen oder Zink zu unverwertbaren Salzen binden kann, so daß sie dem Stoffwechsel nicht mehr zur Verfügung stehen. Inositol ist vorwiegend in Fleisch, Milch, Früchten, Nüssen, Getreide und Gemüse enthalten. Das Vitamin wird aber auch im Gehirn, teilweise in der Leber und wahrscheinlich auch in allen Geweben synthetisiert, die reich an Inositol sind. Jeder Mensch braucht täglich etwa drei bis fünf Gramm dieses Vitamins, bei Streß bis zum doppelten. Aber nur ein intakter Darm kann Inositol aus der Nahrung «befreien».

Dazu ist viel von dem Enzym Phytase nötig, das im Verdauungssaft oder in den Darmzotten angereichert wird. Fehlernährung führt bei vielen Menschen zu einem gestörten Darmmilieu und damit u. a. zu Inositol-Mangel. Dies ist um so verhängnisvoller, wenn sich Menschen mit Vorliebe von vorfabrizierter Kantinen- und Mikrowellenkost ernähren, in denen nur ein paar Almosen an Biostoffen enthalten sind. Dann geht in punkto Inositol-Versorgung gar nichts mehr, und die gereizten Nerven- und Gehirnzellen schreien umsonst nach dem Stoff.

Neben Cholin ist Inositol einer der beiden Hauptbestandteile von Lecithin, das wiederum Teil sämtlicher Körperzellen ist. Wenn man einen Teil Lecithin mit einem Teil Cholesterin zusammenbringt, wird das Cholesterin aufgelöst und verflüssigt, wodurch es harmlos wird und im Körper viel Gutes tun kann. Damit ist Inositol neben Cholin eine der natürlichen Waffen gegen Arteriosklerose. Lecithin muß man nicht unbedingt als fertiges Produkt in der Apotheke kaufen. Es ist auch in hoher Konzentration in Erdnüssen, Sojabohnen, Erbsen, Linsen, Nüssen, Vollkorn bzw. überhaupt in allen Samen, Sprößlingen oder Schößlingen enthalten. Diabetiker haben erhöhte Blutzuckerspiegel, der die Aufnahme von Inositol in Gehirn- und Nervenzellen unterdrückt. Dadurch kommt es auch zu einem Mangel an Muskel-Inositol und zwangsläufig zu den für Diabetiker typischen motorischen Störungen. Verursacht werden sie durch eine Anhäufung von Sorbit in den Muskelzellen, einem Zwischenprodukt des Glukose-Abbaus. Ein Mangel an Muskel-Inositol kann seine Ursache in falscher Kost haben. Die Symptome sind dann ähnlich.

Das B-Vitamin wird auch für die Spermienbildung benötigt. 100 Gramm Sperma enthalten 53 Milligramm Inositol. Ein Mangel an diesem Stoff kann zu Zeugungsunfähigkeit führen. Inositol wird auch dringend für das Wachstum und die Lebensfähigkeit aller Zellen im Knochenmark gebraucht. Es läßt unser Haar wachsen und kann Haarausfall und Glatzenbildung verhindern.

Inositol ist vorwiegend in Fleisch, Milch, Früchten, Nüssen, Getreide und Gemüse enthalten. Inositol ist neben Cholin eine der natürlichen Waffen gegen Arteriosklerose. Daneben wird das B-Vitamin auch für die Spermienbildung benötigt.

Wenn Inositol fehlt:
die ersten Warnzeichen

**Nervenschwäche
Angstzustände
Schlafstörungen
Kreislaufstörungen
Augenbeschwerden
Verstopfung
Ekzem
Haarausfall**

Inositol reguliert die Balance von Kupfer und Zink in unseren Gehirnzellen. Eine zu hohe Kupfer-Konzentration führt zu Nervosität, Aggressivität, Gereiztheit und psychischen Ausfallerscheinungen.

Daß Inositol Verstopfungen vorbeugt bzw. beseitigt, liegt an seinem muskelstimulierenden Effekt im Verdauungstrakt. Das Vitamin senkt streßbedingten, leicht erhöhten Blutdruck. Nach neuen Erkenntnissen reguliert es die Balance von Kupfer und Zink, insbesondere in den Gehirnzellen. Zink ist der Gegenspieler von Kupfer in unserem Stoffwechsel. Zu hohe Kupfer-Konzentrationen in Gehirnzellen führen zu quälender Dauer-Nervosität, Aggressivität, Gereiztheit bis hin zu psychischen Ausfallerscheinungen. Eine kräftige Zinkkur beispielsweise mit viel Müsli aus selbstgemahlenem Getreide korrigiert den Überschuß und beruhigt und entspannt innerhalb von 48 Stunden Gehirn und Nerven. Bei diesem Regulativ wirkt Inositol fleißig mit. Weil unsere ohnehin zinkarmen Ackerböden nach Hunderten Ernten kaum noch das rare Spurenelement Zink enthalten, sind Inositol-Anreicherungen in Gehirn- und Nervenzellen besonders wichtig.

Hochinteressant ist übrigens eine ziemlich brandneue Entdeckung von Biochemikern. Wir alle haben es schon erlebt, daß ein erstes Sonnenbad in der Frühlings- oder Frühsommersonne so phantastisch aufbaut. Man fühlt sich wie neugeboren, unternehmungslustig, optimistisch, ist praktisch von den Zehen- bis zu den Haarspitzen mit neuer Lebenskraft erfüllt. Ursache ist die Hautbräunung durch das kupferhaltige Enzym Tyrosinase, das das Haut- und auch Haarpigment Melanin herstellt. Da wird innerhalb einer oder mehrere Stunden das nervenquälende Kupfer aus Gehirn- und Nervenzellen abgezogen und in der Haut konzentriert. Deshalb fühlt man sich nach dem ersten Sonnenbad so wohl.

So gelangt Inositol zu den Körperzellen

Dieses erstaunliche B-Vitamin wird in unserem Gewebe, z. B. in Herz, Leber, Nieren, aus Glukose, also aus Kohlenhydraten hergestellt. Es gelangt übers Blut zu allen Zellen, in besonders hoher Konzentration in Gehirnzellen, wo es in die Membran, die Schutzschicht, eingespeichert wird. Freies Inositol (sogenannte Inositide) ist aber auch im Blut enthalten, in einer Konzentration von etwa 4,5 millionstel Gramm pro Milliliter. Aus dieser Reserve holen sich diejenigen Zellen ihr Inositol, die den wertvollen Biostoff nicht selbst herstellen können. Interessant ist, daß auch unsere Augenlinsen, der Augenhintergrund und die Tränenflüssigkeit besonders viel Inositol horten, und daß ein Mangel an diesem Vitamin zu verschiedenen Augenerkrankungen führen kann. Möglicherweise wirkt hier Inositol ebenfalls eng mit Zink zusammen. Linse, Netzhaut und Augenhintergrund sind regelrecht vollgepumpt mit Zink, das in der Nacht die Augen von Wildtieren grün und goldfarben im Scheinwerferlicht glühen läßt.

Unsere Augenlinsen, der Augenhintergrund und die Tränenflüssigkeit horten besonders viel Inositol, d.h. daß unsere Augen große Mengen an Inositol brauchen. Deshalb kann ein Mangel an Inositol zu verschiedenen Augenkrankheiten führen.

Wie wirkt Inositol?

Solange das Inositol-Molekül vom Blut mitgetragen wird, verhält es sich ruhig, wirkt fast tot. Doch in dem Augenblick, in dem es in der Nervenzelle landet, entfaltet es eine unglaubliche Dynamik und Lebendigkeit, fast so, als wäre es überglücklich, an der Arbeit der Zelle mitwirken zu dürfen. Diese Eigenschaft der Vitamine findet sich in ähnlicher Weise bei Viren wieder, von denen man oft nicht weiß, ob sie nun eigentlich tot oder lebendig sind. Leben vermittelt den Vitaminen erst das Substrat, mit dem sie anbandeln.

An der Zellmembran werden aus den Inositol-Molekülen zunächst einmal verschiedene Inositol-Phosphate hergestellt. Das sind hochaktive Salze der Phosphorsäure, die sogleich Milliarden Calcium-Ionen aufwecken, damit diese Nervenübertragungen in Gang setzen. Die unterschiedlichen Zellen der glatten Muskulatur, von Gehirn, Leber, Bauchspeicheldrüse, Niere, Schilddrüse, Zirbeldrüse, Zwischenhirn, Blutplättchen usw. reagieren dabei jeweils unterschiedlich, je nachdem wie ihre Nerventätigkeit eben programmiert ist. In jedem Fall aber ist Inositol an ihrer Stimulierung beteiligt. Dies kennzeichnet die überragende Bedeutung dieses B-Vitamins in unserem Nervenstoffwechsel. Und es ist auch der Grund, warum wir soviel von diesem Biostoff benötigen und auch speichern.

Inositol ist nach den Erkenntnissen neuester Forschungen eine der wichtigsten Substanzen bei der Nervenzellfunktion und für das Wachstum von Nervenzellen.

Inositol galt lange Jahre als plumpes Molekül. Für Biochemiker und Physiologen war es uninteressant, zu langweilig. Heute, wo abenteuerliche Entdeckungsreisen bis in den Femto-Bereich möglich sind (billiardstel Blut- oder Gewebeteilchen), demonstriert das B-Vitamin Inositol seine mannigfaltigen Wirkungsweisen im empfindsamsten Bereich unseres Körpers, dem Gehirn und den Nerven. Als eine der wichtigsten Substanzen bei der Nervenzellfunktion und beim Wachstum von Nervenzellen ist es neuerdings zum erklärten Liebling und Geheimtip moderner Nervenforscher geworden.

So decken Sie Ihren Bedarf an Inositol:

Genauso wie für die «Brudersubstanz» Cholin gibt es auch für Inositol (noch) keine mengenmäßigen Empfehlungen für die Einnahme. Wie erwähnt, liegt der Tagesbedarf je nach Streß und Leistungsdruck zwischen vier und acht Gramm. Etwa drei Viertel dieser Menge werden im Stoffwechsel selbst synthetisiert, jedoch nur, wenn Magenschleimhäute, Nieren, Leber, Nerven- und Gehirnzellen gesund und mit allen anderen Nährstoffen ausreichend versorgt sind.

Fehlt es aber an allen Ecken und Enden an Vitaminen, Spurenelementen, Eiweiß oder hochwertigen Fettsäuren, dann wird auch die Inositol-Synthese im Körper blockiert.

Das Coffein im Kaffee ist ein großer Feind von Inositol, die beiden Substanzen vertragen sich überhaupt nicht. Leider ist Inositol verletzlicher, es wird durch Coffein zerstört. Die erste Tasse starken Kaffees am Morgen oder Nachmittag wird von den Immunkräften im Darmtrakt oder in den Zellen noch neutralisiert. Gefährlich ist die zweite oder gar dritte und vierte Tasse. Sie kann eine viertel Tagesportion Inositol regelrecht zersetzen. Auch wer übermäßig viel Wasser trinkt (mehr als zweieinhalb Liter pro Tag) verliert Inositol, das ausgeschwemmt wird. Auch Medikamente, ganz besonders Sulfonamide, zerstören Inositol im Körper. Dadurch kann die Konzentration von Inositol im Blut vom Normalwert (0,70 Milligramm pro Milliliter) um die Hälfte absinken. Auch der wichtige Pegel von Inositol in der Hirnflüssigkeit von 2,7 Milligramm pro 100 Milliliter sinkt dadurch entscheidend ab. Aus dieser Flüssigkeit bezieht der Stoffwechsel der Gehirnzellen wichtige Nährstoffe.

Wofür Inositol wichtig ist:

Schlaf, Entspannung, Beruhigung
Positive Stimmungslage
Verdauung
Kreislauf
Haarwuchs
Gesunde Haut
Augenfunktionen
Zeugungsfähigkeit
Knochenmark
Muskeltätigkeit

Gehirn, Leber, Bauchspeicheldrüse, Nieren, Schilddrüse, Zirbeldrüse, Zwischenhirn, Blutplättchen könnten ohne Inositol gar nicht arbeiten. Da unser Körper nicht genügend Inositol produzieren kann, sollte unsere Nahrung immer ausreichend von diesem wichtigen B-Vitamin enthalten.

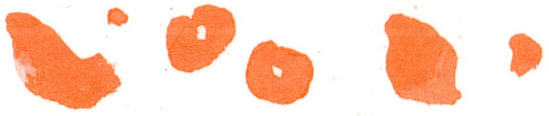

Pyridoxin (Vitamin B6) – das Naturwunder

Vitamin B6 wirkt sich vor allem auf den Stoffwechsel der Aminosäuren, den Eiweißbausteinen, aus. Rund 110 Befindlichkeitsstörungen, Beschwerden und ernste Erkrankungen sind auf einen Mangel an Vitamin B6 zurückzuführen.

Jeder sechste von uns ist nur deshalb krank und hat nur deshalb Beschwerden, weil ihm Vitamin B6 fehlt. Davon sind moderne Stoffwechsel-Biochemiker überzeugt. Rund 110 verschiedene Befindlichkeitsstörungen, Beschwerden und ernste Erkrankungen – so meinen sie – sind auf einen Mangel an Pyridoxin zurückzuführen.

Ähnlich wie Inositol war auch dieses B-Vitamin bis vor wenigen Jahren ein Stiefkind der Vitamin-Forschung. Niemand wollte mehr etwas mit ihm zu tun haben. «Das Vitamin ist wissenschaftlich ausgequetscht», hieß es. «Es ist langweilig, gibt keine neuen Erkenntnisse mehr her.» Wie haben sich diese Experten getäuscht. Seit den letzten drei Jahren wurden über dieses Vitamin zwölfmal mehr Erkenntnisse gewonnen als in den rund 60 Jahren seit seiner Entdeckung im Jahr 1934. Geholfen haben dabei ultramoderne Analyse-Geräte. Jetzt werden viele Menschen im Handumdrehen ihre Beschwerden los, indem sie lediglich die Pyridoxin-Konzentrationen in ihrem Blut und ihren Körperzellen korrigieren.

Pyridoxin ist in unserem Körper an allen Ecken und Enden zu finden, es erfüllt eine Menge unterschiedlicher Aufgaben in unserem Organismus. Seine wohl bedeutendste Leistung liegt aber wohl im Stoffwechsel der Aminosäuren, der Eiweißbausteine. Genau da liegt nämlich auch der Knackpunkt vieler Beschwerden, unter denen wir leiden.

Wenn wir wenig Eiweiß zu uns nehmen, leiden wir an Eiweißmangel mit all seinen verheerenden Folgen. Wenn wir zwar ausreichend Eiweiß haben, jedoch an einem Mangel an Magensalzsäure leiden, kommt es ebenfalls zu Eiweißmangel, weil Eiweiß für die Aufspaltung in seine Aminosäuren dringend ein saures Verdauungsmittel benötigt. Wenn Vitamin B6 fehlt, können die Aminosäuren nicht weiter durch die Stoffwechselmühle gedreht und verarbeitet werden – und es kommt zu Eiweißmangel. Wenn wir zuviel Eiweiß zu uns nehmen, was häufig vorkommt (dies gilt z. B. für Leute, die dreimal am Tag viel Fleisch essen), wird für seine Verwertung das ganze Pyridoxin aus dem Darm, der

Leber und den Zellen gesogen – und das kostbare Vitamin fehlt dann an tausend anderen Stellen. Wenn wir unter seelischem oder körperlichem Dauerstreß stehen (was ja leider auf fast jeden von uns zutrifft), stoßen unsere Nebennierenrinden Streßhormone aus (sogenannte Glucocorticoide), die wie verrückt den Eiweißstoffwechsel ankurbeln, damit mit frischen Kräften dem Streß begegnet werden kann. Da werden dann auch oft die allerletzten Vitamin B6-Reserven verschlissen. Und für die rund 120 anderen Enzym-Aufgaben des kostbaren Naturrohstoffs bleiben nur noch ein paar Krümel übrig.

Die Interaktion zwischen Eiweißverwertung und Pyridoxin, das von der Natur fein und sinnvoll ausbalancierte Wechsel- und Zusammenspiel, ist also sehr sensibel und bricht schnell zusammen. Dann sieht es düster um uns aus. Wir dürfen nie außer acht lassen, daß der Mensch eine Festung ist, die sein Leben lang von tausend Krankheiten belagert wird. Bei der geringsten Schwäche brechen die Belagerer die Festungstore auf und stürmen erfolgreich ins Innere. Es wird höchste Zeit, daß unsere Ärzte nicht immer nur pauschal von Eiweiß reden, sondern zwischen den einzelnen Aminosäuren unterscheiden, die in unserem Organismus alle unterschiedliche Aufgaben erfüllen. Eiweißmangel generell gibt es nicht. Es gibt nur einen Mangel an jeweils verschiedenen Aminosäuren. Dabei müssen wir unterscheiden zwischen Aminosäuren, die, wie z. B. Prolin oder Cystein, fürs Bindegewebe wichtig sind, oder zwischen Muskel-Aminosäuren wie Valin, Isoleucin oder Leucin, oder eben auch zwischen Aminosäuren, die für Gehirn und Nerven unerläßlich sind, wie Phenylanin, Tyrosin, Tryptophan, Methionin oder Histamin. Es gibt Menschen, die über ausreichend Muskel-Eiweiß verfügen, aber zu wenig Nerven-Eiweiß haben und deshalb unglücklich sind.

Pyridoxin liefert in der Leber die Transaminasen (Enzyme), die Aminosäuren weiterverwerten. Diese Enzyme regulieren dabei die Stoffwechselverwertung von Eiweiß je nach Bedarf. Je mehr Streß, desto mehr und schneller liefern sie die sogenannten biogenen Amine aus den Eiweißbausteinen, das ist praktisch das aktive, «geladene» Eiweiß. Weil wir modernen Menschen uns viel weniger bewegen als unsere Vorfahren vor Zehntausenden

Es wird höchste Zeit, daß unsere Ärzte nicht immer pauschal von Eiweiß reden, sondern zwischen den einzelnen Aminosäuren unterscheiden, die alle in unserem Körper unterschiedliche Aufgaben erfüllen.

oder Hunderttausenden Jahren, reichen die Muskel-Aminosäuren in unserem Nahrungseiweiß meistens aus (es sei denn, Sie wären fanatischer Bodybuilder und Hantelschwinger). Wir haben aber bis zu 70mal mehr seelischen und nervlichen Streß als unsere Vorfahren, in Form von beruflichem Streß, Leistungsdruck, Existenzsorgen, Problemen, Konflikten, Angst, Depressionen usw. Dafür reicht vielleicht an manchen Tagen das Eiweiß, äußerst selten aber das Vitamin B6 für die Eiweißverwertung. Deshalb der aktuelle, brandheiße Super-Tip von US-Nerven-Physiologen an alle Streßopfer: Vitamin B6, Pyridoxin, zu sich nehmen. Das macht Aminosäuren lebendig, Nerven glücklich und Menschen froh. Allerdings darf man nicht den Fehler begehen, sich das Pyridoxin solo in der Apotheke zu besorgen. Ohne Vitamin B2 (Riboflavin) ist Vitamin B6 nicht einmal ein Viertel wert. Wichtig sind alle B-Vitamine in ihrer von der Natur ersonnenen Kombination. Die sind z. B. reich in Bierhefe, Melasse, vor allem auch im vollen, möglichst selbstgemahlenem Getreidekorn enthalten. Weil bei der Mehlherstellung praktisch alles Pyridoxin entfernt wird, leiden wir Mitteleuropäer eigentlich alle mehr oder weniger unter Pyridoxin-Mangel. Weil das Vitamin in der Leber nicht gespeichert und schon acht Stunden nach der Einnahme über den Urin wieder ausgeschieden wird, ist zweimal am Tag ein Müsli aus selbstgemahlenem Getreide (vormittags und nachmittags) das allerbeste Nervenmittel, das es gibt. Eine wichtige Rolle spielt Pyridoxin in unserem Immunsystem. Ein Mangel führt zur Abnahme und vor allem zu einer viel schlechteren Qualität unserer Antikörper gegen Krankheitserreger aller Art. Das wäre dann ungefähr so, als wenn man unsere Polizei mit Maulesel und Lasso auf Gangsterjagd schicken würde. Bei Pyridoxin-Mangel schrumpft unsere Thymusdrüse, das Hauptquartier unseres Immunsytems, noch schneller als sie es ohnehin mit zunehmendem Alter tut. Dabei nutzt es oft gar nichts, wenn man sich – laut den Richtlinien der Deutschen Gesellschaft für Ernährung – scheinbar ausreichend mit Pyridoxin ernährt. Man hat trotzdem viel zu wenig Pyridoxin im Blut, weil diese inzwischen antiquierten Maßstäbe nicht mehr ausreichen. «In der berühmten Tufts-Universität», berichtet die US-Biochemikerin Andrea Kott, «gaben wir älteren Menschen aufgrund offizieller Nährstoffemp-

Wir haben bis zu 70mal mehr seelischen Streß in Form von Konflikten, Leistungsdruck, Existenzsorgen, Angst, Depressionen etc. als unsere Vorfahren. Deshalb brauchen wir auch verstärkt Vitamin B6, also Pyridoxin, wie die Fachleute es nennen.

fehlungen wochen- und monatelang scheinbar ausreichend Vitamin B6. Die litten hinterher trotzdem alle an einem Mangel an diesem wertvollen Biostoff.»

Wenn Pyridoxin fehlt: die ersten Warnzeichen

**Müdigkeit
Depressive Verstimmungen, Angstzustände
Nervosität, Gereiztheit
Haarausfall
Gesprungene Mund- und Augenwinkel
Kreislaufstörungen
Konzentrationsschwäche
Sehbeschwerden
Taubheitsgefühl in Armen und Beinen
Arthritis
Muskelschwäche**

Frauen in und nach der Menopause sollten ganz besonders auf eine ausreichende Zufuhr von Pyridoxin achten, um einem rasch fortschreitenden Knochenabbau entgegenzuwirken.

Frauen nach der Menopause müssen ganz besonders auf eine ausreichende Zufuhr an Pyridoxin achten, um einem zu rasch fortschreitenden Knochenabbau entgegenzuwirken. Zusammen mit Folsäure und Vitamin B12 kurbelt Pyridoxin die Umwandlung des Eiweißbausteins Methionin in Cystein an, einer der für das Bindegewebe wichtigen Aminosäuren. Ohne die erwähnten Vitamine wird aus den vorhandenen Rohstoffen statt Cystein eine Substanz mit der Bezeichnung Homocystein hergestellt, und die ist gefährlich. Homocystein unterbindet nämlich das gesunde Verschweißen von robustem Kollagen und führt damit zu einer kränklichen Knochenstruktur und zu Osteoporose.

«Weil ein Dauermangel von Pyridoxin nicht spontan erkannt wird, wie z. B. Skorbut bei Vitamin C-Mangel», sagt Dr. Abram Hoffer, ein kanadischer Psychiater und international einer der bedeutendsten Stoffwechsel-Experten, «hat man sich jahrzehntelang viel zu wenig um dieses Vitamin gekümmert». Nach Dr. Hoffers Meinung brauchen drei Viertel aller Menschen mit mentalen Beschwerden wesentlich mehr Vitamin B6. «Dazu», so Dr. Hoffer, »zählt ein Drittel aller Schizophrenie-Patienten.» Pyridoxin ist ein sehr vielseitiger Biostoff. Die Natur ist eben so mannigfaltig, daß sie eigentlich Tausende oder Zehntausende Vitamine benötigt. Und so muß jedes Vitamin ganz einfach mehr als nur einen Job in unserem Körper übernehmen. Pyridoxin sorgt neben seinen anderen Aufgaben auch für die Balance von Natrium und Kalium in unseren Körperflüssigkeiten. Dies ist vor allem für unser Nervensystem sehr wichtig, denn Natrium-Ionen steuern z. B. in den Nervenzellen der Muskeln die Impulse. Natrium ist Teil des Kochsalzes, es sammelt in der Körperzelle Wasser an. Wenn wir zu salzig essen oder zu wenig Vitamin B6 zu uns nehmen, führt dies zu erheblichen Wasseransammlungen (Ödemen) z. B. in den Beinen, im Gesicht oder an den Händen. Viele Menschen haben nur deshalb einen dicken Bauch, weil sie zu wenig Pyridoxin im Blut haben. Der ganze Darm ist nämlich praktisch eine Ansammlung von Milliarden allerfeinster Kanälchen, in denen Natrium den Übertritt von Nährstoffen ins Blut steuert. Bei einem zu salzigen Essen oder bei Pyridoxin-Mangel sammeln sich Billionen und Aberbillionen Wasser-Moleküle an. Ein einziges Essen kann einen Liter Wasser in das Bauchgewebe ziehen und dort halten. Nachdem ein US-Wissenschaftler auf einem Kongreß in Japan ein wahrhaft salzig gepfeffertes Zwölf-Gänge-Menü hinter sich hatte, konnte er 26 Stunden lang sein Wasser nicht mehr lassen, so sehr bindet Natrium Wasser. Es gibt Hochleistungssportler, die schier verzweifeln, weil sie trotz quälendster Schwitzkuren beim Training ihren Bauch nicht wegkriegen. Was sie für Fett halten, das sich nicht abschmelzen läßt, ist in Wirklichkeit Wasser. Diese Leute essen zu salzhaltig.

Pyridoxin ist auch am Einbau des Erbguts in Zellkerne beteiligt, damit für die Reparatur beschädigter Zellen, für das Wachstum und die gesunde Teilung der Zellen. Es hilft zusätzlich bei der Produktion der roten Blutkörperchen und des Hämoglobins, ihres Farbstoffes, mit.

Pyridoxin ist auch am Einbau des Erbguts in Zellkerne beteiligt. Es hilft zusätzlich bei der Produktion der roten Blutkörperchen und des Hämoglobins mit.

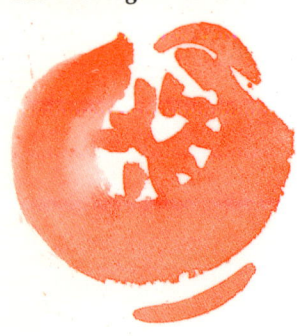

So gelangt Pyridoxin zu den Körperzellen

Vom Vitamin B6 gibt es drei Arten: das Pflanzen-Vitamin Pyridoxin und die beiden an Phosphor gebundenen Formen Pyridoxal und Pyridoxamin in tierischem Gewebe. Im Stoffwechsel von uns Menschen wird das Vitamin hauptsächlich in der phosphorfreien Version aufgenommen und beim Eintritt in die Leber bzw. in Körperzellen phosphoriliert, wodurch es für die Produktion von Enzymen «eingeschaltet» bzw. aufgeladen wird. Tierisches Vitamin B6 wird im Darm erst einmal vom Phosphor befreit und dann weitergeleitet. Nach sehr neuen Erkenntnissen wird ein Teil Vitamin B6 im menschlichen Darm durch Bakterien selbst hergestellt.

So wirkt Pyridoxin

Weil die 22 verschiedenen Aminosäuren (Eiweißbausteine) so unterschiedlich sind und in unserem Körper so völlig verschiedenartige Stoffwechselaufgaben bewältigen müssen, würde ein Fremder sie niemals als Geschwister erkennen. Nur wenige von ihnen ähneln einander. Dementsprechend beanspruchen sie eine völlig unterschiedliche chemische Behandlung, damit sie sich bereit erklären, an der großen Fabrik Stoffwechsel mitzuwirken. Pyridoxin, das wirklich erstaunliche Vitamin B6, kennt jede Aminosäure ganz genau und weiß für jede den Trick für ihren Eintritt in die Maschinerie der Trilliarden von chemischen Reaktionen, aus denen unser Körper besteht.

Darüber hinaus spielt Pyridoxin eine wichtige Rolle beim Fett- und auch beim Kohlenhydratstoffwechsel.

Wenn Pyridoxin fehlt, weil die Ernährung vorwiegend aus Weißbrot, fetter Wurst, Pommes frites, Teigwaren, poliertem Reis, ausgelaugtem Gemüse und Süßspeisen besteht, werden große Mengen nur teilweise verwerteter Aminosäurenprodukte aus dem Körper ausgeschieden. Das ist schade, denn dies bedeutet, daß Eiweiß in seiner aktivsten Form plötzlich nichts mehr wert ist, sondern dem Körper als faulender Abfall eher noch schadet. Sehr speziell gilt dies für die Eiweißbausteine Trypto-

Es gibt drei verschiedene Arten von Vitamin B6: Pyridoxin, Pyridoxal und Pyridoxamin. Nach neuesten Erkenntnissen wird ein Teil Vitamin B6 im menschlichen Darm durch Bakterien hergestellt.

phan, Methionin und Glycin, die im Hirn-, Nerven- und Hormonstoffwechsel über unser Lebensglück, über Begeisterungsfähigkeit, Liebesfähigkeit, Optimismus und Tatkraft bestimmen. Bei der Umwandlung von Tryptophan zu dem Nervenstoff Serotonin (der für Entspanntheit und Schlaf sorgt), von Methionin beim Bau des Nervenstoffs Dopamin oder des euphorisierenden Streßhormons Noradrenalin und von Glycin für den Nervenzellschutz steht Pyridoxin unter allen Substanzen an erster Stelle. Ohne Pyridoxin kann Tryptophan dementsprechend auch nicht zu Niacin (Vitamin B3) abgebaut werden.

Nicht minder bedeutsam ist Pyridoxin für die Freigabe von gespeicherten Kohlenhydraten, also von Glykogen, aus den Muskeln oder der Leber ins Blut. Dieser Vorgang ist wichtig für eine stets gleichmäßige Versorgung mit Glukose, also mit Blutzucker. An dieser wichtigen Versorgung ist etwa die Hälfte des im Körper vorhandenen Vitamins B6 beteiligt.

Pyridoxin ist auch an der gleichmäßigen Versorgung mit Glukose, also Blutzucker, beteiligt. Zeitweise leiden drei Viertel aller Menschen in den westlichen Ländern an Glukosemangel. Die Folge sind Müdigkeit, Nervenschwäche, Mutlosigkeit, Schlafstörungen etc., ganz besonders leiden schwangere Frauen darunter.

Damit stimuliert das Vitamin die Versorgung von vielen Milliarden Nervenzellen mit ihrer Kraftnahrung Glukose und macht sie damit gesund, stark und fit für alle Aufgaben. Genau an einem solchen Glukose-Mangel im Blut, der sogenannten Hypoglykämie, leiden zumindest zeitweise drei Viertel aller Menschen in den westlichen Ländern. Die Folge: ständige Müdigkeit, Nervenschwäche, Mutlosigkeit, Schlafstörungen, Unfähigkeit, den Herausforderungen des Tages zu begegnen. Betroffen sind sehr stark schwangere Frauen und Frauen in der prämenstruellen Phase, also in den Tagen vor der Regelblutung. sie suchen ihr Heil nicht selten in der Aggression (z. B. gegenüber ihrem Partner), weil dadurch Adrenalin aus dem Nebennierenmark ausgestoßen wird, das den viel zu niedrigen Blutzuckerspiegel nach oben jagt. Dadurch werden allerdings die letzten Glukose-Reserven verheizt, der Blutzuckerspiegel sinkt in verhängnisvolle Tiefen, und die nervösen Symptome nehmen überhand, führen oft zu schweren Depressionen. Eine ausgewogene Versorgung mit Pyridoxin ist da allererste Voraussetzung, um überhaupt lebensfähig zu bleiben.

Noch schlimmer sieht es bei Frauen aus, die Empfängnisverhütungsmittel (die Pille) nehmen. Da sinken die Vitamin B6-Konzentrationen drei Stunden nach Einnahme der Pille um bis zu 20

Prozent. Dies hat verheerende Folgen, wenn ohnehin ein Pyridoxin-Mangel besteht. Die Ursache: Xanthurensäure, ein Abbauprodukt, macht das Bauchspeicheldrüsen-Hormon Insulin, das den Blutzucker erst verwertbar macht, unwirksam, weil es mit ihm eine unlösbare Verbindung eingeht. Selbst bei einem normalerweise ausreichenden Blutzuckerspiegel bleiben da Gehirn- und Nervenzellen ohne ihre Energienahrung Glukose, und es kommt zu schwersten psychischen Störungen. Frauen, die dann hysterisch reagieren, werden nicht selten als «zickig» abgewertet. Dabei sind sie dringend auf Hilfe und Verständnis angewiesen. Pyridoxin kann ihnen oft mehr helfen als jeder Arzt.

So decken Sie Ihren Bedarf an Pyridoxin:

Normalerweise braucht jeder Mensch pro Tag zwei bis drei Milligramm Pyridoxin. Bei Streß, vor jeder Regelblutung, in der Schwangerschaft, bei Herzbeschwerden, im Alter, bei einem zu niedrigen Blutzuckerspiegel oder beim Gebrauch der Pille erhöht sich der Bedarf erheblich. Bei der folgenden Aufstellung muß man berücksichtigen, daß die biologische Verwertbarkeit von Pyridoxin von Person zu Person unterschiedlich ist. Es gibt Frauen oder Männer, die das lebenswichtige Vitamin bedingt durch Fehlernährung im Stoffwechsel nur zu 60 Prozent verwerten und deshalb wesentlich höhere Mengen davon brauchen. Dies spielt vor allem deshalb eine Rolle, weil ohnehin nur rund 70 Prozent des vorhandenen Vitamins im Stoffwechsel genutzt werden.

Bei Frauen, die die Pille nehmen, sinken die Vitamin B6-Konzentrationen drei Stunden nach Einnahme der Pille um bis zu 20 Prozent. Die Folge sind oft schwerste psychische Störungen.

Besonders reich an Pyridoxin sind:

Lebensmittel (pro 100 Gramm)	Milligramm
Leber	0,90
Sojabohnen	0,86
Weizenkeim	0,72
Walnüsse	0,68
Fisch	0,39
Bananen	0,34
Muskelfleisch	0,30
Spinat	0,25
Avocado	0,22
Vollkorngetreide	0,17
Geflügel	0,17

Bei Diäten oder Schlankheitskuren kommt es oft zu erheblichem Pyridoxinmangel, dem man durch die Einnahme von Bierhefe oder selbstgemahlenem Getreide begegnen sollte.

Was zu beachten ist:

Pyridoxin, Vitamin B6, muß täglich in hoher Konzentration mit der Nahrung zugeführt werden, weil dieser unersetzliche Biostoff im Stoffwechsel nicht gespeichert wird. Diät oder Schlankheitskuren führen oft zu erheblichem Pyridoxinmangel. In diesem Fall ist es wichtig, für zusätzlichen Pyridoxin-Nachschub zu sorgen, z. B. durch Einnahme von Bierhefe, die man im Reformhaus oder in der Apotheke kaufen kann. Mindestens ein Müsli pro Tag, aus möglichst selbstgemahlenem Getreide, sorgt für ausreichende Zufuhr dieses wichtigen Vitamins.

Wofür Pyridoxin wichtig ist:

Eiweißverwertung
Fett- und Kohlenhydratstoffwechsel
Magensäure
Immunsystem
Produktion von roten Blutkörperchen
Balance von Natrium und Kalium
Nervenarbeit

Blutzuckerspiegel
Wasserhaushalt
Sehkraft
Herzleistung
Muskeltätigkeit
Haarwuchs
Kreislauf

Folsäure – Garantie für gute Laune

Der wohl am weitesten verbreitete Vitaminmangel ist jener an Folsäure. Kaum einer, der ausreichend von diesem B-Vitamin in seinem Organismus hat. Dabei ist gerade diese Biosubstanz für die Produktion unserer Glückshormone so wichtig. Wenn man die Menschenmassen in einer deutschen Fußgängerzone beobachtet, diese vielen ernsten, besorgten Gesichter von Frauen und Männern, die meist in Eile sind – da kann man sich fragen: Sind die vielleicht deshalb alle so wenig froh und heiter, weil ihnen Folsäure fehlt? Das Vitamin Folsäure findet sich hauptsächlich in pflanzlicher Nahrung, aber auch in Leber, in der Tiere ja wieder ihre Folsäure und andere Nährstoffe speichern. Es ist ein sehr empfindliches Vitamin: Licht, Hitze, sogar längeres Lagern bei Zimmertemperatur zerstören es schnell. Rohköstler sind also in bezug auf die Folsäure-Einnahme im Vorteil.

Als die Natur vor Hunderttausenden von Jahren allen Nährstoffen ihre Aufgaben zuteilte, bekam Folsäure zunächst den wichtigen Job, als Kohlenstoffträger beim Bau der Häme mitzuwirken, dem eisenhaltigen Protein im Blutfarbstoff Hämoglobin. Damit wurde Folsäure unersetzlich für die Produktion roter Blutkörperchen.

Folsäure wird auch für den Bau der Nukleinsäuren benötigt, in denen unsere Erbanlagen gespeichert werden. Es ist damit auch unerläßlich für das Wachstum, die Reparatur und den Ersatz aller unserer rund 70 Billionen Körperzellen. Das Vitamin liefert uns den Appetit beim Anblick der Speisen. Dabei stimuliert es dann auch die Produktion von Magensäure. Eines der weithin noch

Das B-Vitamin Folsäure ist für die Produktion unserer Glückshormone äußerst wichtig. Dabei gibt es kaum einen Menschen, der ausreichend Folsäure in seinem Organismus hat.

unerkannten Probleme der meisten Menschen über 40 Jahre ist die mangelnde Azidität, ihr Mangel an Salzsäure im Magensaft. Dadurch werden Parasiten und Lebensmittelgifte nicht abgetötet, und die Eiweißverwertung wird zur Katastrophe. So manche Menschen könnten dem mit ein bißchen mehr Folsäure abhelfen. Sie bräuchten nur eine Woche lang täglich dunkelgrünes Gemüse oder Salat auf den Speiseplan zu setzen.

Das kleine Vitamin Folsäure ist in seiner Arbeit so perfekt und zuverlässig, daß ihm die Natur noch eine weitere ganz wichtige Aufgabe zuwies. Als nämlich die Menschen ihr Bewußtsein entwickelten, entstand der Bedarf an neuen Hormonen und Nerven-Peptiden sowie vor allem von Neurotransmittern. Das sind Moleküle, die Nerven- und Gehirnreize quer durchs ganze Nervensystem übertragen. Im seelisch-geistigen, also mentalen Bereich sorgen sie für gute Laune, Glück, Begeisterungsfähigkeit, Mut, Zuversicht, Optimismus, Heiterkeit, also für alle die Eigenschaften, die wir uns so sehr wünschen.

Mit Hilfe von Folsäure entstehen die beiden Nervenreizstoffe Serotonin und Noradrenalin. Serotonin ist dämpfend-beruhigend, also für einen gesunden Schlaf zuständig, und Noradrenalin ist ein Happy-Macher, also für einen aktiven und dynamischen Tag verantwortlich.

Folsäure bastelt an unserer Lebensfreude tüchtig mit, vor allem beim Stoffwechsel des Nerven-Eiweißstoffes Methionin. Da entstehen nämlich die Nervenreizstoffe Serotonin und Noradrenalin. Serotonin ist der dämpfend-beruhigende Glücklichmacher in unserem Gehirn- und Nervensystem, ein Stoff, der uns ins Paradies glücklicher Gedanken und abends in den gesunden Schlaf hineinschaukelt. Noradrenalin ist der aktive Happy-Macher für den Tag. Der Stoff, der uns mit richtiger Begeisterung an Streßprobleme heranführt – oder es zumindest sollte. Beide Substanzen werden mit Hilfe von Folsäure in Gehirn- und Nervenzellen synthetisiert, und zwar in den sogenannten Vesikeln, mikroskopisch winzigen Bläschen an Nervenzellen. Wehe, wenn da – neben anderen Biostoffen – nicht ausreichend Folsäure eingelagert ist. Dann nämlich ereignet sich etwas Interessantes. Der betroffene Mensch geht zwar genauso aktiv und dynamisch gegen das Streßproblem vor, es fehlt ihm jedoch die Euphorie, der feine, beglückende Rauschzustand, den Noradrenalin vermittelt. Fehlt Noradrenalin, wird zur Streßbekämpfung vorwiegend Adrenalin ausgeschüttet, und zwar aus dem Nebennierenmark. Adrenalin könnte man als den körperlich-animalischen Aufputscher bezeichnen, Noradrenalin als das Optimismus-Hormon, das wir Menschen in vielen Hunderttausenden von Jahren in unserem Nervensystem entwickelt haben, und das uns von den Tieren unterscheidet (im Kapitel über das Vitamin C erfahren Sie noch mehr über die interessanten Glücksboten des Gehirns).

Wenn Folsäure fehlt: die ersten Warnzeichen

Müdigkeit
Unruhezustände, Verzagtheit
Angstgefühle
Schlafstörungen
Mangelnde Lebensfreude
Zerstreutheit, Gedächtnisschwäche
Wachstumsstörungen
Verdauungsstörungen
Entzündungen der Zunge
Entzündungen der Lippenschleimhaut
Vorzeitig ergrautes Haar
Anämie (Blutarmut)

Wenn Noradrenalin fehlt, stößt unser Organismus vorwiegend Adrenalin aus, den körperlich-animalischen Aufputscher. Noradrenalin dagegen könnte man als das Optimismus-Hormon bezeichnen.

Folsäure hat übrigens einen Zwillingsbruder unter den Vitaminen, nämlich Vitamin B12. Die beiden sind fast immer gemeinsam anzutreffen, ja fast unzertrennlich. Wo der eine fehlt, erfüllt der andere seine Stoffwechselaufgaben nur noch mangelhaft und widerstrebend. Über ausreichend Folsäure verfügen muß also immer auch heißen, genügend Vitamin B12 zu sich zu nehmen.
Wenn Vitaminmangel müde macht, bedeutet dies oft eine Schutzhaltung des Körpers, speziell des Nervensystems. Da schaltet der Organismus auf Sparflamme, und es werden weniger Nährstoffe benötigt und verbraucht. Wenn dann wieder Nachschub, z. B. an Folsäure kommt, pulst gleich wieder frisches Leben durch den Körper, und die Nerven jubeln.

So gelangt Folsäure in die Körperzellen

Wie neueste Forschungen belegen konnten, haben rund 30 Prozent aller Psychiatrie-Patienten einen sehr stark erniedrigten Folsäurespiegel im Blut. Dabei könnten zusätzliche Gaben von Folsäure eine ganze Reihe der Beschwerden abklingen lassen.

Jeder Mensch und jedes Unternehmen hat seine Probleme – und genauso hat sie auch unser Stoffwechsel. Eines davon lautet: Wie kriege ich Nährstoffe aus dem Nahrungsbrei heraus und ins Blut, und wie verfrachte ich sie in die Körperzellen?

Das Vitamin Folsäure ist fast immer an Glutaminsäure bzw. deren Salze gebunden, die im Dünndarm erst abgetrennt werden müssen, damit das Vitamin für die weitere Reise frei wird. Bestimmte Proteine z. B. in der Milch kümmern sich dabei ausschließlich um Folsäure-Moleküle und bringen sie zur Mukosa, zur Schleimhaut. Auf diese Weise bleibt das sensible Vitamin vor den ständig unersättlichen Darmbakterien geschützt. Die Hälfte der Folsäure-Moleküle wird in der Leber gehortet, wobei sie wieder an Glutamate gebunden werden. Diese Bindung erfolgt auch in der Körperzelle, sie macht das Vitamin erst aktiv. Bei einem Mangel an Vitamin B12 wird dieses bioaktive «Aufladen» unterbunden, und das Folsäure-Molekül sitzt gewissermaßen nutzlos gefangen in der Zelle.

Dies ist dann verhängnisvoll. Denn an der Zelle, in den Vesikeln, warten alle anderen Nährstoffe auf Folsäure, um endlich die Glücksbringer Serotonin oder Noradrenalin herstellen zu können. Dies beweist wieder, wie sehr alle Vitamine zusammenwirken, insbesondere die B-Vitamine untereinander und ganz speziell Folsäure und Vitamin B12.

So wirkt Folsäure

Dieses Vitamin wirkt hauptsächlich im Gehirn und Nervensystem, es ist dynamischer Bestandteil der Rückenmarksflüssigkeit. Rund 30 Prozent aller Psychiatrie-Patienten haben stark erniedrigte Folsäure-Spiegel im Blut. Zusätzliche Gaben von Folsäure lassen Beschwerden abklingen.

Für die Psyche sehr wichtig ist die Wechselwirkung zwischen Folsäure, Vitamin B12 und dem Eiweißbaustein Methionin, die gemeinsam eine zentrale Rolle für unser Wohlbefinden bilden. Vitamin B12 wandelt den Eiweißstoff Homocystein in Methionin um, das wiederum den Folsäure-Molekülen beim Bau und Einbau von Nukleinsäuren in den Zellkern hilft. Dieser Vorgang spielt sich in jeder Sekunde hunderttausendmal in unserem blutbildenden Knochenmark ab. Weil hier in Tag- und Nachtschicht Blutkörperchen produziert werden, ist die unablässige Zellteilung unerläßlich.

Wenn der Zwillingsbruder Vitamin B12 in der Körperzelle fehlt, fühlen sich die Folsäure-Vitamine schrecklich einsam und drängen aus der Zelle. Vitamin B12 sorgt also dafür, daß ständig ausreichend Folsäure in den Zellen gespeichert bleibt. Ohne Vitamin B12 können die Zellen ihre Folsäure nicht halten, sie entleeren sich, und es kommt zu psychischen und nervlichen Störungen. In all diesen Zellen ist die Zellteilung dann gestört oder unterbunden. Dies wirkt sich besonders schlimm während der Schwangerschaft für das heranwachsende Baby aus, in dem eine gesunde Zellteilung ja das normale Wachstum darstellt.

Folsäure kommt fast nur in Verbindung mit Vitamin B12 vor. Letztendlich sorgt Vitamin B12 dafür, daß in unseren Zellen immer ausreichend Folsäure gespeichert bleibt. Fehlen diese beiden Vitamine, kommt es zu psychischen und nervlichen Störungen.

So decken Sie Ihren Bedarf an Folsäure:

Wir brauchen täglich nur minimale Mengen Folsäure, etwa 100 Mikrogramm, das sind 100 Millionstelgramm. Schwangere Frauen brauchen etwa 150 Mikrogramm. Dies bedeutet allerdings nicht, daß der ständige Heißhunger unseres Stoffwechsels nach diesem Vitamin befriedigt wäre, wenn wir entsprechend viel Folsäure mit der Nahrung «essen». Beim gesunden Menschen mit einem phantastisch arbeitenden Verdauungssystem geht nämlich schon die Hälfte aller vereinnahmten Folsäure-Moleküle verloren. Viele andere Umstände tragen ebenfalls dazu bei, daß Folsäure zerstört oder ausgeschieden wird, so z. B. Alkohol, Medikamente, Vitamin B12-Mangel, die Verhütungspille, Leberkrankheiten usw. Weil viel Methionin gleichzeitig viel Folsäure verschleißt, kann eine Methionin-reiche Mahlzeit zu Folsäure-Mangel führen. Methionin ist in pflanzlicher Nahrung kaum enthalten, dafür vorwiegend in Fleisch und Käse.

Wer lange Sonnenbäder nimmt oder gern ins Bräunungs-studio geht, braucht zusätzlich Folsäure, weil jeder Son-nenstrahl Folsäure-Moleküle verbrennt. Schließlich brau-chen alle «hyperthyroiden», also quirligen und ständig wie aufgescheucht wirkenden Menschen viele Extra-Portionen an Folsäure. Dies gilt vor allem auch für unsere oft über-aktiven Kinder, die ständig herumzappeln und in ihre Energie nicht zu bremsen sind, und die außerdem noch kräftig wachsen.

Der wirkliche Tagesbedarf, der in der Nahrung enthalten sein muß, beträgt etwa 400 Mikrogramm. Um einen even-tuellen Mangel auszugleichen, empfehlen Stoffwechsel-Experten eine tägliche Einnahme von 600 Mikrogramm.

Der Mangel an Folsäure und Vitamin B12 ist vor allem für den im Mutterleib heran-wachsenden Fötus verheerend, weil ohne diese beiden Vitamine keine gesunde Zelltei-lung und damit kein Wachstum stattfinden kann.

Besonders reich an Folsäure sind:

Lebensmittel (je 100 Gramm)	Mikrogramm
Weizenkeim	350
Leber	246
Spinat	204
Sojabohnen	155
Eigelb	154
Endivien	142
Kopfsalat	133
Spargel	118
Linsen	104
Vollkorngetreide	98
Brokkoli	85
Blumenkohl	66

Was zu beachten ist:
Nur etwa die Hälfte (oft nur 30 Prozent) des Nahrungs-Vitamins Folsäure findet auch tatsächlich den Weg ins Blut und zu den Körperzellen. Wer unter Beschwerden oder Krankheiten leidet,

die mit Erbrechen oder Durchfall verbunden sind, kann noch weniger Folsäure verwerten. Bei Streß besteht ein zusätzlicher hoher Bedarf an diesem B-Vitamin.

Folsäurereiche Lebensmittel wie alle dunkelgrünen Salate oder Blattgemüse sollten möglichst frisch gegessen werden, weil bei jeder Lagerung und Verarbeitung viel von diesem Nerven-Vitamin verlorengeht. Gemüse kleingehackt oder geschnitten als Rohkost führt dem Körper Folsäure in idealer Form zu. Ein Tip von Biochemikern: frische, junge Blätter (z. B. von Feldsalat oder Spinat) einfach so roh essen. Auf diese Weise decken auch Tiere ihren Folsäure-Bedarf. Ausgezeichneter Zusatz zur Ernährung ist Bierhefe.

Wofür Folsäure wichtig ist:

Blutbildung
Wachstum
Gehirn
Nervenstärke
Appetit
Magensäure
Leberfunktion
Magen-Darm-Tätigkeit
Kräftiges Haar
In der Schwangerschaft

Folsäure ist vor allem in dunkelgrünen Salaten oder Blattgemüsen enthalten. Kleingehackte Blätter des Feldsalats oder Spinats sollte man einfach roh essen – wie Tiere dies ja auch tun.

Vitamin B12 – die Super-Moleküle

Das mit Abstand erstaunlichste Vitamin ist das Vitamin B12. Wir brauchen davon nur etwa drei millionstel Gramm pro Tag, pro Jahr also nur ein tausendstel Gramm und im ganzen Leben gerade soviel, wie ein Getreidekorn wiegt. Trotzdem sind dann alle unsere 70 Billionen Körperzellen ausreichend mit Vitamin-Molekülen versorgt. Das Vitamin ist (wie auch das Vitamin D) nur in tierischer Kost enthalten, also z. B. in Fleisch, Milch oder

Käse. Selbst herstellen kann es unser Stoffwechsel nicht. Vitamin B12 (Cobalamin) ist ein sehr komplexes Molekül mit einem Kobalt-Atom in seinem Zentrum. Die Struktur ähnelt dem Hämoglobin(Blutfarbstoff)-Molekül mit seinem Eisen-Atom im Zentrum oder dem Chlorophyll (grüner Pflanzenfarbstoff) mit seinem zentralen Magnesium-Atom.

Veganer (Vegetarier, die auch auf Milch und Eier verzichten) müssen daher für ihre Versorgung mit Vitamin B12 unbedingt Sorge tragen. Ihr Hinweis, daß ja auch die vielen Hunderte Millionen indischer Landbewohner fleischfrei lebten und dabei gesund blieben, zählt nicht. Denn im Gegensatz zu unserem Getreide, das von Pestiziden totgespritzt wird, leben im indischen Korn winzige Käfer und Insekten, die Vitamin B12 enthalten und die den minimalen Bedarf an diesem kostbaren Naturprodukt decken. In unserem Getreide aber sind diese oft kaum sichtbaren Rohstoffträger nicht lebensfähig. 92 Prozent aller Vegetarier leiden – meist ohne es zu wissen – unter einem Mangel an Vitamin B12. Allerdings: Einige Seealgen enthalten Mikroorganismen, die wiederum mikroskopisch winzige Spuren von Vitamin B12 in sich tragen. Und wirklich überzeugte Vegetarier entwickeln nach Jahren eine Fähigkeit, aus der Mikroflora im unteren Dünndarm Vitamin B12 zu resorbieren und ins Blut zu transferieren. In diesem Darmabschnitt wird Vitamin B12 auch am besten aufgenommen.

Vitamin B12 ist das einzige Vitamin oder überhaupt der einzige Nährstoff, der Kobalt, also ein Spurenelement enthält, das für unsere Gesundheit unverzichtbar ist.

Ein Mangel an Vitamin B12 führt zu nervösen Störungen sowohl im psychischen Bereich als auch bei der Nervenfunktion in Muskeln. Das Vitamin ist dynamisch am Stoffwechsel von Eiweiß, Fett und Kohlenhydraten beteiligt und arbeitet eng mit Vitamin C, Folsäure und dem B-Vitamin Pantothensäure zusammen. Damit wir gesunde Nerven haben und dem Alltagsstreß gegenüber gewappnet sind, hilft es den Milliarden Folsäure-Molekülen tatkräftig bei der Herstellung des Nervenstoffs Cholin im eigenen Körper. Auch die in unserem Organismus meist zu dürftigen Eisensubstanzen bringt es in Schwung. In den Jahrmillionen unserer Entwicklung hat sich das Vitamin auch eng mit dem

Vitamin B12 ist das mit Abstand erstaunlichste Vitamin. Wir brauchen davon nur drei Millionstelgramm am Tag, in unserem ganzen Leben gerade soviel wie ein Getreidekorn wiegt. Und doch ist die Wirkung von Vitamin B12 atemberaubend.

Vitamin A befreundet, dem es beim Einbau ins Körpergewebe tatkräftig hilft. Es unterstützt nämlich die Karotene beim Einzug ins Stoffwechsel-Geschehen und dann auch gleich noch bei der Umwandlung in das aktive Vitamin A. Schließlich kurbelt es zusammen mit anderen Stoffen unsere eigentliche Lebensbasis an, nämlich den Bau von Desoxyribonukleinsäuren und Ribonukleinsäuren. Das sind die Eiweißstoffe, aus denen unsere Zellkerne gebaut sind, und die auch alle unsere Erbanlagen enthalten.

Wenn ein Vitamin B12-Mangel nicht früh erkannt wird – wie dies leider sehr häufig ist – können sich schwere psychische Störungen ebenso entwickeln wie z. B. Multiple Sklerose, eine schwere Nervenkrankheit, bei der sich fortschreitend die schützende Myelin-Schicht der Nervenzellen zersetzt, was zu fortschreitenden Lähmungen und schließlich zum Tod führt. Es ist erstaunlich, daß ein Biostoff, der nur in mikroskopisch winzigen Mengen benötigt wird, eine solche dynamische Wirkung in unserem Körper hat. «Relativ gesehen», so sagen moderne Biochemiker, «ist das Vitamin B12 unendlich explosiver als die stärkste Wasserstoffbombe.» Andere Physiologen halten den Biostoff für eine der gewaltigsten und zugleich rätselvollsten Erfindungen der Natur. «Selbst in den nächsten 1.000 Jahren», so behaupten sie, «wären sämtliche Wissenschaftler der Welt, selbst wenn sie gemeinsam nur an dieser Aufgabe arbeiteten, unfähig, ein zweites Molekül zu entwickeln, das so großartige Leistungen in der Entwicklung des Lebens auf der Erde vollbringen könnte.»

Das Vitamin B12 ist ein sehr komplexes, verzweigtes Molekül. In seinem Zentrum sitzt rätselhafterweise ein einsames Kobalt-Ion. Nie wird man erfahren, was die Natur vor Jahrmillionen veranlaßt hat, das Spurenelement Kobalt in dieses Vitamin und damit in die tierische und später in die menschliche Körperzelle einzubauen. In Mensch und Tier hat Kobalt nur diese eine Funktion, nämlich das kolossale Gebilde des Vitamin B12-Moleküls irgendwie zusammenzuhalten. Im Stoffwechsel selbst spielt Kobalt überhaupt keine Rolle.

Viele psychisch angeschlagene Menschen wissen gar nicht, wie schnell sie ihr Leben verbessern könnten – indem sie lediglich ihren B12-Status aufbauen. Eine Woche lang jeden Tag ein halbes Pfund rohe oder halbrohe Leber essen, oder aber auch das

Nahezu 92 Prozent aller Vegetarier leiden unter Vitamin B12-Mangel, meist ohne es zu wissen. Dabei kann der Mangel an Vitamin B12, wird er nicht rechtzeitig erkannt, zu schweren Nervenkrankheiten bis hin zu Multipler Sklerose führen.

Vitamin in Tablettenform zu sich nehmen – es kann wahre Wunder wirken. Vitamin B12 säubert den Körper ganz schnell von mentalen Problemen. Wie eine tüchtige Putzfrau, die mit dem Besen Müdigkeit, Verzagtheit, Angst, Kummer oder depressive Verstimmungen aus dem Organismus kehrt.

Die Ursachen werden in ihren Zusammenhängen erst jetzt, zu Beginn der 90er Jahre, neu erkannt und definiert. Zwar braucht jeder Mensch täglich etwa zwei millionstel Gramm Vitamin B12. Entscheidend ist jedoch: Selbst mit einem Bruchteil, etwa mit einem Zehntel dieser Mini-Ration, kann man seinen Lebensmotor aufrechterhalten. Allerdings entleeren sich dadurch allmählich die Körperreserven von einem bis zehn Milligramm, die zu 50 bis 90 Prozent in der Leber gespeichert sind. Bei permanentem Vitamin B12-Mangel dauert es zwischen drei und sechs Jahre, bis sich die ersten Mangelerscheinungen abzeichnen. Wen also schon morgens beim Aufstehen Kummer und Sorgen drücken, wer nervös und gereizt ist, verdankt seine psychische Labilität möglicherweise seiner falschen Ernährung schon vor Jahren.

Bei Vitamin B12-Mangel dauert es zwischen drei und sechs Jahren, bis sich die ersten Mangelerscheinungen abzeichnen.

Wenn ein solcher Patient nach einem Bluttest wieder zum Arzt kommt, wird er möglicherweise strahlend empfangen: «Gratuliere! Die B12-Werte in Ihrem Blut sind allererste Sahne!» Die Wirklichkeit sieht meist düsterer aus, und zwar bei sehr vielen Menschen, denn aus dem Blut läßt sich der katastrophale Vitamin B12-Status der Körperzellen nicht ablesen.

In der Nervenzelle wird das Vitamin aber dringend gebraucht, um entweder an den Eiweiß- oder an den Fettstrukturen der Myelin-Schicht, der schützenden Membran mitzuwirken. Ohne Vitamin B12 wird Myelin abgebaut, die Schutzschicht um die Nervenzelle schält sich oder baut sich ab. Die Nerven werden dünnhäutig, «liegen bloß». Man ist übernervös – und bald zeigen sich erschreckende Symptome in den Gliedmaßen: Taubheitsgefühle, Prickeln, die ersten Lähmungserscheinungen.

Nach neuen Erkenntnissen führt ein Mangel an Vitamin B12 auch zu einem Mangel an Carnitin, einem der sogenannten Quasi-Vitamine. Diese Substanz fischt sich Fettmoleküle aus dem Blut und transportiert sie in die Mitochondrien, die Brennöfen der Zelle, zur Oxidation, also zur Energiegewinnung. Ohne

Carnitin bleiben die Lipid-Spiegel im Blut hoch, weil das Fett nicht verwertet wird.

Wenn Vitamin B12 fehlt: die ersten Warnzeichen

Müdigkeit
Ständige Nervosität
Depressionen
Taubheitsgefühl in Armen und Beinen
Gehbeschwerden
Stottern
Mundentzündungen
Übler Körpergeruch
Menstruationsbeschwerden

Brandneu sind Erkenntnisse, wonach Vitamin B12 auch für unseren Knochenbau wichtig ist. Die Knochenbildung funktioniert nur, wenn in den Osteoblasten, den knochenbildenden Zellen, ausreichend Vitamin B12 eingelagert ist. Dies ist vor allem für Kinder und für Frauen nach der letzten Regelblutung wichtig, die hormonell bedingt Knochenmasse verlieren.

Vitamine werden viel schneller resorbiert als Mineralien, die ohne Eiweiß meist überhaupt nicht ins Blut gelangen.

So gelangt Vitamin B12 zu den Körperzellen

Kaum ein anderer Nährstoff hat einen so mühsam-strapaziösen Weg aus dem Darmtrakt zu den Körperzellen wie dieses Vitamin. Dies hängt natürlich mit seiner komplexen Struktur zusammen. Die winzigen Schleusen in der Darmschleimhaut unterscheiden ja genau zwischen Vitamin und Mineralstoff. Vitamine dürfen so durch, ohne Paß und Visum, Mineralien und Spurenelemente hingegen müssen meist auf ein Transport-Protein, ein kleines Eiweißschiffchen warten, das sie mit ins Blut nimmt. Vitamine werden also viel schneller resorbiert als Mineralien, die ohne Eiweiß meist überhaupt nie ins Blut gelangen.

Nun kommt also so ein Vitamin B12-Molekül zu der Schleuse, und schon gibt's Probleme. Hier handelt es sich nämlich um das einzige Vitamin mit einem Mineralkern, dem Kobalt-Ion. Also hat sich unser Verdauungstrakt für dieses Vitamin etwas Eigenes ausgedacht. Im Speichel, vor allem aber im Magensaft, wird das noch in seinen Nahrungsresten eingepackte Vitamin-Molekül auf ein Träger-Protein gepackt und in den Dünndarm verfrachtet. Hier wird es herausgelöst und an eine Substanz mit der Bezeichnung Intrinsic-Faktor übergeben, die in den Magenwänden produziert wurde, und zwar von denselben Zellen, die auch die Magensäure herstellen. Der Intrinsic-Faktor bringt das Molekül dann zu den Schleimhautschleusen im Ileum, dem Krummdarm, und ermöglicht ihm den Übertritt ins Blut.

Im Speichel und im Magensaft wird das noch in seinen Nahrungsresten eingepackte Vitamin B12-Molekül auf ein Träger-Protein gepackt und in den Dünndarm verfrachtet.

Es gibt Menschen, die den Intrinsic-Faktor entweder überhaupt nicht oder nur in geringfügigen Mengen produzieren können, und deshalb unter Vitamin B12-Mangel leiden. Ihnen helfen Injektionen des Biostoffs oder aber hohe Dosen von 30 Mikrogramm in Tablettenform. Von dieser Dosis wird dann zwischen 0,1 und 1 Prozent im gesamten Darmbereich aufgenommen. Das Vitamin wird also regelrecht durch die Darmwand hindurchgepumpt. Hohe Dosen sind unschädlich, weil das Vitamin wasserlöslich ist und ein eventueller Überschuß ausgeschieden wird.

Alkoholiker, schwangere Frauen sowie Leberkranke brauchen besonders hohe Mengen an Vitamin B12. Bestimmte Ballaststoffe, wie z. B. das in Äpfeln und Fruchtsäften enthaltene Pektin, kann die Aufnahme von Vitamin B12 im Darm erschweren.

So wirkt Vitamin B12

Ohne seinen Geist und seinen Verstand unterschiede sich der Mensch nicht wesentlich von Pflanzen und Tieren, wäre also Teil einer gefräßigen Stoffwechselmaschinerie, die sich im Dauerwechsel von Nahrung und Ausscheidung immer wieder erneuert und am Leben erhält. Unser Körper ist eine einzige gigantische Ansammlung aus Nährstoffen. Neue Nährstoffe kommen hinzu, andere werden ausgeschieden. Und bestimmte Substanzen kurbeln diesen ewigen Prozeß immer wieder an. Sie haben sich auch seit Millionen Jahren bewährt.

Eine dieser Substanzen trägt die Bezeichnung S-adenosyl-Methionin (SAM). Wissenschaftler nennen sie das bioaktive Methionin (Methionin ist eine Aminosäure, ein Eiweißbaustein), das also die eigentliche Arbeit leistet. Und die enzymatische Hauptaufgabe von Vitamin B12 besteht eben in der Herstellung von Methionin, das in unserer Psyche wie ein umsichtiger Regisseur für Wärme, Liebe, Glück und Freude sorgt.

Depressive Menschen haben fast immer niedrige SAM-Spiegel im Gehirn. Für moderne Neurophysiologen ist dies schon einer der wichtigen Parameter für die Bestimmung einer unterversorgten Psyche. Neue Studien haben ergeben, daß zusätzliche Gaben von SAM antidepressiv und stimmungsaufhellend wirken, und zwar bereits nach vier bis sieben Tagen – ohne jegliche Nebenwirkung, denn SAM ist ein Lebensmittel, kein Medikament. Kaufen kann man SAM allerdings noch nicht, aber eine an Methionin reiche Kost erzielt dieselbe Wirkung. Voraussetzung ist, daß auch ausreichend Vitamin B12 zur Verfügung steht. Methionin ist praktisch nur in tierischer Nahrung wie Fleisch, Fisch, Wild, Geflügel oder Käse enthalten.

Vitamin B12, Folsäure und Methionin (sowie auch Vitamin C) bilden eine Arbeitsgruppe, die sich sehr stark auf Gehirn und Nerven spezialisiert hat (mehr darüber auch im nachfolgenden Kapitel über das Vitamin C). Diese drei Stoffwechsel-Musketiere fördern nämlich den Bau sogenannter Monoamine, das sind Nervenreizstoffe, die sich aus nur einer Aminosäure ableiten: Serotonin aus Tryptophan oder Dopamin bzw. Noradrenalin aus Tyrosin. Die entscheiden darüber, ob wir glücklich sind oder nicht. Denn jede Form von mentalem Unglück bis hin zur Schizophrenie – dies wissen Nerven-Biochemiker längst – ist nichts anderes als ein gestörter Gehirn- und Nervenstoffwechsel (lesen Sie dazu auch den Buchteil **Vitamine für Ihr Lebensglück**).

Die enzymatische Hauptaufgabe von Vitamin B12 besteht in der Herstellung von Methionin, das für Wärme, Liebe, Glück und Freude sorgt.

So decken Sie Ihren Bedarf an Vitamin B12:

Das Vitamin ist – wie schon erwähnt – praktisch ausschließlich in tierischer Kost enthalten, besonders reich in Leber, Fleisch, Geflügel, Eiern und Milchprodukten (ausgenommen Butter). Auch Austern, Schalentiere und Krabben enthalten viel Vitamin B12. Eine ausgezeichnete und überhaupt empfehlenswerte Zusatznahrung ist Bierhefe, eine reine Goldader bezüglich Vitamin B12. Hefen sind ja Mikroorganismen, lebendige Substanzen, die das Vitamin in der Natur überhaupt erst synthetisieren. Muscheln oder Schalentiere sind nur deshalb so reich an Vitamin B12, weil sie im Wasser Mikroorganismen als Nahrung filtern. Seetang oder Algen tragen symbiotische Mikroorganismen in sich und sind deshalb gute Nahrungsquellen für Vitamin B12. Kinder brauchen täglich zwischen 1 und 3 Mikrogramm pro Tag, Erwachsene zwischen zwei und vier Mikrogramm, schwangere und stillende Frauen bis zu 5 Mikrogramm oder mehr.

Jede Form von mentalem Unglück bis hin zu Schizophrenie ist nichts anderes als ein gestörter Gehirn- und Nervenstoffwechsel.

Besonders reich an Vitamin B12 sind:

Lebensmittel (je 100 Gramm)	Mikrogramm
Leber	68,0
Hühnerleber	37,2
Leberwurst	23,4
Austern	18,2
Hering	13,0
Makrelen	9,1
Ölsardinen	8,7
Forelle	7,4
Eigelb	3,6
Aal	2,9
Fleisch	2,4

Hühnchen	**0,9**
Milch	**0,3**

Was zu beachten ist:

Zucker, Süßigkeiten und süße Getränke stören die empfindsame Darmflora und behindern damit die Aufnahme von Vitamin B12. Lebensmittel, die reich an Vitamin B12 sind, sollten stets über den Tag verteilt eingenommen werden, weil dann ein Maximum davon aufgenommen wird. Wer seine tägliche Vitamin B12-Ration auf eine Hauptmahlzeit legt (z. B. Leber mit Kartoffelbrei), nimmt nur etwa ein Viertel des enthaltenen Vitamins auf, während der Rest – wegen des komplizierten Resorptionswegs – ausgeschieden wird. Bei sehr kleinen Portionen werden bis zu 80 Prozent durch die Darmwand aufgenommen, bei Großportionen mitunter nur 8 oder 10 Prozent.

Ältere oder alte Menschen sollten ihre Vitamin B12-Zufuhr erhöhen, weil die Aufnahmefähigkeit im Darm im Alter sinkt. Wer Abführmittel nimmt, nimmt möglicherweise nur 5 Prozent des in der Nahrung enthaltenen Vitamins B12 auf. Für die Resorption von Vitamin B12 im Darm ist eine ausreichende Konzentration von Calcium notwendig. Käse ist ein ausgezeichneter Calcium-Lieferant.

Zucker, Süßigkeiten und süße Getränke stören die empfindsame Darmflora und behindern damit die Aufnahme von Vitamin B12.

Wofür Vitamin B12 wichtig ist:

Stimmungslage
Positive Reaktion auf Streß
Lebensfreude, Optimismus
Geistige Frische
Gehirn und Nervensystem
Energiestoffwechsel
Eisen-Stoffwechsel
Wachstum
Bau roter Blutkörperchen
Knochenbau
Fettverwertung
Muskelarbeit

PABA – das Schönheits-Vitamin

Glatte, gesunde Haut, ohne Falten, volles, farbkräftiges Haar und ein hübsches Aussehen kommen immer aus dem Stoffwechsel und können nicht von außen aufgetragen werden.

Da gibt es also ein B-Vitamin, das praktisch alle Kosmetika und auch Tönungs- und Färbemittel ersetzt. Eigentlich keine Überraschung, denn Wissenschaftler wissen längst, daß eine glatte, gesunde Haut ohne Falten, volles, farbkräftiges Haar und ein hübsches Aussehen immer aus dem Stoffwechsel kommen und nicht von außen aufgetragen werden können. Den Beweis dafür liefern uns die Tiere in freier Natur. Die versorgen sich ausreichend mit PABA (Para-Aminobuttersäure) und behalten bis an ihr Lebensende ihr prächtiges Fell, Feder- oder Schuppenkleid. Tiere brauchen kein Sonnenstudio, keine Feuchtigkeitscremes für den Tag und für die Nacht, keine Färbe- und Bleichmittel fürs Haar, Festiger, Gels, Lockenwickler, Farb-, Lack- und andere Chemikalien. Tiere sind und bleiben auch ohne alle künstlichen Mittelchen stets «attraktiv».

Dr. Charlie Macatee (Dermatologe an der University of California): «Unser Haar braucht überhaupt keine Pflege- und Schutzmittel. Im Gegenteil: Es schützt uns vor Kälte oder Nässe.» Sein Kollege Robert S. Claunch fügt zutreffend hinzu: «Von seiner natürlichen Struktur her ist unser Haar so robust wie das Fell der Tiere. Wir müssen ihm diese wundervolle Kraft lediglich durch Zufuhr bestimmter Nährstoffe erhalten. Eine Sonderrolle dabei spielt PABA.» Ein weiterer aus der Gilde der innovativen kalifornischen Schönheits-Biochemiker, Dr. Mark F. White: «Wir bräuchten uns über Falten, Runzeln oder welke Haut überhaupt keine Sorgen zu machen, wenn wir unserem Stoffwechsel nur die nötigen Biostoffe zuführten.» Es ist für uns also gar kein Problem, unser Leben lang genauso schön zu sein wie die Rehe, Vögel oder auch Fische in der Natur (lesen Sie dazu auch den Buchteil **Vitamine für Ihre Schönheit**).

PABA ist ein ganz erstaunliches B-Vitamin. Erst seit kurzer Zeit rückt es ins Interesse der Vitaminforscher. Es ist nämlich eigentlich ein «Vitamin im Vitamin», denn es tritt stets in Kombination von Folsäure auf. Enthalten ist es vorwiegend in Leber, unserem gewaltigen Nährstoff-Depot, sowie in Bierhefe, Weizenkeim und Melasse, diesem kostbaren Sammelstoff an Biosubstanzen, der bei der Zuckerherstellung abgetrennt und unerklärlicherweise fast ausschließlich an Mastvieh «verschleudert» wird.

PABA hat ganz tolle Eigenschaften. Es bringt die gesamte Darmflora in Schwung und regt sie an, fleißig Folsäure zu produzieren, die als Dank dafür auch gleichzeitig viel von dem B-Vitamin Pantothensäure produziert. Als Coenzym ist PABA am Abbau und der Verwertung von Eiweiß beteiligt, außerdem an der Herstellung der wichtigen und belebenden roten Blutkörperchen, die unsere Zellen mit Sauerstoff und Leben versorgen. Den wichtigsten Job aber verrichtet das Vitamin bei der Gesundheit unserer Haut. Es wirkt als natürliches Hauttönungsmittel und sorgt dafür, daß unser Haar seine Farbe behält, ganz egal, ob wir nun blondes, rötliches, braunes oder schwarzes Haar haben. Wenn sich zu früh graues Haar zeigt, oder wenn sehr schnell große Teile unseres Haares grau werden, ist oft ein Mangel an PABA schuld.

PABA ist Bestandteil der Folsäure. Im Darm stimuliert es die Bakterien, Folsäure herzustellen, die dann wieder bei der Produktion des B-Vitamins Pantothensäure behilflich ist. So befruchten sich die Vitamine im Darmtrakt gegenseitig.

Als Coenzym hilft PABA beim Abbau und der Verwertung von Eiweiß mit, außerdem beim Bau der roten Blutkörperchen. Es schützt unsere Darmwände ebenso wie Haut und Haar.

PABA ist ein ganz erstaunliches B-Vitamin. Es ist eigentlich ein «Vitamin im Vitamin», da es immer in Kombination mit Folsäure auftritt.

Wenn PABA fehlt: die ersten Warnzeichen

Hautveränderungen, Hautkrankheiten
Haarausfall
Vorzeitig ergrautes Haar
Rasche Ermüdbarkeit
Gereiztheit
Kopfschmerzen
Verdauungsbeschwerden
Nervöse Störungen

Der berühmte New Yorker Herzarzt Dr. Atkins nimmt (neben Vitamin C) täglich PABA zu sich, vor allem, wenn er müde ist, um sich aufzufrischen. Eine durch Immunschwäche bedingte Form von Lupus (Hautkrankheit), an der neuerdings viele Menschen leiden, geht möglicherweise auf einen Mangel an PABA zurück. PABA ist das beste natürliche Sonnenschutzmittel. Menschen mit niedrigen PABA-Konzentrationen bekommen leichter und schneller einen Sonnenbrand.

So gelangt PABA in Ihre Körperzellen

PABA ist am Abbau und der Verwertung von Eiweiß beteiligt sowie an der Herstellung der roten Blutkörperchen, die unsere Zellen mit Sauerstoff versorgen.

Das Vitamin ist vorwiegend in Leber sowie in Bierhefe, Weizenkeim, Melasse und Joghurt enthalten. Es wird aber auch im gesunden Milieu der Darmflora selbst von Bakterien hergestellt. Es gelangt dann als Teil von Folsäure oder als freies Vitamin ins Blut und ins Gewebe.

So wirkt PABA

Das Vitamin konzentriert sich in Hautzellen. In den äußeren Hautschichten, dem Stratum corneum, reagiert es bei intensiver Sonnenbestrahlung biologisch mit bestimmten Schutzsubstanzen. Dadurch werden aus dem ultravioletten Lichtspektrum diejenigen Strahlen herausgefiltert, die Sonnenbrand oder auch Hautkrebs verursachen können.

PABA kann auch Vitiligo stoppen und bessern, die sogenannte Scheckhaut, bei der sich hauptsächlich im Gesicht und an den Händen pigmentfreie weiße Flecken bilden, die immer größer werden. Überhaupt hilft PABA überall dort, wo eine Pigmentbildung wichtig ist, also auch im Haar. Auf welche Weise – dies ist unter Wissenschaftlern noch nicht ganz geklärt. Möglicherweise wird PABA im Bedarfsfall vom Stoffwechsel aus der Aminosäure Phenylalanin synthetisiert, der das Vitamin in seiner chemischen Struktur sehr ähnelt. Phenylalanin ist der Rohstoff für Tyrosin, das zusammen mit Kupfer die Haut zum Schutz gegen Sonnenstrahlen bräunt.

PABA ähnelt übrigens auch der Substanz Novocain, die möglicherweise den Altersprozeß abbremsen, die Bildung von Falten, Runzeln und grauem Haar verhindern kann. US-Biochemiker glauben inzwischen, daß Novocain im Stoffwechsel zu PABA abgebaut wird und so seine positive Wirkung entfaltet.

PABA konzentriert sich in den Hautzellen. Es kann die sogenannte Scheckhaut stoppen und bessern, bei der sich hauptsächlich im Gesicht und an den Händen pigmentfreie weiße Flecken bilden.

So decken Sie Ihren Bedarf an PABA:

Für dieses Vitamin gibt es keine offizielle Mengenempfehlung für die Nahrungseinnahme. Stoffwechsel-Experten gehen davon aus, daß bei ausreichender Einnahme an Folsäure auch der Bedarf an PABA gedeckt wird.

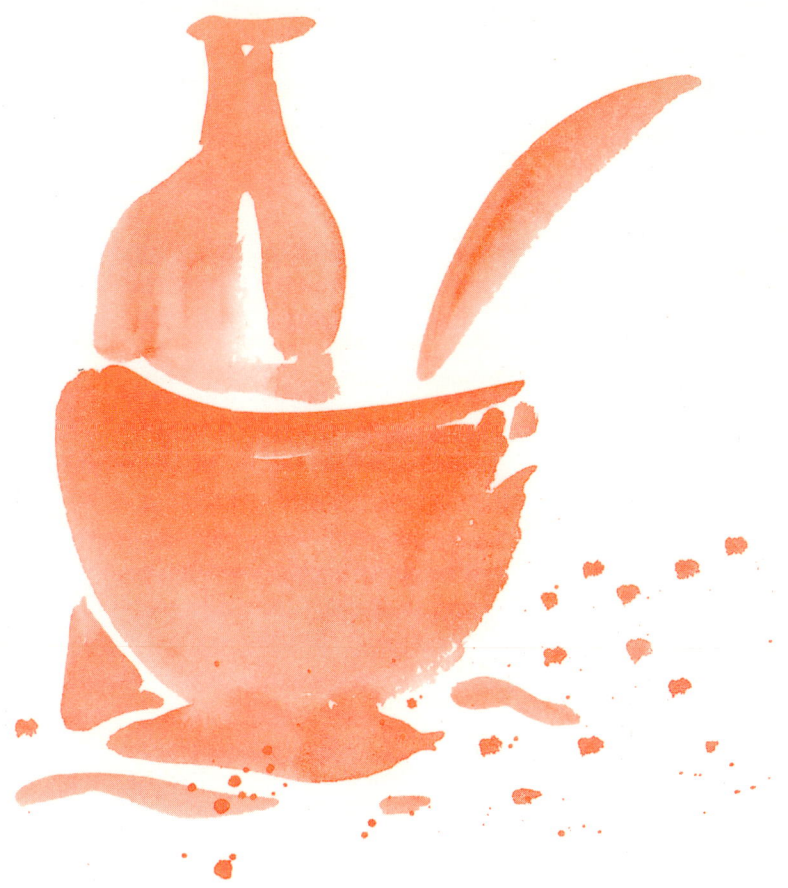

Vitamin C

DIE WUNDERWAFFE

DAS BESTE AUS DEM GARTEN DER NATUR

Die vielleicht genialste Erfindung der Natur ist Vitamin C, auch Ascorbin-Säure genannt. Wenn man auf der großen Olympiade der Nährstoffe die Goldmedaille vergeben müßte, dann wäre dieses Vitamin zweifellos der Sieger. Es ist mit Abstand das großartigste Molekül, das auf Erden oder im Innern der Erdkugel oder überhaupt irgendwo im Weltall zu finden ist.

Je lebendiger ein Tier oder ein Mensch ist, desto mehr Vitamin C werden benötigt. Eigentlich macht Vitamin C Bewegung und Leben insgesamt erst möglich.

Irgendwann, vor Milliarden Jahren, gab es einen Punkt, an dem die Natur mit dem Wachstum ihrer Pflanzen und Mikroorganismen nicht mehr zufrieden war. Da tat sich einfach zu wenig. Überall nur Moos, Algen, Flechte, nichts wollte so richtig in die Höhe wachsen oder in Bewegung geraten. «Ich bräuchte einen ganz simplen Stoff», grübelte die Natur, «den ich aus den Atomen problemlos zusammenbasteln kann, der überall in Massen herumliegt, also ein Molekül aus Kohlenstoff, Wasserstoff und Sauerstoff. Er soll so klein und behend sein, daß es schneller als andere alle Stoffwechsel-Hindernisse überwindet. Und es müßte dynamisch sein, die Entwicklung auf Erden vorantreiben. Am besten wäre es, der Stoff wäre möglichst mit Glukose identisch. Mit diesem Molekül ist mir ja auch ein Geniestreich gelungen.»

Und so erfand die Natur das Vitamin C-Molekül. Tiere machen diese Immunsubstanz in ihrem Stoffwechsel aus Glukose selbst (von der Formosa-Fledermaus, den Rhesus-Affen und einigen anderen Tieren abgesehen). Deshalb erkälten sie sich nie. Wenn ein Fuchs nachts im Schneesturm stundenlang schlotternd auf die Jagd geht, produziert sein Stoffwechsel aus Glukose Unmengen Vitamin C. Immer soviel, wie er gerade benötigt, um sich nicht zu erkälten.

Das Vitamin C in niedrigen und später in größeren Tieren kataly-
sierte alle dynamischen Lebensvorgänge. Es machte Leben und
Bewegung eigentlich erst möglich. Kein Wunder, daß die
«immobilen Lebewesen», die Pflanzen, verhältnismäßig wenig
Vitamin C beanspruchen und brauchen. Je lebendiger ein Tier
oder ein Mensch ist, desto mehr von diesem Stoff werden
benötigt.

Vor Hunderttausenden oder Millionen Jahren kam wieder so ein
Punkt, an dem die Natur mit der Entwicklung unzufrieden
schien. «Irgend etwas fehlt meinen lieben Tierchen», murmelte
die Natur nachdenklich. «Sie werden immer nur von ihrem
Instinkt umhergetrieben, bringen einfach nichts wirklich Neues,
Großes hervor. Ich muß ein neues, völlig anderes Lebewesen entwickeln, einen Menschen mit Verstand und Bewußtsein. Der einzige Nährstoff, der mir dabei helfen kann, ist Vitamin C.»

Und so geschah es denn, daß da ein Affe spätabends nochmal
einsam am Strand saß, zum Firmament emporblickte, und sich
fragte, wieso denn nun eigentlich der eine Stern rot und der andere blau funkelte und glühte. So entwickelte er ein Bewußtsein für
die Unterscheidung von Farben. Ein anderer Affe fragte sich,
wieso denn eigentlich die Sonne im Meer aufgeht, aber hinter
den Bananen untergeht. Er entwickelte ein Bewußtsein für die
Zeit.

Was die beiden Affen nicht wußten und auch nicht wissen konn-
ten: In jedem Fall war Vitamin C aktiv an diesem kreativen Vor-
gang der Erkenntnis beteiligt. Die beiden Affen waren von ihrer
Entdeckung ganz begeistert. Auch an dieser Begeisterung war
Vitamin C aktiv beteiligt, denn ohne Vitamin C gibt es keine
Begeisterung. Die neue Sache mit den Farben und der Zeit
sprach sich in Affenkreisen herum, und nun gab es in Sachen
Bewußtseinsbildung kein Halten mehr.

Heute wissen wir, daß Vitamin C in unserem Organismus zwei
große Aufgaben hat: den Immunschutz und die Psyche. Im
Immunsystem ist das Vitamin der ärgste Feind aller Krankheits-
erreger, Parasiten, Viren, Mikroben und vor allem der Freien
Radikalen, die das Vitamin wie den Teufel fürchten und hassen.
Freie Radikale haben gegen Vitamin C-Moleküle keine Chance.
Weil Freie Radikale das Altern und schließlich den Tod in uns

Vitamin C hat in unserem Organismus zwei große Aufgaben: den Immunschutz und die Psyche zu stabilisieren. Vitamin C ist der ärgste Feind aller Krankheiten.

Menschen hineintragen, ist Vitamin C zwangsläufig der beste Jungmacher.

In unserer mentalen, der seelisch-geistigen Welt, zündet Vitamin C die Produktion von Hormonen, Nerven-Peptiden und vor allem von Neurotransmittern (Nervenreizstoffen), über die alle unsere Empfindungen vermittelt werden. Ähnlich wie gesunde Körperzellen immer jung bleiben, sind Empfindungen aus einer gesunden Hormon-Struktur grundsätzlich immer positiv. Es ist ganz normal, daß man morgens aufwacht und dem Tag mit froher Erwartung und Freude entgegengeht, wie dies übrigens auch bei den Tieren der Fall ist. Da funktionieren die Hormone und Neurotransmitter richtig. Wenn ein Mensch morgens unlustig, verzagt, voll düsterer Gedanken aus dem Bett steigt, stimmt etwas mit der Biochemie seines Gehirns und seiner Nerven nicht. Das darf ganz einfach nicht sein. Eine erhebliche Rolle oder überhaupt die Schlüsselfunktion zu einem glücklicheren Leben spielt das Vitamin C. Dies gilt vor allem für Menschen, die durch einen Mangel an Liebe schon in den ersten Lebenstagen und -wochen biochemisch «fehlprogrammiert» wurden, sowie für Menschen, die ständig unterdrückt sind und wenig Liebe und Wärme erfahren (lesen Sie darüber mehr im Buchteil **Vitamine für Ihr Lebensglück**).

Wenn Sie morgens bereits mit düsteren Gedanken aus dem Bett steigen, dann stimmt etwas mit der Biochemie Ihres Gehirns und Ihrer Nerven nicht.

Das Vitamin C-Molekül ist so einfach gebaut, daß es schon durch die Mundschleimhaut ins Blut gelangt – wenn wir beispielsweise eine Orange essen. Daß dieser Biostoff so vorrangig dem Stoffwechsel zugeführt wird, ist natürlich kein Zufall. Nichts in unserem Stoffwechsel geschieht zufällig. Der Grund ist, daß eventuell erschöpfte Vitamin C-Depots in Körperzellen möglichst schnell aufgeführt werden. Dies macht den Menschen im Innern widerstandsfähig gegen Krankheitserreger und schärft seinen Verstand in der Abwehr von Gefahren. Überschüssiges Vitamin C wird ausgeschieden.

Noch eine wichtige Zusatzaufgabe hat Vitamin C in unserem Innern. Es kräftigt das Bindegewebe, verschweißt Eiweiß und andere Substanzen zu unzerreißbarem Kollagen. Außerdem festigt und glättet es alle Gefäßwände in unserem Körper, von der dicken Vene bis zur mikroskopisch winzigen Kapillare. Mit Vitamin C bringt man Krampfadern und Hämorrhoiden zum

Schrumpfen, Falten und Runzeln schwinden (mehr darüber im Kapitel **Vitamine für Ihre Schönheit**). Besonders deutlich zeigt sich dieser Prozeß im Zahnfleisch und im Alveolar-Bein des Kieferknochens, der von allen Knochen im Körper den höchsten Calcium-Umsatz hat. Da werden schließlich die Zähne festgehalten, damit man schön kräftig zubeißen kann. Hohe Dosen von Vitamin C beseitigen im Nu Zahnfleischbluten, weil das Vitamin die unzähligen Mini-Gefäße im Zahnfleisch heilt und festigt, meist schon 30 Minuten nach Einnahme. Calcium allein ist viel zu langsam auf seinem Weg zu Körperzellen, wenn es in großen Mengen benötigt wird. Es bildet mit Vitamin C Komplexe, sogenannte Chelate, und wird dabei per Kurier im Eiltempo befördert. Dies zeigt sich vor allem in der Calcium-Versorgung des Zahnbeins. Ohne Vitamin C ist Calcium immer nur die Hälfte wert. Calcium und Vitamin C sind die geheimen Feinde unserer Zahnärzte, oder besser gesagt die Zahnärzte der Natur, also die Konkurrenz. In Kalifornien gibt es Biochemikerinnen, die – statt sich die Zähne zu putzen – zweimal täglich eine Zitrone essen und dabei den reinsten Atem und ganz saubere Zähne haben. Sie vertrauen auf die Selbstreinigungskräfte im Mund, zu denen auch der Speichel gehört. Vitamin C tötet die kariesbildenden Bakterien an den Zähnen, kräftigt das Zahnfleisch, und Calcium macht den Kieferknochen und die Zähne zum Bollwerk. «Das ist gesünder, als sich dreimal am Tag das Zahnfleisch wundzuschrubben», behaupten moderne Biochemiker. Sie verweisen auf archäologische Gebisse von Menschen, die vor 5.000 oder 10.000 Jahren gelebt haben und allesamt gesunde Zähne aufweisen, obwohl es damals keine Zahnpasta und keine Zahnärzte gab. Vitamin C bringt als Kurier auch Salze der Schwefelsäure in die Gel-artige Matrix zwischen den Körperzellen. Fehlen diese Salze, dann kommt es zu mikroskopisch winzigen Rissen im Bindegewebe, die sich zuallererst in blutendem Zahnfleisch und schlecht heilenden Wunden zeigen. Wichtig: Wenn das Zahnfleisch blutet, kommt es auch überall sonst im Körper zu meist verborgenen Blutungen.

Vitamin C hilft bei der Synthese von Carnitin aus dem Eiweißbaustein Lysin. Dies ist für alle übergewichtigen und dicken Menschen wichtig. Carnitin ist nämlich das Taxi, das immer wie-

Mit Vitamin C bringt man Krampfadern und Hämorrhoiden zum Schrumpfen, Falten und Runzeln schwinden, außerdem festigt und glättet es alle Gefäßwände in unserem Körper.

der die Fettmoleküle aus dem Blut abholt und zur Oxidation, also zur Verbrennung und Energiegewinnung ins Innere der Zelle chauffiert. Weil Vitamin C auch erst die Produktion von fettschmelzenden Streßhormonen ermöglicht, ist es überhaupt der Schlankmacher Nummer 1 (auch darüber mehr im Kapitel **Vitamine für Ihre Schönheit**).

Interessant: Tiere in freier Natur halten ihr Körpergewicht mit Hilfe von Vitamin C bis an ihr Lebensende stabil. Noch andere Aufgaben hat das Vitamin in unserem Körper. Es «befreit» Eisen aus der Darmwand und auch aus der Milz und transferiert es ins Blut, damit es die Zellen mit Sauerstoff versorgen kann.

Weil Vitamin C die Produktion von fettschmelzenden Streßhormonen ermöglicht, ist es überhaupt der Schlankmacher Nummer eins. Eigentlich ist es das Vitamin für Schönheit schlechthin.

Wenn Vitamin C fehlt: die ersten Warnzeichen

Zahnfleischbluten
Häufige Erkältungen
Neigung zu Schleimhautentzündungen
Krampfadern
Hämorrhoiden
Übergewicht
Müdigkeit
Nervenschwäche, Konzentrationsmangel
Depressive Verstimmungen
Schlafstörungen
Falten, Runzeln, Krähenfüße
Haarausfall
Sehschwäche
Mangel an Charme und Charisma

So gelangt Vitamin C in Ihre Körperzellen

Ascorbinsäure ist ein weißes Kristall, das sich in Wasser löst und einen säuerlichen Geschmack ähnlich wie Zitronensaft hat. Es ist eine weiche Säure, etwas stärker als die Säure im Essig, aber weicher als die Säure in Grapefruit oder Zitronen. Es kommt in vier verschiedenen Formen, sogenannten Stereo-Isomeren vor. Dabei ist die atomare Zusammensetzung stets gleich, das Molekül zeigt aber eine jeweils andere dreidimensionale Entfaltung. Dies befähigt das Vitamin, jeweils unterschiedliche Funktionen im Stoffwechsel auszuüben. Es macht Vitamin C also sehr vielseitig.

Dieser erstaunliche Biostoff wird – wie schon erwähnt – besonders schnell ins Blut aufgenommen und in Körperzellen, aber auch in den Bereich der Zwischenzellen verschickt. Seine höchsten Konzentrationen erreicht es im Zentralnervensystem und im Nebennierenmark. Es ist nämlich der Stoff, der aus Aminosäuren (Eiweißbausteinen) sogenannte biogene Amine macht, die biologisch aktive Form von Eiweiß. Auch die Leukozyten, weiße, für das Immunsystem wichtige Blutkörperchen, enthalten hohe Konzentrationen von Vitamin C. Sie sind im gesunden Menschen regelrecht vollgepumpt mit Vitamin C-Molekülen und damit gewissermaßen «bis an die Zähne bewaffnet» für den Kampf gegen Krankheitserreger.

Vitamin C ist nicht giftig, ein Überschuß wird über den Urin innerhalb 24 Stunden ausgeschieden. Eine geringe Menge wird dabei von den Nieren zurückbehalten und wieder an den Stoffwechsel abgegeben. Bei normaler Zufuhr werden 90 Prozent über Schleimhäute aufgenommen, bei übermäßiger Aufnahme nur etwa 50 Prozent.

Nach neuen Erkenntnissen hat Vitamin C ein eigenes Transport-Protein für das Einschleusen in die Körperzelle. Dieses Protein ist jedoch noch nicht entdeckt worden. Von Bedeutung ist aber, daß das Blut einen bestimmten Sättigungsgrad an diesem Vitamin hat, und daß unsere 70 Billionen Körperzellen nur begrenzte Transportmöglichkeiten für diese Biosubstanz in die Zelle haben. Deshalb ist es wichtig, Vitamin C-reiche Lebensmittel über den Tag verteilt einzunehmen. Ganz besonders reich an Vitamin C sind frisches Obst, Salat und Gemüse. In diesen Pflanzen kommt das Vitamin stets in Kombination mit sogenannten Bioflavonoiden vor, das sind Schutzstoffe, die Pflanzen unter anderem ihre wunderschönen Farben verleihen. Obwohl das Vitamin nämlich Schutz vor Freien Radikalen vermittelt, ist es selbst gegen diese verletzlich. Bioflavonoide schützen das Vit-

Vitamin C ist nicht giftig. Wenn wir zuviel davon aufnehmen, wird es über den Urin innerhalb von 24 Stunden ausgeschieden. Eine geringe Menge davon wird von den Nieren zurückbehalten und an den Stoffwechsel abgegeben.

amin vor vorzeitiger Zerstörung und können seine Wirkung deshalb bis ums 20fache erhöhen. Wer eine ganze Zitrone samt Fruchtfleisch ißt (übrigens der heiße Tip moderner Biochemiker), erzielt eine 20fach höhere Vitaminwirkung, als wenn er lediglich den Saft trinkt.

So wirkt Vitamin C

Raucher sollten besonders viel Vitamin C-reiche Kost zu sich nehmen, weil das Vitamin den vielen winzigen Fältchen und Runzeln, die sich vor allem bei Rauchern bilden, entgegenwirkt.

Dieser Biostoff ist neben Vitamin A, Vitamin E und Selen einer der vier wichtigsten sogenannten Antioxidantien im Kampf gegen Freie Radikale und dient zur steten Verjüngung und Gesunderhaltung unserer Körperzellen. Freie Radikale sind Substanzen mit einem ungesättigten Elektron, die Heißhunger auf Oxidation haben. Das heißt, sie wollen aus irgendeinem Molekül in unseren Zellen ein Elektron, ihre Lieblingsspeise, herausreißen und aufessen. Wenn dies geschieht, ist das Molekül und gleichzeitig die Zellbalance gestört, denn es kommt prompt zu einer Kettenreaktion, in der Milliarden und Billionen weiterer Freier Radikale nun ebenfalls in die geschwächte Zelle einfallen. Dies ist um so verhängnisvoller, als Trilliarden und Myriaden von Freien Radikalen nur auf diese Chance warten. Sie schwärmen in explosiver Vermehrung aus einem verkorksten Stoffwechsel aus, sind in Gift- und Schadstoffen enthalten und entwickeln ihre gefräßige Arbeit mit Unterstützung ultravioletter Sonnenstrahlen. Zehn Minuten Sonnenbaden versenden in unserem Organismus ebenso Billiarden von Freien Radikalen wie ein Spaziergang durch einen vielbefahrenen Autotunnel oder der Genuß einer Dose Thunfisch mit seinen giftigen Konservierungsstoffen. Auch Rauchen ist praktisch eine riesige Fabrik für Freie Radikale. Wie sehr Körperzellen da dem Angriff erliegen, zeigt sich z. B. in den vielen winzigen Fältchen über der Oberlippe oder auch in Falten und Runzeln, wie sie Raucher oft entwickeln. Nikotin-Freunde müssen also genau wie Menschen, die in schadstoffreicher Umgebung leben (z. B. in der Nähe qualmender Schornsteine) besonders viel Vitamin C-reiche Kost zu sich nehmen.

Die Schutzfunktion von Vitamin C beschränkt sich aber keineswegs nur auf die Unterstützung des Immunsystems. Dazu ist der

Natur die Erhaltung allen Lebens viel zu wichtig. Dieser Immun-stoff kümmert sich auch selbständig um den Schutz von Zellen oder Molekülen aller Art. Ein ganz interessantes Beispiel dafür liefern neuerdings US-Stoffwechsel-Physiologen: Es geschieht nicht selten, daß übergewichtige und ständig müde Menschen beim Arzt nach einem Bluttest den ernüchternden Bescheid erhalten: «Sie haben ja überhaupt kein Thyrosin im Blut. Ihre Schilddrüse produziert zu wenig Hormone.» Thyrosin ist das Schilddrüsen-Hormon, es besteht zu zwei Dritteln aus Jod und zu einem Drittel aus dem Eiweißbaustein Tyrosin. Thyrosin ist das wichtige «Zündholz», das die Verbrennung von Fettmolekülen in der Körperzelle erst ermöglicht. Also verschreibt der Mann im weißen Kittel Jod-Tabletten. Doch ohne Erfolg: «Immer noch kein Thyrosin im Blut, Ihre Schilddrüse scheint ziemlich kaputt zu sein.» Selbst die Verordnung von Schilddrüsen-Hormon bringt keinen Nutzen, da bleibt nur noch Ratlosigkeit.

In Wirklichkeit stellt die fleißige kleine Drüse, die am oberen Ende der Luftröhre und am Kehlkopf liegt, oft ausreichend Thyroxin her. Das simple Molekül ist jedoch äußerst verletzlich, wird als einer der ersten Stoffe im Blut von Freien Radikalen abgefangen, so daß es gar nicht zu den Körperzellen gelangen kann. Nur die Thyroxin-Moleküle, die von mindestens zwölf Vitamin C-Molekülen als Immun-Polizisten begleitet werden, sind gegen Freie Radikale geschützt und landen prompt in den Körperzellen. Das Fazit: Zweimal am Tag eine Zitrone essen liefert kerngesunde Thyroxin-Moleküle und macht somit schlank und fit. Wenn unsere Ärzte nur hin und wieder die allerneuesten Erkenntnisse der Phy-siologen in ihre Therapie aufnehmen würden, bräuchten wir viel weniger Medikamente und dementsprechend weniger Krankenkas-senbeiträge zu bezahlen. Möglich werden diese Erkenntnisse aller-dings erst durch innovative Analyse-Methoden, denen wir seit Beginn der 90er Jahre viel Neues über Biostoffe verdanken, die im groben Raster der üblichen Bluttests gar nicht auftauchen.

Freie Radikale treten übrigens auch dann massiv auf, wenn wir kräftig Sport treiben. Je mehr Sauerstoff wir nämlich aufnehmen und verbrauchen, um so mehr aggressive Sauerstoff-Moleküle drängen danach, irgend etwas zu oxidieren. Bei einem Marathon-lauf z. B. reichen selbst riesige Vitamin C-Reserven zur Abwehr

Wer zweimal am Tag eine Zitrone ißt, schützt die Thyroxin-Moleküle, die dafür verantwort-lich sind, daß man schlank und fit bleibt. Leider wird dies von vielen Ärzten oft nicht erkannt.

oft nicht mehr aus. Deshalb bekommen Dauerleistungssportler, wie z. B. auch Radrennfahrer, häufig Infektionen der oberen Luftwege.

Weil das Vitamin C-Molekül in unterschiedlicher Gestalt auftaucht, wirkt es im Immunsystem auch auf unterschiedliche Weise. Einmal bekämpft es aktiv Viren und Bakterien, dann wieder hat es eine reine Schutzfunktion. Vitamin C erhöht die Interferon-Konzentration im Gewebe, das sind körpereigene Immunsubstanzen, die immer dann aus Eiweiß geschaffen werden, wenn gefährliche Viren unterwegs sind. Oft ist die Wirkungsweise von Vitamin C gegen Krankheitserreger ganz ähnlich wie die von Interferon-Molekülen. Das Vitamin erhöht die Konzentration der Immunglobuline im Blut und damit die Anzahl von Antikörpern und steuert ihre Aktionen. Es fördert die Ausschüttung von Hormonen der Thymus-Drüse, dem Hauptquartier unseres Immunsystems.

Vitamin C hat einerseits eine reine Schutzfunktion vor Krankheit und andererseits bekämpft es aktiv Viren und Bakterien im Körper.

Weil unser Auge – wie auch das der Tiere – entwicklungsgeschichtlich das wichtigste, weil lebenserhaltende und lebensrettende Sinnesorgan ist (es zeigt die Gefahr und auch die Nahrung), enthält die Tränenflüssigkeit 30 bis 50mal mehr Vitamin C als das Blut, und die Konzentration der Immunsubstanz in der Linse wird nur vom Nervensystem und dem Nebennierenmark übertroffen. Augenlinsen, in denen sich Grauer Star (Katarakt) entwickelt, sind arm an Vitamin C. Zusätzliche Gaben des Vitamins (etwa 1 Gramm pro Tag) können Katarakte stoppen und auflösen. Das Vitamin kann auch Menschen helfen, die an Glaukom leiden, dem Grünen Star. In hohen Dosen bis zu 30 Gramm täglich – dies haben Studien ergeben – kann es den Augeninnendruck um durchschnittlich 16 mm Hg (Milligramm Quecksilber – der Bemessungswert) senken und große Linderung verschaffen. Jeder Augeninnendruck über 17 mm Hg bis hinauf zu etwa 50 mm Hg ist krankhaft. Die Drucksenkung hält an, solange weiterhin Vitamin C in hohen Dosen eingenommen wird. Ursache der Besserung ist die Formation von Kollagen, Erhöhung des Blutflusses, eine verminderte Produktion an Augenflüssigkeit und eine verbesserte Ausscheidung dieser Flüssigkeit.

Die erstaunlichen Immuneigenschaften des Vitamins können auch Asthma-Kranken helfen, die – dies stellt sich in der Klinik oft heraus – zuwenig Ascorbinsäure im Blut und in den weißen Blutkörperchen, speziell den Lymphozyten haben. Schon ein Gramm Ascorbinsäure pro Tag kann Bronchialasthma lindern. Vitamin C hat auch einen antihistaminen (entzündungshemmenden) und antiallergischen Effekt.

Ascorbinsäure konkurriert allerdings mit Glukose, also mit Kohlenhydraten, um dieselben Landeplätze an den Körperzellen. Wer viel Zucker, Süßigkeiten, süße Getränke oder auch Spaghetti oder Kuchen ißt, pumpt eher Glukose in die Zellen als Vitamin C. Deshalb erkälten sich Süßigkeiten-Fans häufiger als Menschen, die Zucker meiden. Vitamin C spielt in der Körperzelle übrigens auch selbst den Notarzt. Es kann verbrauchte oder zerstörte Vitamin E-Moleküle wieder zusammenflicken.

Eine interessante Entdeckung ist, daß sich im Zentrum einer frischen Wunde jeweils viel Vitamin C ansammelt. Das Vitamin ist nämlich für die Neuentwicklung von Bindegewebe unerläßlich. Kollagen ist ein spiralförmiges Super-Molekül aus rund 1.000 Aminosäuren (Eiweißbausteinen) oder 16.000 Atomen. Aus den Eiweißbausteinen Glycin und Prolin verschweißt und verknüpft sich unter Mithilfe von Vitamin C ein unzerreißbares Gewebe, das noch dazu durch Elastin-Fibern fest verwebt wird, die dehnbar, dabei aber vergleichsweise reißfester sind als die Stahltrossen, die die Golden-Gate-Brücke in San Francisco halten. Wenn wir unserem Körper viele Nährstoffe und vor allem viel Vitamin C zuführen, bleibt unsere Haut stets fest, glatt und elastisch. Bereits 30 Minuten nach einer Vitamin C-reichen Nahrung wird die Kollagen Produktion bis ums Sechsfache angekurbelt.

Auf dieselbe Weise festigt Ascorbinsäure auch unsere Blutgefäße. Es hält die Innenwände glatt, so daß sich die gefährlichen Kristalle aus altem Cholesterin und Calcium nicht anhaften können, die für Gefäßverengungen und schließlich für Arteriosklerose verantwortlich sind. Bei Mangelernährungen werden Blutgefäße, vor allem die ohnehin schwächlichen Venen, porös, und dann kann Blut ins angrenzende Gewebe austreten. Diese kranken Blutgefäße macht Vitamin C gesund, wobei es von Bioflavonoiden wie z. B. Rutin unterstützt wird. Von den rund 7.000 Bioflavonoiden (Pflanzenschutzstoffen), die inzwischen bekannt sind, arbeitet rund die Hälfte mit Vitamin C zusammen. Die

Die erstaunlichen Immuneigenschaften von Vitamin C können sogar Asthma-Kranken helfen, die zuwenig Ascorbinsäure im Blut und in den weißen Blutkörperchen haben.

Vitamin C spielt in bezug auf unsere Psyche eine ganz entscheidende Rolle: Es ermöglicht die Ausschüttung von zehn Hormonen und fördert darüber hinaus unser Wachstum.

Kombination hat sich in Jahrmilliarden in dem perfekten Gefäßsystem aller Pflanzen bewährt und garantiert auch unserem Gefäßsystem Gesundheit.

Wie schon erwähnt, spielt das Vitamin die allerwichtigste Rolle in unserer Psyche. Als Schutz- und Betriebsstoff in unserer Hirnanhangdrüse ermöglicht es die Ausschüttung von zehn Hormonen, die unsere hormonellen und peptidergen Regelkreise steuern: Sexualhormone, Schilddrüsentätigkeit, Streßhormone, Wachstum. In unseren Nervenzellen sind u. a. Vitamin C und die Aminosäure Phenylalanin eingespeichert, um bei Bedarf blitzschnell Noradrenalin herzustellen, den Stoff, der uns wach und euphorisch macht. Bei einer plötzlich auftretenden gefährlichen Situation, z. B. einem Beinahe-Unfall auf der Autobahn, müssen wir ja blitzschnell hochkonzentriert reagieren. Dabei wird – man kann schon fast sagen in Lichtgeschwindigkeit – aus Phenylalanin der Eiweißstoff Tyrosin, dann L-Dopa, Dopamin und schließlich Noradrenalin synthetisiert. Bei jeder einzelnen dieser metabolischen Stufen ist Vitamin C beteiligt. Noradrenalin wirkt (neben Adrenalin) erregend, es kurbelt den Blutdruck an, macht uns frisch und konzentriert. Seine euphorisierende Wirkung besteht darin, daß es die Herstellung des Opiat-Peptids Beta-Endorphin im Gehirn- und Nervengewebe anregt, und daß es diese natürliche, körpereigene Glücks-Droge am Leben hält, also vor vorzeitigem Abbau schützt. Große Ideen, Kunstwerke, geniale Pläne und Entwürfe sind seit Menschengedenken immer unter Mitwirkung von Noradrenalin bzw. Beta-Endorphin entstanden, wobei Vitamin C eine Sonderrolle spielte. Entscheidend ist dabei nicht ein hoher Beta-Endorphin-Spiegel im Blut, sondern die Fähigkeit, einen niedrigen, sogenannten basalen Beta-Endorphin-Spiegel rasch anzuheben. In den USA heilen jetzt Biochemiker selbstmordgefährdete und schwer depressive Menschen einfach dadurch, daß sie ihnen wieder zu einer natürlichen Beta-Endorphin-Produktion verhelfen. Die wirkt nicht anders, als wenn man Rauschgift wie Kokain oder Haschisch nimmt. Rauschgift stimuliert nämlich im Körper auch nur die Produktion von Beta-Endorphin (lesen Sie darüber mehr im Kapitel **Vitamine für Ihr Lebensglück**).

Weil Dopamin ein Zwischenprodukt bei der Herstellung von Noradrenalin ist, ist auch dieser Nervenreizstoff von der Anwesenheit von Vitamin C abhängig. Dopamin ist für zahlreiche Gehirnfunktionen wichtig, vor allem für die Steuerung unserer Muskelnerven, für unsere Stimmungslage und unser Sexualleben. Auch für die Funktion des Nervenreizstoffes Serotonin wird Vitamin C benötigt, und zwar für den Abbau der Aminosäure Tryptophan zu diesem Stoff, der für innere Entspannung und Schlaf sorgt. Daß Wissenschaftler jetzt entdeckt haben, daß auch ein vierter wichtiger Nervenbotenstoff, nämlich Acetylcholin (beseitigt Gedächtnisschwäche und Konzentrationsmangel), von Vitamin C abhängig ist, beweist endgültig die Bedeutung dieses Obst-Vitamins für unseren Geistes- und Seelenzustand. Der Saft von vier Zitronen führt schon eine Stunde nach der Einnahme zum Einbau zusätzlicher Landestellen (Rezeptoren) für das kostbare Acetylcholin-Molekül. Der Abbau und Zerfall dieser Rezeptoren führt zum gefürchteten mentalen Altersprozeß und zur Alzheimerschen Krankheit, einem massiven Abbau von Gehirnzellen.

Interessant übrigens, daß jeder von uns «Alzheimer» im Anfangsstadium bekommt, wenn er nur drei Tage und Nächte lang bei Nikotin, Alkohol, nährstoffarmer Partykost und miserabler, rauchgeschwängerter Luft durchfeiert. Da kriechen die Gedanken nur noch mühsam von Gehirn- zu Gehirnzelle, man ist geistig «schlecht drauf», weiß nicht mehr, wo man sein Auto geparkt hat und schreckt vor seinem eigenen Spiegelbild zurück. Der Grund: Alles Vitamin C ist restlos verpulvert, Gehirn- und Nervenzellen sind innerhalb kürzester Zeit um Jahrzehnte gealtert. In der Natur gibt es nämlich kein «krankes» Gehirn, sondern nur vorzeitig gealterte oder eben «junge» und damit gesunde Gehirn- und Nervenzellen. Ascorbinsäure ist der ideale Frischmacher für unsere seelisch-geistige Verfassung.

Vitamin C könnte man eigentlich als das Vitamin für unser Lebensglück bezeichnen. Es ist beteiligt an der Steuerung unserer Stimmungslage, unserer Muskelnerven und unseres Sexuallebens.

So decken Sie Ihren Bedarf an Vitamin C:

Ascorbinsäure ist sehr kontakt- und reaktionsfreundlich, deshalb aber auch so verletzbar wie ein Mensch, der jedem vertraut und deshalb immer wieder enttäuscht wird.

113

In der Natur gibt es kein «krankes» Gehirn, sondern nur vorzeitig gealterte oder eben junge und damit gesunde Gehirn- und Nervenzellen.

Am wohlsten fühlt sich das Vitamin ohnehin nicht im Menschen, weil der ihm mit seiner fatalen Ernährung und Lebensweise so übel mitspielt. Am liebsten ist ihm eigentlich die Arbeit in Pflanzen und Tieren, weil es in deren Stoffwechsel viel besser geschützt wird und weil Pflanzen und Tiere viel besser wissen, welch wertvollen Freund sie an diesem tollen Molekül haben.

Vitamin C ist wasserlöslich, Überschüsse werden deshalb ausgeschwemmt. Selbst da zeigt sich noch die Loyalität dieses kostbaren Naturstoffs. Denn selbst im Durchdringen der unendlich feinen Nierenfilter und in den Blasenschleimhäuten bekämpft Ascorbinsäure noch Krankheitserreger, Viren und Bakterien. Wer Überdosen von Vitamin C zu sich nimmt, z. B. durch extrem viel Obst, kann sogar Nieren- und Blasenschwäche ausheilen.

Im gesunden Milieu des sauren Magensaftes überlebt das Vitamin gut. Es ist aber sehr empfindlich gegen Sauerstoff, wird in Licht, Hitze und in der Luft zerstört, die alle Oxidations-Stoffe, also Freie Radikale, zu ihrer Vernichtungsarbeit stimulieren. Bei dieser Oxidation wird dann Kupfer frei, das nur in «limitierter Auflage» für unseren Stoffwechsel gut ist. Zuviel Kupfer setzt sich in Gehirn- und Nervenzellen fest und macht nervös, in großen Mengen sogar übernervös oder psychisch krank. Wenn man einen Apfel durchschneidet, wird die Schnittfläche bald kupferfarben. Dieses Kupfer wird bei der Vernichtung von Vitamin C frei. Dies ist einer der Gründe, weshalb Obst und frisches Gemüse möglichst frisch und unzerteilt genossen werden sollten.

Wir Menschen machen uns bei allem Verstand und aller Intelligenz ohnehin einen ganz falschen Begriff von Nährstoffen, speziell von Vitaminen. Viele Leute glauben tatsächlich, Vitamine seien eine Erfindung der Medizin oder der Pharma-Industrie und eher eine lästige Sache, die man seiner Gesundheit zuliebe eben einnehmen muß. In Wirklichkeit hat die Natur Vitamine vor Milliarden von Jahren entwickelt, zu einer Zeit, in der Hoffnung bestand, daß möglichst überhaupt je kein Mensch die Erde bevölkerte. Kein Tier dachte jemals daran, Nahrung zu erwärmen und zu erhitzen und damit Vitamine zu töten, die ja zu den eifrigsten Helfern des Stoffwechsels zählen. Vitamine – vor allem auch Vitamin C – brauchen ihre Normaltemperatur, also Zimmer- oder Gartentemperatur, so wie sie es seit Urzeiten gewöhnt sind. Wenn die Sonne in Feld und Flur hoch steht, schließen sich Pflanzen, um ihre Vitamine vor Wärme zu schützen. Wir Menschen besitzen zwar Intelligenz, können zum Mond fliegen und Atomkraftwerke bauen. In vielerlei Beziehung aber sind wir viel dümmer als Pflanzen und Tiere. Von denen können wir nämlich immer noch unendlich viel lernen.

Als antiquiert und überholt gelten die Empfehlungen der Deutschen Gesellschaft für Ernährung für die Zufuhr von Vitamin C, nämlich 40 bis 50 Milligramm pro Tag für Säuglinge, bis zu 75 Milligramm für Kinder und 75 Milligramm für Erwachsene. Wer sich daran hält, braucht sich über miserable Nerven und ständige Infektionen nicht zu beklagen. Bei dem für uns typischen Ernährungsverhalten kommen mit derlei Mini-Rationen an Vitamin C nicht einmal Menschen aus, die einsam und friedlich auf einer Insel leben. Jede Zigarette stiehlt uns allein bis zu 30 Milligramm Vitamin C, ein leidenschaftlicher Gefühlsausbruch (Eifersucht, Verzweiflung, Aggression) kostet innerhalb 20 Minuten bis zu 300 Milligramm Ascorbinsäure. Dazu kommen zahlreiche Vitamin-zerstörende Faktoren wie Fehlernährung, mangelnde Aufnahme im Magen-Darm-Trakt oder Freie Radikale, die den Bedarf wesentlich erhöhen. Moderne US-Biochemiker raten dringend, die empfohlene Aufnahme mindestens um das Fünffache zu erhöhen, in bezug auf die bislang üblichen Empfehlungen. Es wird höchste Zeit, daß auch die Deutsche Gesellschaft für Ernährung ihre Empfehlungen erhöht. Es darf ja nicht sein, daß wir diesen Empfehlungen blind vertrauen und dabei immer kränker werden.

Wenn man drei Tage und Nächte bei Nikotin und Alkohol sowie nährstoffarmer Partykost durchfeiert, ist das wichtige Vitamin C nahezu restlos aufgebraucht. Man fühlt sich wie in einem Vorstadium der gefürchteten Alzheimer Krankheit.

Besonders reich an Vitamin C sind:

Lebensmittel (je 100 Gramm)	Milligramm
Holunderbeeren	37,1
Kiwi	36,7
Orangen	35,4
Zitrone mit Fruchtfleisch	34,0
Zitronensaft	28,2
Himbeeren	27,7
Grapefruitsaft (frischgepreßt)	26,3
Rüben, Zwiebeln	26,1
Spinat, Brokkoli	26,2
Grüne Erbsen	26,0
Kohlrabi	25,8
Spargel	23,7
Kohl	23,6
Leber	22,2
Brombeeren	21,2
Sojabohnen (Tofu)	18,5
Kartoffeln	18,0
Tomaten	16,9
Artischocken	10,2
Äpfel	8,8

Obst und Gemüse sind immer noch die Hauptlieferanten des so wichtigen Vitamin C. Es sollte aber nach Möglichkeit im rohen Zustand verzehrt werden, weil Hitze einen großen Teil des Vitamingehalts zerstört.

Was zu beachten ist:

Obst und Gemüse, die Hauptlieferanten von Vitamin C, sollten möglichst im rohen Zustand verzehrt werden. Je längere Lieferwege und Lagerung sie hinter sich haben, desto geringere Konzentrationen an Ascorbinsäure enthalten sie.

Beim Lagern oder Zerkleinern, vor allem bei jedem Erwärmen oder Erhitzen gehen erhebliche Teile von Vitamin C verloren. Die Salate, die neuerdings in Supermärkten frisch zum Abpacken in Plastikbehältern angeboten werden, enthalten meist mehr Schad- und Giftstoffe (durch Schädlingsbekämpfungsmittel, Konservierungsmittel usw.) als Vitamin C. Dasselbe gilt, wenn auch in geringerem Maß, für tiefgefrorenes Obst oder Gemüse.

Wofür Vitamin C wichtig ist:

Immunfunktionen
Calcium-Stoffwechsel
Bindegewebe, Kollagen
Blutgefäßwände
Zahnfleisch
Fettverwertung
Feste, glatte Haut
Kräftiges Haar
Sehstärke
Positive Stimmungslage
Gesunde Nerven
Konzentrationsfähigkeit
Schlaf
Streßbewältigung

Vitamin D

DAS SONNEN-VITAMIN

FÜR KERNGESUNDE KNOCHEN UND ZÄHNE

Es wird als Vitamin D bezeichnet, aber viele Biochemiker halten es eigentlich für ein Hormon. Auf jeden Fall ist Vitamin D auf interessante Weise anders als alle anderen Vitamine.

Vitamin D ist für die Aufnahme von Calcium aus dem Darm und dem Einbau von Calcium-Salzen in unsere Knochen und Zähne unabdingbar.

Wir produzieren es nämlich selbst. Nicht in unserem Darm wie andere Vitamine, sondern in der Haut. In unseren Hautzellen nistet nämlich u. a. auch ein bestimmter Cholesterin-Stoff, der schon morgens beim Aufwachen ungeduldig auf die ersten Sonnen- oder Lichtstrahlen wartet. Kaum sind diese UV-Strahlen eingetroffen, entsteht ohne jegliche Mitarbeit von Enzymen ein Provitamin, das sich dann ganz langsam und ohne Eile zu Vitamin D3 (Cholecalciferol) weiterentwickelt. Kaum ist es so richtig erwachsen, nahen Eiweißträger und überführen das Vitamin-Molekül ins Blut, zu den Körperzellen oder zu bestimmten Lagerplätzen. Das Vitamin wird aber auch über die Darmwände aus der Nahrung aufgenommen. Besonders reich an Vitamin D sind Fischöle (Lebertran) bzw. fetter Fisch wie Hering, Lachs oder Makrele sowie Eier.

Im Körper widmen sich die Vitamin-Moleküle einer Hauptaufgabe, der Aufnahme von Calcium aus dem Darm und dem Einbau von Calcium-Salzen in unsere Knochen und Zähne. Ebenso reguliert das Vitamin unseren Phosphat-(Phosphor-)Haushalt. Vitamin D hält also unser Skelett kräftig und stabil. Weil Frauen nach der Menopause Knochenmasse verlieren, müssen sie besonders auf ausreichende Vitamin D-Zufuhr achten.

Zwar werden 99 Prozent allen Calciums für Knochen und Zähne benötigt, aber das eine freie Prozent hat es in sich. Calcium spielt nämlich für die Nervenreizübertragung in allen Nerven- und

Gehirnzellen die erste Geige. Über Calcium-Kanäle fließen Calcium-Ionen von Zellmembran zu Zellmembran und leiten so die Nervensignale weiter. Die sind nicht nur für unsere koordinierte Muskelarbeit wichtig, sondern ebenso für die Übertragung von Hormonen, Wachstumsfaktoren oder auch den schon erwähnten Neurotransmittern, die uns beruhigen, heiter und optimistisch stimmen. Deshalb zählen, moderne Neurophysiologen Calcium zu den allerbesten natürlichen Beruhigungsmitteln. Aber die Natur weiß dies schon viel länger. Wenn Tiere, z. B. Rehe oder Hasen, eine massive Streßphase hinter sich haben (wenn sie z. B. gejagt wurden), suchen sie instinktiv nach Calcium-reichen Sträuchern wie Thymian, Rosmarin, Dill, Salbei oder Majoran, die bis zu zweieinhalb Prozent aus nervenberuhigendem Calcium bestehen. Damit Calcium aber überhaupt wirksam werden kann, ist das Sonnen-Vitamin D wichtig.

Von ultramodernen Analyse-Geräten aufgespürt, kommt Vitamin D so nach und nach aus seinem Versteck und zeigt, daß es noch ganz andere, überraschende Aufgaben in unserem Organismus hat. Wissenschaftler finden nämlich immer mehr Landestellen (Rezeptoren), so etwa in Zellen des Immunsystems. Das Vitamin scheint für unsere Muskelkraft von Bedeutung zu sein, außerdem wirkt es mit Eisen zusammen. Hochinteressant ist die brandneue Entdeckung, daß Vitamin D im Zellkern der knochenbildenden Zellen denselben Rezeptor ansteuert wie Östrogen. Bekanntlich führt ein Mangel an diesem Sexual-Hormon nach den Wechseljahren zu Knochenabbau. Erstmals finden also jetzt Biochemiker Zugang zu diesem bislang noch unverstandenen Zusammenspiel im Stoffwechsel von Östrogen, Calcium und Vitamin D.

Vitamin D hält unser Skelett kräftig und stabil. Weil Frauen nach der Menopause Knochenmasse verlieren, müssen sie besonders auf eine ausreichende Zufuhr von Vitamin D achten.

Wenn Vitamin D fehlt: die ersten Warnzeichen

Kurzsichtigkeit
Zahnausfall, eiternde Zähne
Muskelschwäche
Vergrößerte Gelenke an Knie, Knöcheln
und Handgelenken

Aufregung
Nervöse Störungen, Gereiztheit
Schlafstörungen
Pessimismus
Depressive Verstimmungen

So gelangt Vitamin D in Ihre Körperzellen

Eine brandneue Entdeckung: Vitamin D steuert denselben Rezeptor im Zellkern der knochenbildenden Zellen an wie das Sexualhormon Östrogen.

Das fettlösliche Vitamin D wird im Darm in Anwesenheit von Gallensalzen aus dem Nahrungsbrei herausgelöst und genauso wie Fettmoleküle oder Cholesterin in Eiweiß eingewickelt und damit als sogenannte Lipoproteine oder Chylomikrone in die Leber geschickt. Dort wird das Vitamin wieder von seiner Eiweißverpackung befreit (im wäßrigen Blut lassen sich Fettstoffe nicht anders transportieren).

Ebenso wie das Vitamin D aus der Haut werden die Moleküle als sogenanntes 25-Hydroxicholecalciferon zur Niere geschickt und dort noch einmal dynamisch aufgeladen. Jetzt steht es in fertiger Form «Gewehr bei Fuß», um beim Knochenbau mitzuhelfen. Sein ebenso fettlösliches Schwester-Vitamin A steht ihm bei seiner zukünftigen Arbeit tatkräftig zur Seite.

So wirkt Vitamin D

Vitamin D wacht jetzt äußerst konzentriert darauf, daß die Calcium-Konzentration im Blut nie unter einen bestimmten Wert abfällt. Dabei hilft ihm wiederum das Parathormon aus den Nebenschilddrüsen, die der Schilddrüse von hinten anliegen. Auf diese Weise ist bei ausreichend Calcium im Blut stets für gesunde, kräftige Knochen gesorgt. Unsere Knochen (und auch die Zähne) sind ja nie gleich fest, sondern sie verändern ihre Struktur von Stunde zu Stunde je nach Nahrungszufuhr. Verbrauchte Knochenmasse wird abgebaut, neue zugeführt. Wenn wir morgens müde Knochen haben, dann 200 Gramm Käse essen und den Saft von zwei Zitronen dazu trinken, haben wir mittags schon viel festere Knochen, vor allem, wenn wir unser Skelett auch noch (z. B. durch Gymnastik) belasten. In diesem ständigen Wechsel liegt natürlich für jeden von uns die Riesenchance, aus schwachen Knochen kerngesunde zu machen.

Wenn die Calcium-Konzentration im Blut sinkt (weil wir vielleicht mal wieder nur Currywurst mit Pommes, Kuchen oder Dosengulasch gegessen haben), wird ein bißchen Parathormon ins Blut gepumpt, das die Produktion von Vitamin D in den Nieren anregt. Die Schleimhautzellen im Darm erhalten den Auftrag, mehr Calcium und Phosphatsalze ins Blut zu verschicken. Außerdem halten die Nieren jetzt verstärkt Calcium zurück, geben das wichtige Mineral also nicht mehr an den Urin ab. Schließlich wird auch noch Calcium aus den Knochen abgezogen und ins Blut versandt. Die eigentliche Ursache dieser komplizierten Vorgänge ist der vorrangige Bedarf unserer Nervenzellen an Calcium. Das eine freie Prozent an Calcium im Blut darf also nie auf einen tiefen Wert fallen. Sonst könnten wir unsere Muskeln bald nicht mehr bewegen, das Herz würde stehenbleiben, und wir würden sterben. Deshalb stehen für Calcium im Darm ganz spezielle Transportschiffchen, sogenannte Calbindine, zur Verfügung, die das Mineral rasch ins Blut schleusen und anschließend auch gleich noch an stoffwechselaktive Enzyme und Proteine anbinden. Bestimmte Vitamine und Mineralien, wie z. B. Vitamin C und Calcium, reisen im Stoffwechsel also Erster Klasse.

Wenn in den Darmwänden genügend Calcium angesammelt ist, sorgt Vitamin D dafür, daß die Knochen ihren Calcium-Verlust wieder ersetzt bekommen. Wenn aber Calcium in der Nahrung fehlt, wird unablässig weiter Calcium aus den Knochen entnommen, um den Calcium-Spiegel auf seinem Pegel zu halten. Dies führt natürlich zu Osteoporose, einem Abbau von Knochensubstanz. Wenn nun auch noch Vitamin D fehlt, kommt es zu Osteomalazie, zu Knochenerweichung, oder zu Rachitis. Ohne Vitamin D werden nämlich sowohl Calcium als auch Phosphor nicht ausreichend aus dem Darm aufgenommen.

Ein Mangel an Vitamin D kann übrigens auch Folge mangelhafter Fettverwertung sein. Ohne Gallensäuren gelangt Vitamin D aus dem Darm nicht ins Blut. In den Wintermonaten reicht in

Wenn Calcium in der Nahrung fehlt, wird es unablässig weiter aus den Knochen entnommen. Dies führt zu Osteomalazie, also Knochenerweichung, oder Rachitis.

unseren Breiten das Tageslicht zur Produktion von Vitamin D in der Haut oft nicht aus. Auch Smog, verschmutzte Luft sowie Fensterscheiben halten die für die Vitamin-Produktion wichtigen UV-Strahlen ab. Viele Menschen fühlen sich im Urlaub im sonnigen Süden nur deshalb so fest und kräftig, weil sie viel Vitamin D und damit viel neue Knochensubstanz produzieren.

Unnatürliche Dosen von Vitamin können zur Ablagerung des überschüssigen Calciums in Niere, Herz, Lungen oder Gefäßen führen. Die Folge ist Arteriosklerose.

Vitamin D ist fettlöslich, kann somit im Organismus gespeichert werden. Deshalb sollte man sich das Vitamin nicht in der Apotheke kaufen und unkontrolliert zu sich nehmen, in der Hoffnung, daß man in einer Woche tolle Zähne und Knochen kriegt. Obwohl Rohkost kaum oder gar kein Vitamin D enthält, das Vitamin in der Nahrung ohnehin rar ist, kann man den Bedarf problemlos mit Fisch (Hering, Sardinen, Makrelen, Forelle), Leber, Butter, Milch und Eiern decken. Wichtig: möglichst Gesicht und Arme täglich zehn Minuten lang der Sonne oder dem Tageslicht zur Mittagszeit aussetzen.

Unnatürliche Dosen von Vitamin D (z. B. Tabletten) können schwerwiegende Folgen haben. Ganz abgesehen davon, daß das Vitamin selbst in hoher Blut- oder Gewebskonzentration giftig werden kann, kommt es zu Hypercalcämie, einem zu hohen Calcium-Spiegel im Blut. Das überschüssige Calcium sucht sich dann weiches Gewebe wie Nieren, Herz, Lungen oder Gefäße aus, um sich hier in Form von Kalk abzulagern. Folge ist unter anderem Arteriosklerose.

Weil eine zu starke Ansammlung von Vitamin D im Blut giftig wirken kann, hat sich die Natur einen Trick zur Abwehr von zuviel Vitamin D aus dem Blut ausgedacht. Die Gefahr wäre ja zu groß, daß sich Menschen, die tief im Süden oder gar am Äquator leben, selbst mit giftigem Vitamin D vollpumpen, das in ihrer Haut im Übermaß produziert wird. So kam die Natur auf die Idee mit der Hauttönung und Dunkelfärbung in der Sonne. Das Melanin in der Haut, der dunkle Pigment-Stoff aus Kupfer und dem Eiweißbaustein Tyrosin, hält UV-Strahlen ab und die Vitamin D-Produktion niedrig. Allerdings: Wenn wir uns nun eine attraktive Sonnenbräune zulegen, nehmen wir möglicherweise bis zu zwei Dritteln mehr Vitamin D über die Haut auf als vorher, wo wir noch ganz blaß und weißhäutig waren. Außerdem wird bei anhaltendem Sonnenbaden das Cholesterin-Substrat in der Haut anstatt zu Vitamin D zu inaktiven Lichtprodukten wie z. B. Lumisterin abgebaut, damit kein Schaden angerichtet wird. Die Vitamin D-Synthese aus der Haut ist bei Sonnenanbetern aber auf jeden Fall kräftig gestört. Man spürt es daran, daß die ersten Sonnentage kräftigen und beleben, daß aber wochenlanges Sonnenbaden eher müde, schlapp und auch nervös macht.

So decken Sie Ihren Bedarf an Vitamin D:

Kinder, Jugendliche und Erwachsene brauchen täglich zwischen 5 und 10 Mikrogramm, wobei der Bedarf bei Heranwachsenden wegen der Knochenbildung auch 10 Mikrogramm übersteigen kann. Diese Werte gelten für Personen, die praktisch überhaupt nie an die Sonne kommen, die ihren Vitamin D-Bedarf also über die Nahrung decken müssen. Wer täglich zwanzig Minuten in die Sonne kommt oder möglichst viel Hautfläche 30 Minuten lang dem hellen Tageslicht aussetzen kann, braucht von den oben genannten Werten nur die Hälfte bzw. zwei Drittel, um sich mit ausreichend Vitamin D zu versorgen.

Wenn wir uns eine attraktive Bräune zulegen, nehmen wir möglicherweise bis zu zwei Drittel mehr Vitamin D über unsere Haut auf als vorher, als wir noch blaß und weißhäutig waren.

Besonders reich an Vitamin D sind:

Lebensmittel	Mikrogramm
Lebertran (2 Teelöffel)	242
Hering (100 Gramm)	25
Makrelen (100 Gramm)	24
Lachs (100 Gramm)	12
Ölsardinen (100 Gramm)	9
Thunfisch (100 Gramm)	6
Milch (1 Tasse)	3
Vollkorngetreide (100 Gramm)	3
Eier (1 Eigelb)	1
Leber (100 Gramm)	1

Was zu beachten ist:

Diese Empfehlungen gelten nur für die Nahrungsaufnahme, die höchstens die Hälfte der täglich nötigen Zufuhr an Vitamin D ausmacht. Wichtig: In den Jahrmillionen seiner Entwicklung hat der Mensch seine Vitamin D-Aufnahme ähnlich wie die Tiere aufgebaut. Das heißt, daß ein erheblicher Teil des Vitamins über UV-Strahlen in der Haut synthetisiert wird. Unsere Urahnen haben sich bekanntlich von früh bis spät im Freien aufgehalten, hatten deshalb bezüglich ihres Vitamin D-Stoffwechsels keine Probleme, weil die Haut durch ständige Licht- und Sonneneinstrahlung ausreichend den wertvollen Biostoff produziert hat.

Deshalb müssen Menschen, die sich ständig in geschlossenen Räumen aufhalten und nur mal in der Mittagszeit schnell zum Einkaufen rennen, ihren Bedarf zusätzlich über die Nahrungsaufnahme decken. Ideal dafür ist Milch, ein Liter davon kann den Tagesbedarf schon ausreichend decken. Personen, die stets schön gebräunt sind, weil sie keinen Sonnenstrahl missen und oft ins Bräunungsstudio gehen, brauchen entsprechend mehr Vitamin D-Zufuhr über die Nahrung.

Weil unsere Vorfahren sich hauptsächlich im Freien aufhielten, hatten Sie bezüglich ihres Vitamin D-Stoffwechsels weit weniger Probleme als wir.

Wofür Vitamin D wichtig ist:

Knochenbau
Kräftige Zähne
Calciumstoffwechsel
Gute Nerven
Optimismus, Entspanntheit
Muskeltätigkeit
Kräftiges Herz
Immunsystem
Hormonbildung
Kreislauf
Entgiftung des Körpers von Blei

Menschen mit niedrigen Vitamin D-Konzentrationen im Blut nehmen den Giftstoff Blei schneller auf, sind also weniger geschützt. Die gefährlichen Blei-Moleküle benutzen in der Darmschleimhaut dieselben Transportwege wie Vitamin D. Deshalb ist es wichtig, ausreichend Calcium zu sich zu nehmen (z. B. mit Milch, Käse), damit der Konkurrenzkampf gegen das Bleigift täglich neu gewonnen werden kann.

Wer sich keinen Sonnenstrahl entgehen läßt und oft ins Sonnenstudio geht, braucht entsprechend weniger Vitamin D-Zufuhr über die Nahrung als jemand, der sich ständig in geschlossenen Räumen aufhält.

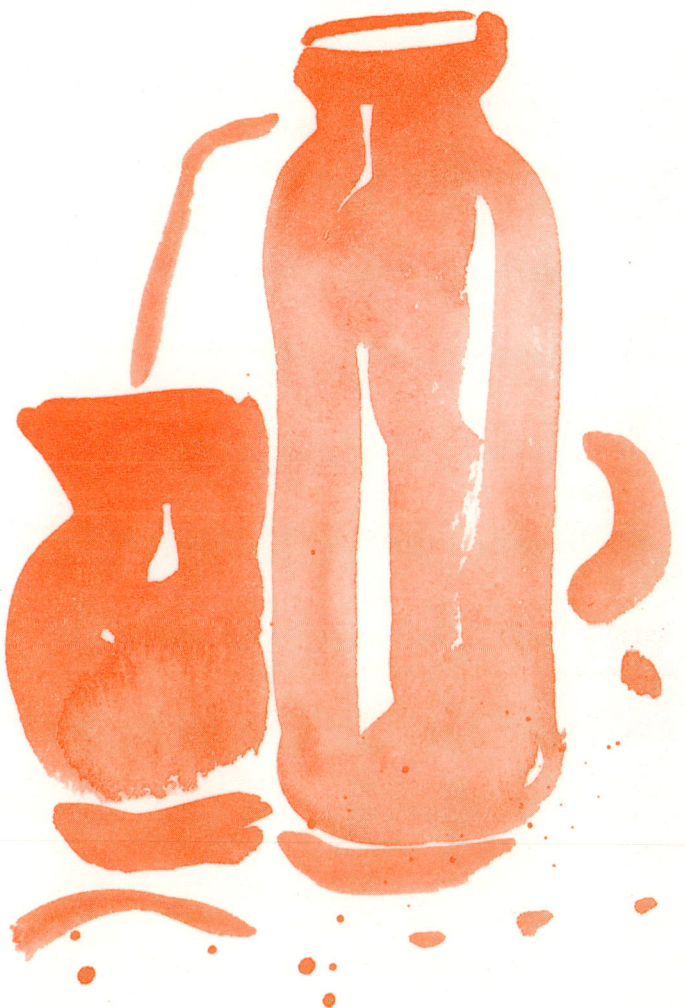

Vitamin E

DAS FASZINIERENDE MOLEKÜL

DER BESTE FREUND UNSERER KÖRPERZELLEN

Wenn man die Frage nach den allergrößten Naturwundern stellt, kommen die Niagara-Fälle, die Sonne, die (leider) schon ausgestorbenen Dinosaurier oder die wunderschönsten Orchideen nicht unbedingt an erster Stelle. Die vielleicht großartigsten Schöpfungen, die es je gegeben hat, sind das Vitamin E und die Schneeflocken.

Es gibt mindestens acht verschiedene Formen von Vitamin E, die sogenannten Tocopherole. Sie bestehen aus Wasserstoff, Sauerstoff und Kohlenstoff.

Von allen Schneeflocken, die im Laufe eines Winters vom Himmel herabschweben, ist in seiner wunderschönen kristallinen Struktur keine gleich. Ganz egal, wieviele Trilliarden oder Myriaden dieser Schneekristalle herabschneien, sie zeigen sich alle als einzigartiges Kristall, das es in dieser Art nie gegeben hat und nie wieder geben wird. Da kann man nur staunen, in Bewunderung verharren.

Das Vitamin E aber übertrifft die Schneeflocken noch in der Mannigfaltigkeit seiner Erscheinungsform. Woher die Natur diesen genialen Einfallsreichtum hernimmt, bleibt für alle Zeiten rätselhaft. Es gibt mindestens acht verschiedene Formen von Vitamin E, das sind die sogenannten Tocopherole. Sie bestehen aus nur drei Elementen: Wasserstoff, Sauerstoff und Kohlenstoff. In ihrem räumlichen Aufbau sind sie alle unterschiedlich, ähnlich den Schneeflocken. Von Myriaden und Abermyriaden Vitamin E-Molekülen ist keines mit dem anderen identisch. Es gibt aber auch synthetisches, in der Chemiefabrik hergestelltes Vitamin E. Da sind alle Moleküle gleich. Keines kann man vom andern irgendwie unterscheiden. Sie entwickeln zwar auch Wirkung im

Stoffwechsel. Aber genau genommen sind sie vergleichsweise «tote» Stoffe. Die faszinierende Vielfalt und Lebendigkeit fehlt ihnen.

Vitamin E erfüllt in unserem Körper den wichtigen Schutzauftrag, Freie Radikale zu bekämpfen und Fettsäuren, speziell die mehrfach ungesättigten Fettsäuren vor diesen gefräßigen Stoffwechsel-Raubtieren zu schützen. Die ungesättigten Fettsäuren sind nämlich sehr wichtig (z. B. für alle Zellmembranen), aber leider verletzlich. Sie werden von Freien Radikalen angegriffen, zerstört, und diese Zerstörung setzt sich dann wie beim Schneeballsystem oder bei einer Kettenreaktion vernichtend fort. Das Vitamin E-Molekül schnappt sich so ein Freies-Radikal-Molekül und wandelt es durch die Abgabe eines Elektrons oder eines Ions zu einer neutralen, ungefährlichen Substanz um, die abgebaut und über den Urin ausgeschieden werden kann. Immer dort, wo Schutzfunktionen von Antioxidantien wie Vitamin E fehlen, wird Fett zerstört. So z. B. auch in der Butter, die man offen dem Licht aussetzt. Sie wird ranzig, was nichts anderes bedeutet, als daß die in ihr enthaltenen Fettsäuren von Freien Radikalen angegriffen und zerstört werden.

Wenn in unserer Nahrung zuwenig Vitamin E enthalten ist, wird Fett in unserem Körper ranzig. Typische Zeichen sind die sogenannten Altersflecken an unseren Händen.

Wenn in unserer Nahrung zu wenig Vitamin E enthalten ist, wird Fett in unserem Körper auf eben dieselbe Weise ranzig. Typische Zeichen sind die sogenannten Lipofuscine oder Altersflecken an unseren Händen. Es sind Anhäufungen von Fettstoffen, die durch Freie Radikale oxidiert wurden, kaum mehr abbaubar sind und zu allem Überdruß mit Eiweiß harte Verbindungen eingehen, die sich nicht mehr oder nur noch schwer abbauen lassen. Diese Lipofuscine treten auch unsichtbar in der Lunge, im Nervensystem, dem Gehirn, den Nieren, Fettzellen, Muskeln und anderen Geweben auf. Bei ausreichender Versorgung mit Vitamin E aber können sie sich gar nicht erst bilden.

Wissenschaftler haben jetzt ausgerechnet, daß jede Körperzelle pro Tag etwa 10.000 mal von Freien Radikalen angegriffen wird. Man kann sich also ausmalen, welche bedeutende Schutzfunktion die Antioxidantien (vor allem Vitamin A, Vitamin C, Vitamin E und Selen) haben.

Dementsprechend sind Beschwerden und Krankheiten oft lediglich Folge eines Mangels an Antioxidantien wie Vitamin E. Freie

Radikale zerstören dann Zellkerne und Zellen. Und sie vermehren sich außerdem explosiv im zerstörten Zellgut.

Vitamin E schützt die roten Blutkörperchen, die den Sauerstoff transportieren, auf ihrem Weg zum Herzen und zu allen anderen Organen. Weil es Sauerstoff schützt, hilft es überall im Körper bei der Zellatmung mit. Vor allem sorgt es dafür, daß Muskeln und ihre Nerven mit möglichst wenig Sauerstoff auskommen, was Kraft und Ausdauer erhöht. Leistungssportler, die viel Atemluft durch ihre Lungen jagen, pressen auch viel mehr Sauerstoff in Blut und Gewebe. Dieser Sauerstoff kann dann gefährlich werden, zu Oxidations-Vorgängen führen und sich damit in Freie Radikale, sogenannte Peroxide umwandeln. Deshalb müssen sportlich sehr aktive Menschen auf eine Versorgung vor allem mit Vitamin E achten.

Vitamin E beseitigt oder verhindert Durchblutungsstörungen, weil es der Blutgerinnung und Klumpenbildung im Blut vorbeugt. Auch alle wichtigen Drüsen, wie die Hirnanhangdrüse, die Thymusdrüse oder die Nebennierenrinde, werden durch Vitamin E geschützt. Ein Mangel an diesem Biostoff führt beim Mann zu ungenügender Spermien-Produktion und damit ebenso zu Unfruchtbarkeit wie bei der Frau, die eine Gebärmutter-Fehlfunktion entwickeln kann. Vitamin E schützt auch das Vitamin A vor Freien Radikalen, und beide gemeinsam zählen zu den wichtigsten Immunfaktoren in unserem Auge, vor allem in Linse und Netzhaut.

Vitamin E beseitigt oder verhindert Durchblutungsstörungen, weil es der Blutgerinnung und Klumpenbildung im Blut vorbeugt.

Wenn Vitamin E fehlt: die ersten Warnzeichen

Sehschwäche
Welke Haut
Müdigkeit, Leistungsschwäche
Entzündungen im Verdauungstrakt
Unfruchtbarkeit
Herzkrankheiten
Altersflecken
Nervöse Reizbarkeit

Vitamin E hat noch eine weitere Eigenschaft, der Wissenschaftler gerade in den letzten Jahren auf die Spur gekommen sind. Es wirkt entzündungshemmend bzw. korrigiert eine krankhafte Neigung zu Entzündungen, eine Modekrankheit, die Folge falscher Ernährung ist. Das Vitamin unterdrückt die Produktion von Entzündungsstoffen wie Leukotrienen und Prostaglandinen z. B. als Folge von zu hohem Fleischverzehr. Die im Fleisch enthaltene Arachidonsäure, eine Fettsäure, ist wichtige biologische Vorstufe von Prostaglandinen und Leukotrienen, die im Körpergewebe als Reaktionsprodukte (z. B. als Schmerzsubstanzen) entstehen. Wer aber zuviel Fleisch ißt oder zu wenig Vitamin E einnimmt, entwickelt zu hohe Konzentrationen an Arachidonsäure und damit an Entzündungsstoffen.

Alle wichtigen Drüsen unseres Körpers werden durch Vitamin E geschützt. Ein Mangel davon führt beim Mann zu ungenügender Spermien-Produktion und damit zu Unfruchtbarkeit.

So gelangt Vitamin E in Ihre Körperzellen

Enthalten sind die verschiedenen Tocopherole, also Vitamin E, vor allem in Pflanzenölen, wie sie im Getreidekeim oder in allen Samen vorkommen (z. B. Sonnenblumenöl, Sojaöl, Olivenöl usw.). Bereits im Pflanzenkeim findet Vitamin E seine ursprüngliche Bestimmung: Es schützt die mehrfach ungesättigten und vor allem im Sonnenschein sehr verletzlichen Fettsäuren vor Oxidation durch Freie Radikale.

Im Darm wird das Vitamin in Verbindung mit Fettmolekülen aufgenommen. Wie auch für die anderen fettlöslichen Vitamine A, D und K ist für die Freisetzung im Darm stets etwas Fett in der Nahrung notwendig. Aufgenommen werden bei normaler Verdauung ohnehin nur zwischen 20 und 40 Prozent des im Nahrungsbrei enthaltenen Vitamins.

Auch Vitamin E wird erst in Eiweiß eingewickelt und damit in Form eines sogenannten Chylomikrons übers Lymph-System zur Leber versandt. Von der Leber aus geht Vitamin E im Blut dann genau denselben Weg wie Triglyzeride und andere Fettstoffe, nämlich in Lipoproteinen (Fetteiweißstoffen) zum Fettgewebe oder zu allen Zellmembranen im Körper. Auf diese Weise wird Vitamin E viel gleichmäßiger über den ganzen Körper verteilt als etwa seine fettlöslichen Geschwister Vitamin A und Vitamin D.

Deshalb hat die Natur es auch so eingerichtet, daß Vitamin E in sehr hoher Dosierung bei weitem nicht so gefährlich ist und giftig wirkt wie die Vitamine A und D. In den Fettzellen sind 99 Prozent des Vitamins ganz friedlich zusammen mit den Triglyzeriden eingespeichert, die für unsere Speckpolster an Bauch, Hüften, Po und Oberschenkeln verantwortlich sind.

Die wirkungsvollste Form (Alpha-Tocopherole) reist im Blut zusammen mit dem sogenannten VLDL-Cholesterin (VLDL = Very Low Density Lipoprotein, Lipoprotein mit sehr niedriger Dichte), dem fälschlich als «Bösewicht» eingestuften Cholesterin-Stoff, der angeblich zu Arteriosklerose führt. Dieses Molekül enthält viel Fett, das jedoch bei idealer Ernährung (z. B. mit viel Pflanzenölen) verwertet wird und keinen Schaden anrichtet. Dabei liefert es dann auch seinen Anteil an Vitamin E bis in die entlegensten Ecken unseres Körpers. Wenn wir jedoch viel fette Wurst, Weißbrot, Nudeln, Zucker, Süßigkeiten und andere «leere» Lebensmittel zu uns nehmen, macht die Leber zusätzlich Fett daraus und schickt sie als weitere VLDL-Moleküle ins Blut. Ohne Hilfe reichern sich diese Lipidstoffe im Blut mehr und mehr an, weil sie von den Zellen nicht angenommen werden. Irgendwann haften sie dann an den Arterienwänden an, und jetzt wächst die Gefahr einer Gefäßverengung und Arteriosklerose. Außerdem bleiben die vielen wichtigen Vitamin E-Rationen ungenutzt.

Wer zuviel fette Wurst, Weißbrot, Nudeln, Zucker, Süßigkeiten und andere leere Lebensmittel zu sich nimmt, bei dem wächst die Gefahr einer Gefäßverengung und Arteriosklerose.

So wirkt Vitamin E

Das Vitamin hat seinen Arbeitsplatz vor allem in der öligfeuchten Membran-Schicht aller Körperzellen. Diese Schutzschicht um die Zelle ist ein einziger Hauptbahnhof für Milliarden und Abermilliarden Nährstoff- oder Hormon-Moleküle, die hier in jeder Minute und über ein verwirrend perfektes und weitverzweigtes Kanalsystem ins Zellinnere weitergeleitet werden.

Vitamin E spielt dabei so etwas wie die Bahnpolizei, die vor allem ein scharfes Auge auf alle Freien Radikalen hat. Die lauern gerade in der Zellmembran besonders gierig, denn sie lieben alles Öligfeuchte wie das schmackhafte Cholesterin, aus dem die

Zellhaut zur Hälfte besteht. Besonders gefährdet sind die Erythrozyten, die roten Blutkörperchen, deren Zellhäutchen besonders empfindlich und verletzlich ist. Wenn diese roten Blutkörperchen nicht von Vitamin E-Molekülen umringt werden, werden sie von Freien Radikalen angegriffen und beschädigt. Sie verändern dann ihre Struktur, das Eiweiß in ihrer Zellhaut verkrustet sich, und die roten Blutkörperchen sind unfähig, Sauerstoff zu den anderen Zellen zu tragen.

In jedem Kubikmillimeter Blut sind bis zu fünf Millionen roter Blutkörperchen enthalten. Ohne den Schutz von Vitamin E verlieren sie möglicherweise an einem einzigen Tag die Hälfte ihrer Wirkung. So verändert sich auch die Qualität des Blutbilds stündlich, je nachdem, wieviel Vitamin E oder andere Schutzstoffe wir zu uns nehmen. Wenn wir uns nach einer durchfeierten Nacht mit viel Alkohol und Zigarettenqualm hundemüde fühlen, können Milliarden kaputter roter Blutkörperchen die Ursache sein. Mit einem Eßlöffel Sonnenblumenöl, das viel Vitamin E enthält, verkraften wir derlei Vergnügungen viel besser.

Weil im öligfeuchten Milieu der Zellmembran auch alle Nervenimpulse übertragen werden, muß diese Feuchtigkeitsbalance unbedingt geschützt werden. Sonst kommt es zu Taubheitsgefühl in Armen und Beinen, zu Kribbeln und Stechen, als würden die berühmten «Ameisen» über die Haut laufen und pieksen. Auf nicht andere Weise werden Nerven- und Gehirnzellen betroffen, wenn der Schutzfaktor Vitamin E fehlt. Um weiteren Schaden abzuwehren, dreht unser Organismus dann einen großen Schalter auf «Sparflamme», und alle Körperfunktionen werden gedrosselt: statt Vitalität gibt es Müdigkeit, statt Freude ein dumpfes Dahinvegetieren, statt Unternehmungsgeist Lustlosigkeit.

Gottlob ist unser Stoffwechsel imstande, beschädigte Körperzellen wieder zu flicken. Dies haben wir den Tieren voraus, deshalb leben wir übrigens auch länger. Für die beschädigte Zellmembran werden dann vor allem Cholesterin, Phosphorstoffe und hochwertiges Eiweiß benötigt, für den Zellkern Nukleinsäuren. Das sind Eiweißstoffe, die zu den qualitativ hochwertigsten Nährstoffen zählen, praktisch das Beste aus dem Supermarkt der Natur darstellen. Enthalten sind dies Nukleinsäuren (die auch die Erbanlagen tragen) in allen Schößlingen, Sprößlingen, Samen oder

Bei einer durchfeierten Nacht mit viel Alkohol und Nikotin bleiben zwangsläufig Milliarden von Blutkörperchen auf der Strecke. Daher sollten wir einen Eßlöffel Sonnenblumenöl, das viel Vitamin E enthält, zu uns nehmen. Dann verkraften wir derlei Vergnügungen weit besser.

Wenn der «Schutzfaktor» Vitamin E fehlt, kommt es zu Müdigkeit, dumpfem Dahinvegetieren und Lustlosigkeit. Vor allem sportlich aktive Menschen sollten auf einen ausgewogenen Vitamin E-Haushalt achten.

Keimen. Kein Wunder, daß gerade sie viel feines Öl und Vitamin E enthalten.

In der Zellmembran müssen jetzt die klebrigen Verkrustungen aus totem Eiweiß und ranzigem Cholesterin abgetragen werden. Erst danach fühlen wir uns besser und frischer. Wichtig nach dem Neuaufbau ist der Schutz durch Vitamin E. Dabei kann das Vitamin die Hauptlast nicht allein tragen. In der Abwehr Freier Radikale arbeitet es eng mit dem sehr raren Spurenelement Selen zusammen. In verschiedenen Körperbereichen, vor allem in der Netzhaut des Auges, können oxidierte und damit unbrauchbar gewordene Vitamin E-Moleküle wieder repariert werden, und zwar durch Elektronen des Vitamins C. Diese neue Erkenntnis überrascht, weil sich hier erstmals eine direkte Annäherung und Zusammenarbeit zwischen einem fettlöslichen Vitamin (E) und einem wasserlöslichen (C) zeigt. Aber auch das Selen-haltige Enzym Glutathion-Peroxidase, die Superwaffe gegen Freie Radikale überhaupt, kann im Zellinnern oxidiertes Vitamin E wieder aufrüsten. Außerdem können in den Mitochondrien der Zelle, dem Brennofen für die Energiegewinnung, Elektronen zur Generalüberholung von Vitamin E-Molekülen bereitgestellt werden.

Diese Entdeckungen sind ziemlich neu und auf zweierlei Weise interessant: Vitamin E ist ein Lieblingskind der Natur, deshalb läßt sie diese prächtigen Moleküle nicht so gern sterben. Und Pflanzen, Tiere und Menschen sollen den Freien Radikalen nicht zu schnell erliegen. Der Mensch z. B. soll möglichst selbst dann 80 oder 90 Jahre alt werden, wenn in der Nahrung nur wenig Vitamin E vorhanden ist. Deshalb wird verbrauchtes Vitamin E wieder restauriert. «Wir wundern uns immer wieder», dies behaupten US-Biochemiker, «wie Menschen problemlos 90 Jahre alt werden, obwohl sie kaum Vitamin E und andere wichtige Nährstoffe im Blut haben. Bei gesunder Kost könnten die alle locker weit über 100 Jahre alt werden...»

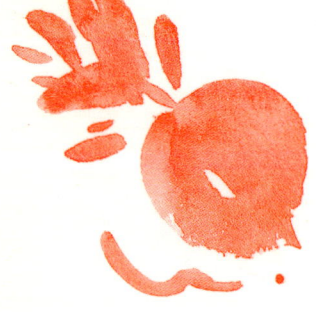

So decken Sie Ihren Bedarf an Vitamin E:

Empfohlen wird für Kinder bis zu 14 Jahren eine tägliche Aufnahme von 6 bis 12 Mikrogramm, je nach Alter, für Erwachsene 12 Milligramm und für schwangere und stillende Frauen bis zu 16 Milligramm. Neue Erkenntnisse deuten jedoch darauf hin, daß diese Menge für die Abwehr Freier Radikale nicht ausreicht. Gewonnen wurden diese Werte vornehmlich aus dem Effekt der Vitamin-Aufnahme ins Blut.

Unberücksichtigt bleibt die tatsächliche Konzentration wichtiger Tocopherole in den Zellen. Diese ist von Person zu Person unterschiedlich, je nachdem, in welchem Ausmaß sie Schad- und Giftstoffen (auch aus dem eigenen Stoffwechsel) ausgesetzt ist. Wer im Verhältnis zuviel Fett statt ballaststoffreicher Kohlenhydrate (in Gemüse, Kartoffeln, Vollkorn) zu sich nimmt, braucht ebenfalls mehr Vitamin E. Auch unsere viel zu mangelhafte Versorgung an dem Entgifter Selen erfordert höhere Dosierungen von Vitamin E. Selbst wer seiner Gesundheit zuliebe viel mit Pflanzenölen kocht bzw. seinen Salat anmacht, benötigt entsprechende Zugaben an Vitamin E, um hochkomplizierte Fettsubstanzen vor der Zerstörung durch Freie Radikale zu schützen. Eine tägliche Einnahme von 15 Milligramm Vitamin E ist deshalb von vielen modernen Biochemikern dringend empfohlen.

Unser Köprer ist ein wahres Wunderwerk der Natur: Er repariert bzw. rüstet oxidierte Vitamin E-Moleküle wieder auf und stellt Elektronen zur Generalüberholung von Vitamin E-Molekülen bereit.

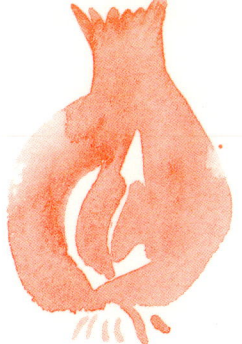
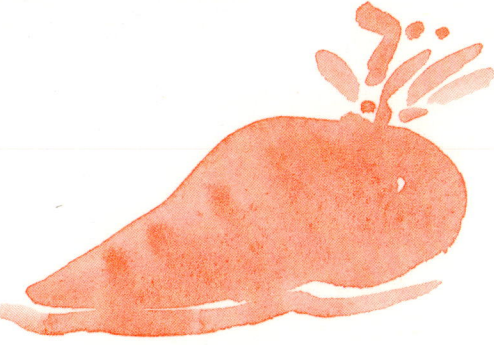

Besonders reich an Vitamin E sind:	
Lebensmittel (je 100 Gramm)	**Milligramm**
Sonnenblumenöl	75,0
Sojaöl	68,2
Mandeln	29,2
Margarine	22,6
Walnüsse	20,8
Erdnüsse	19,4
Butter	2,8
Vollkorngetreide	1,6
Eier	1,2
Milch	0,1

Kaltgepreßte Pflanzenöle enthalten wesentlich mehr Vitamin E als industriell zubereitete, weil durch das Verfeinern bis zu zwei Drittel des Vitamins zerstört werden.

Was zu beachten ist:

Berücksichtigt man die Einnahme von Alpha-Tocopherol, des für unsere Gesundheit wichtigsten Vitamins E, dann schneiden Pflanzenöle, Samen und Nüsse noch besser und Margarine schlechter ab, weil deren Tocopherole etwa um ein Viertel weniger wirksam sind. Kaltgepreßte Pflanzenöle enthalten wesentlich mehr Vitamin E als industriell zubereitete, weil durch das Verfeinern bis zu zwei Drittel des natürlichen Vitamins zerstört werden. Tocopherole sind zwar bis etwa 200 Grad Celsius hitzestabil, beim wiederholten Erhitzen von Fetten und Ölen (z. B. beim Braten in der Pfanne) geht aber der Großteil des Vitamins verloren.

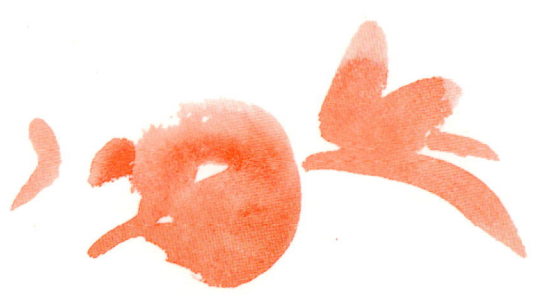

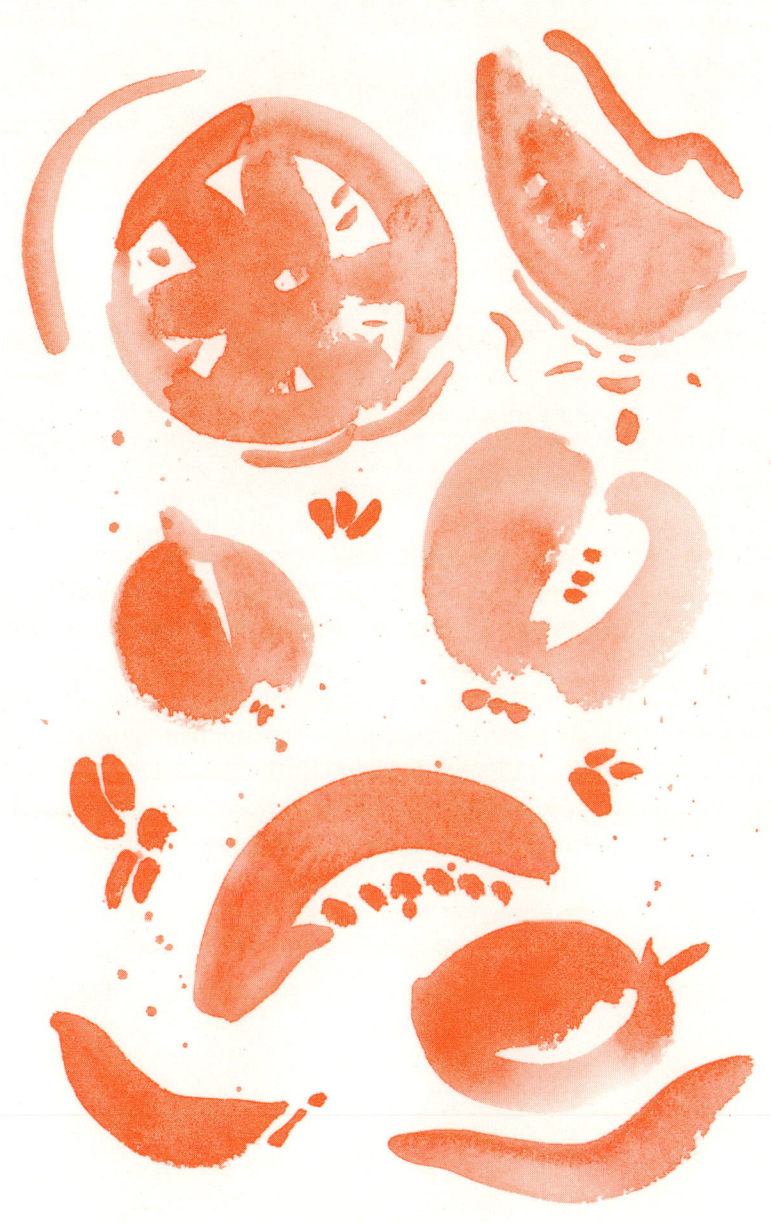

Vitamin K

Lange Zeit führte dieses Vitamin ein Aschenbrödel-Dasein, kaum ein Wissenschaftler wollte sich ernsthaft darum kümmern, weil seine einzige nennenswerte Eigenschaft darin zu bestehen schien, die Blutgerinnung zu verhindern. Doch neuerdings entpuppt sich Vitamin K geradezu zum hochinteressanten Liebling der Biochemiker und Stoffwechsel-Experten.

Vitamin K spielt eine bedeutende Rolle beim Stoffwechsel unserer Knochen, des Bindegewebes und auch bei der gesunden Nierenarbeit.

Dieser Nährstoff, er ist vorwiegend in dunkelgrünem Blattgemüse und Salat enthalten, sorgt für eine gleichbleibende Konzentration des Blutgerinnungsstoffs Prothrombin. Ohne diese Substanz bluten Wunden unablässig weiter, weil entsprechende Gerinnungs-Faktoren fehlen. Behindert wurde die Vitamin K-Forschung einfach dadurch, daß keine entsprechend feinen Analyse-Methoden zur Verfügung standen. Erst seit Beginn der 90er Jahre gibt es High-Tech-Geräte, mit denen man die Wirkung des interessanten Stoffs praktisch wie durch ein Schaufenster beobachten kann.

Nun können also Physiologen diesen Gerinnungsstoff genauer unter die Lupe nehmen. Sie stellten fest, daß er eine vorher unbekannte Aminosäure (Eiweißbaustein) enthält, die in Leberzellen aus dem schon lange bekannten Eiweißstoff Glutaminsäure hergestellt wird. Ihre Erkenntnisse: Vitamin K spielt eine bedeutende Rolle beim Stoffwechsel unserer Knochen, des Bindegewebes und auch bei der gesunden Nierenarbeit. In allen diesen Fällen ist der Biostoff beim Einbau und der Verwertung von Calcium und beim Zusammenwirken von Calcium und Vitamin D maßgeblich beteiligt. Auch in anderen Geweben, beispielsweise in der Lunge und im Herzen, wurden wichtige Eiweißsubstanzen nachgewiesen, die nur unter Beteiligung von Vitamin K synthetisiert werden können.

Vitamin K ist – wie auch die Vitamine A, D und E – fettlöslich, ein gesunder Fettstoffwechsel ist also für den Job des Vitamins im Stoffwechsel unerläßlich, vor allem weil unser Körper auch von der Natur immer nur sehr wenig Vitamin K zugeteilt bekommt. Wir Menschen haben 50mal mehr Vitamin D, bis zu 1.000mal mehr Vitamin A und bis zu 10.000mal mehr Vitamin E im Blut und im Körpergewebe. Es reicht schon aus, wenn wir vom Vitamin K pro Kilogramm Körpergewicht nur ein Millionstelgramm gespeichert haben.

Der Biostoff verteilt sich dann in Form von Billionen Molekülen über alle Körperzellen. Er hilft beim Einbau von wichtigen Speicher-Kohlenhydraten in die Zellen mit, damit wir auch mal einen Vormittag ohne Snack über die Runden kommen, er hilft der Leber bei ihrer Arbeit und gilt neuerdings als einer der Stoffe, die uns Vitalität und Langlebigkeit vermitteln.

Vitamin K hilft beim Einbau von wichtigen Speicher-Kohlenhydraten in die Zellen mit, damit wir auch mal einen Vormittag ohne Snack über die Runden kommen.

Wenn Vitamin K fehlt: die ersten Warnzeichen

Darmstörungen
Blutende, schlecht heilende Wunden
Nasenbluten
Müdigkeit
Menstruationsbeschwerden

So gelangt Vitamin K in Ihre Körperzellen

Wie schon erwähnt, wird das Vitamin entweder mit der Nahrung aufgenommen oder durch Darmbakterien selbst gebildet. Besonders reich ist es in grünem Blattgemüse bzw. in Salat enthalten. Aber auch Milch, Joghurt, Eigelb oder Lebertran sind gute Quellen. Leider wird Vitamin K sehr unterschiedlich im Darm aufgenommen, die Resorption schwankt je nach dem Fettanteil in der

Vitamin K gilt nach neuesten Erkenntnissen als einer der Stoffe, der uns Vitalität verleiht und uns zu einem langen Leben verhilft. Die Natur jedoch hält nur sehr wenig Vitamin K bereit.

Nahrung und der Anwesenheit von Gallensäuren zwischen 10 und 80 Prozent. Wer seinen Fettanteil hauptsächlich aus Wurst und Fritiertem bezieht, holt sich aus der Nahrung nur wenig Vitamin K. Weil dann meist seine Darmflora auch noch ziemlich verkorkst ist, hapert es auch mit der körpereigenen Produktion an Vitamin K. Bedenklich stimmen können dann z. B. Menstruationskrämpfe, lang anhaltende Blutungen oder schwarzer Stuhl als Folge von Magen- oder Darmblutungen.

Vitamin K geht im Blut denselben Weg wie die anderen fettlöslichen Vitamine auch. Es wird in der Leber gespeichert, aber schneller umgesetzt als andere Vitamine. Zwischen 50 und 100 Mikrogramm (millionstel Gramm) brauchen wir pro Tag, und die müssen alle 24 Stunden neu zugeführt werden, und zwar in einem steten Zustrom aus dem Darm. Die Leber speichert etwa je zur Hälfte Nahrungs-Vitamin K (es wird als Phyllochinon bezeichnet) und das von unseren Darmbakterien selbstgemachte sogenannte Menachinon.

So wirkt Vitamin K

Die winzigen Moleküle kurbeln in den Leberzellen fleißig die Produktion des Blutgerinnungsstoffes Prothrombin an. Dieser Vorgang ist der Natur natürlich sehr wichtig, denn sonst führt die kleinste Wunde zu stetem Bluten und schließlich unweigerlich zum Verbluten. Deshalb wurde ein ganz spezielles Vitamin vorwiegend mit dieser lebenswichtigen Aufgabe betraut.

So decken Sie Ihren Bedarf an Vitamin K:

Selbst mit einer Mini-Zufuhr von nur noch 0,03 Millionstelgramm pro Kilogramm Körpergewicht stellt unser Körper zur Not noch ausreichend Gerinnungsstoff her. Die Auszehrung an Prothrombin nimmt aber bei unserer typischen westlichen Ernährungsweise unter Umständen zu und kann einen kritischen Punkt erreichen, wenn auch noch Darmstörungen, Durchfall, ein gestörter Fettstoffwechsel und Medikamentenmißbrauch hinzukommen. Neugeborene leiden häufig unter einem Mangel an Vitamin K mit entsprechender Blutungsneigung. Ursache ist ein Mangel an dem Vitamin in der Muttermilch und eine noch ungenügende Fettverwertung in den ersten Lebenstagen.

Fleisch enthält sehr wenig Vitamin K, oft sind in einem ganzen Kilo nur zehn Millionstelgramm enthalten. Eine Ausnahme bildet Leber als Speicherorgan für diesen Biostoff. Aber auch hier sind Schwankungen beträchtlich, je nach dem Futter, das das Tier zu sich genommen hat. Während Sonnenblumenöl nur wenig Vitamin K enthält, sind Soja- und Olivenöl ausgesprochen reiche Vitamin K-Lieferanten. Übertroffen werden sie allerdings von Blattgemüse oder Küchenkräutern wie Kohl oder Petersilie, die pro Kilo bis zu fünf Tausendstelgramm enthalten können.

Vitamin K ist besonders reich in grünem Blattgemüse bzw. Salat enthalten, aber auch Milch, Joghurt, Eigelb und Lebertran sind wichtige Lieferanten von Vitamin K.

Besonders reich an Vitamin K sind:

Lebensmittel (je 100 Gramm)	Mikrogramm
Grünkohl	500
Spinat	350
Rosenkohl	230
Brokkoli	210
Feldsalat	200
Wasserkresse	200
Kopfsalat	120
Blumenkohl	80
Grüne Bohnen	45
Gurken, Zucchini	30
Tomaten	10

Eine gesunde Kost mit viel Gemüse, Salat, Käse, Eiern oder Milch deckt immer auch den Bedarf an Vitamin K, entweder über die Nahrung oder über die Darmproduktion. Ranzige Fette, viele Arzneimittel (z. B. Schmerzmittel oder Antibiotika), verschmutzte Luft und Konservierungsstoffe in Dosen- und Fertigkost zerstören Vitamin K oder verhindern seine Aufnahme oder führen zu einem raschen und vorzeitigen Ausscheiden des wichtigen Vitamins.

Ranzige Fette, Schmerzmittel, verschmutzte Luft und Konservierungsstoffe in Dosen- und Fertigkost zerstören Vitamin K oder verhindern seine Aufnahme.

Wofür Vitamin K wichtig ist:

**Blutgerinnung
Wundheilung
Speicherung von Kohlenhydraten
Knochenbildung
Gesunde Zähne
Leberfunktion
Vitalität**

Was zu beachten ist:
Joghurt oder Kefir sind ideale Zwischen-Snacks, um die Produktion von Vitamin K in Schwung zu bringen. Lebertran und Melasse, der sirupartige Rückstand bei der Zuckergewinnung, enthalten als Zugaben zur täglichen Kost neben reichlich Vitamin K auch viele weitere Vitamine und Mineralstoffe.

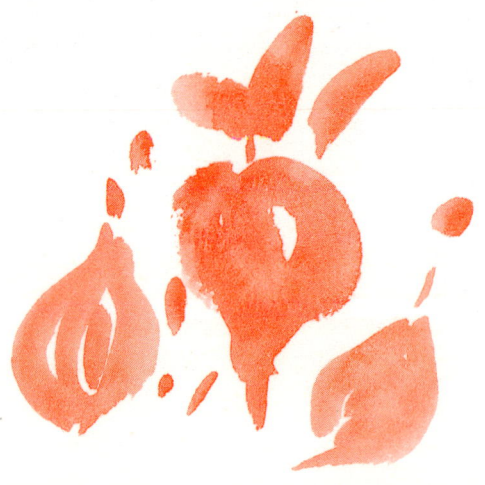

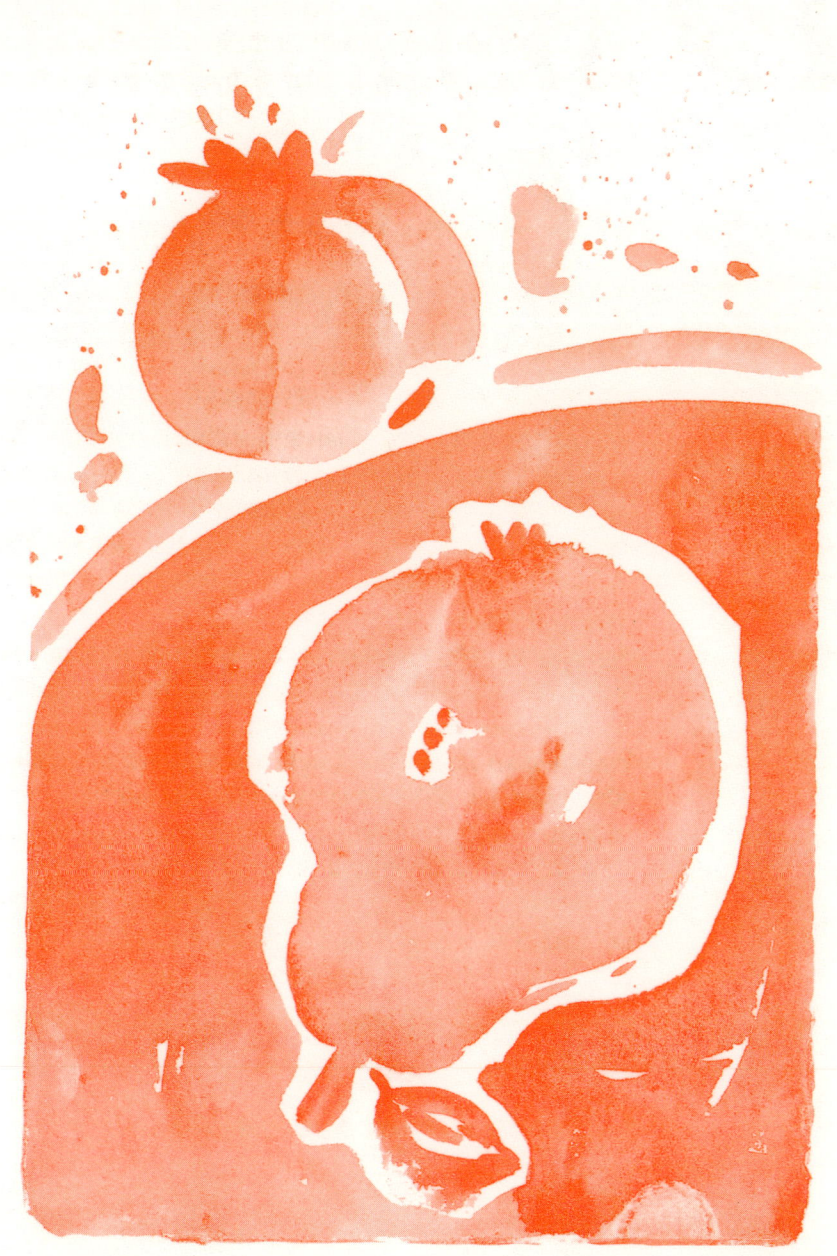

Die neuen Arzneimittel der Natur

Quasi-Vitamine

Seit Beginn der 90er Jahre folgt in der Medizin eine faustdicke Überraschung nach der anderen, seit man nämlich Gewebsstoffe in schier unendlich geringer Konzentration aufspüren kann; und dabei auch noch feststellt, daß sie in unserem Innern eine enorme Wirkung haben. Jetzt geht es also in der Gesundheitsforschung erst so richtig los. Und das Verblüffende dabei: Die sogenannte Schulmedizin merkt nun auch, daß die Natur der beste Arzt ist und begeistert sich sogar regelrecht für die neuesten Naturlehren.

Wer Alkohol trinkt, braucht zusätzlich Carnitin, um die Extrafrachten an Fettmolekülen in seinem Blut wieder loszuwerden. Dies gilt auch für Menschen, die auf Fett heißhungrig sind.

Eine tolle Sache sind die Quasi-Vitamine, auch Pseudo-Vitamine oder sogar Nicht-Vitamine genannt. Oft sind sie nur ein Zwischending zwischen einem Vitamin und einer Fettsubstanz, ein vitaminähnlicher Stoff, rätselnd und schillernd in seiner erstaunlichen Kraft. Diese Biosubstanzen gehören seit Jahrmillionen unserem Stoffwechsel an. Das heißt, wenn sie fehlen, fehlt uns etwas, nämlich ein Teil unserer Gesundheit. Wenn wir sie wieder ersetzen, machen sie uns gesund.

Carnitin für die schlanke Linie

Dieses Molekül kann das Ei des Kolumbus für dicke oder übergewichtige Menschen werden. Es ist nämlich absolut unerläßlich

142

dafür, langkettige Fettsäuren zur sogenannten Beta-Oxidation, also zur Verbrennung und Energiegewinnung in die Körperzellen zu schleusen. Wenn Carnitin fehlt, zirkulieren die Fettmoleküle unablässig weiter im Blut und häufen sich bedrohlich an. Um nichts in der Welt würden sie ein anderes Transportmittel besteigen als die Carnitin-Fähre. Es ist also gar kein Wunder, daß viele Menschen dick werden und es bleiben, obwohl sie sich – etwas übertrieben gesprochen – nur von Kaugummi, Kaffee und Zwieback ernähren.

Carnitin gleicht dem Nerven-Vitamin Cholin, es wird in der Leber und der Niere aus den Aminosäuren Lysin und Methionin synthetisiert, und zwar in zwei Stufen, bei denen Eisen und Vitamin C mitmischen. Die beiden Aminosäuren Lysin und Methionin sind typische Fleisch-Eiweißstoffe, Carnitin kommt deshalb in pflanzlicher Kost kaum vor. Raubtiere, ganz egal ob Steinadler, Leoparden, Wölfe oder Wiesel, verdanken ihre Schlankheit dem Stoff Carnitin. Eiweißarme Kost kann demgegenüber dick machen.

Menschen mit Herzbeschwerden leiden häufig aufgrund falscher Ernährung oder eines erworbenen Defekts unter einem Mangel an Coenzym Q.

Carnitin (es wird auch Vitamin Bt genannt) gibt immer mehr seiner erstaunlichen Geheimnisse preis. Der Stoff wird übers Blut vorwiegend zu Muskelzellen transportiert, in denen er sich in hohen Konzentrationen einnistet, bis zu 0,1 Prozent der trockenen Gewebsmasse. Sinn und Zweck sind klar: Wenn die Muskeln als Folge ihrer Aktivität neue Energie brauchen, sollen Billionen Carnitin-Moleküle Fettmoleküle aus dem Blut fischen und in die Mitochondrien (die Verbrennungskammern der Zelle) transportieren. So wird Fett gleich verbrannt und kann sich gar nicht erst lange in den Speckpolstern an Bauch und Hüften breitmachen.

Die Muskeln brauchen viel Energie, deshalb viel Fett und viel Carnitin. Wird gerade wenig Fett zu Energie umgewandelt, dann langweilen sich die Carnitin-Moleküle schrecklich und schleppen in ihrer Freizeit verbrauchten Kohlenstoff-Müll ins Blut, wo er zur Ausscheidung über den Urin fortgeschafft wird.

Weil Biochemiker neuerdings Carnitin nicht nur in den Mitochondrien-Öfen der Zelle entdecken, sondern auch in ganz anderen versteckten Winkeln der Zell-Stadt, stellen sie nun fest, daß Carnitin sogar Gift- und Schadstoffe sowie giftige Arzneimittel-Wirkstoffe aus der Körperzelle schubst.

Wer Alkohol trinkt, braucht zusätzlich Carnitin, um die Extrafrachten an Fettmolekülen in seinem Blut loszuwerden. Dasselbe gilt für Menschen, die auf Fett heißhungrig sind. Das Quasi-Vitamin kann sogar einer Fettleber vorbeugen oder eine solche (je nach Alkohol-Konsum) ausheilen. Es kommt dann wieder zu normalem Fettransport und einer Milderung des Zustroms von Fettsäuren in die Leber.

Ganz klar, daß Carnitin auf diese Weise einer fettbedingten Arteriosklerose entgegenwirkt, Fettsäuren im Blut abbaut, dafür aber das «gute» Cholesterin HDL (High Density Lipoprotein, Fetteiweißstoff mit hoher Dichte) für die Cholesterin-Versorgung im Blut läßt. Unser Herz arbeitet nur mit Hilfe von Carnitin gesund, weil es am liebsten die langkettigen Fettsäuren verheizt, die auf Carnitin als Transportmittel spezialisiert sind. Interessant: Je besser unser Herz mit Sauerstoff versorgt wird, z. B. durch Sport, Wanderungen usw., desto mehr Carnitin beansprucht es.

Täglich 150 Milligramm Coenzym Q 10 über einen Zeitraum von vier Wochen reduziert die Gefahr von Angina pectoris-Anfällen ganz erheblich.

Super-Tip der Biochemiker:

Nur vollwertige Kost zu sich nehmen, so wie sie in der Natur auch vorkommt, also Milch, Käse, Gemüse, Salat, Vollkorngetreide. Dazu täglich zweimal (am besten vormittags und spätabends) einen Happen Fleisch, Fisch oder Geflügel (ca. 30 Gramm) pur zusammen mit einer ganzen Zitrone essen, auch wenn sie noch so sauer schmeckt.

Coenzym Q heizt Energien an

Während Carnitin nur im Transportgeschäft tätig ist, ist dieses Quasi-Vitamin so etwas wie der Heizer im Ofen der Zellverbrennung, der die Fettmoleküle entgegennimmt und verfeuert. Die Substanz wird auch als Ubiquinon bezeichnet. Menschen mit Herzbeschwerden leiden häufig unter einem Mangel an Coenzym Q aufgrund falscher Ernährung, erhöhten Bedarfs oder aber aufgrund eines genetischen oder auch erworbenen Defekts in der Synthese von Coenzym Q. Bei Angina, erhöhtem Blutdruck,

Bluthochdruck oder Herzklappenfehlern besteht nicht selten ein solcher Mehrbedarf. Biopsien (Gewebeentnahmen) bei Patienten mit unterschiedlichen Herzkrankheiten zeigen in 50 bis 75 Prozent aller Fälle einen Mangel an diesem Quasi-Vitamin. Dies wirkt sich gerade deshalb verhängnisvoll aus, als der Herzmuskel einer der Stoffwechsel-biologisch aktivsten Muskeln im ganzen Körper ist. Dementsprechend wird neuerdings bei der Behandlung Herzkranker in den USA vermehrt Coenzym Q eingesetzt. Täglich 150 Milligramm Coenzym Q10 über einen Zeitraum von vier Wochen reduzierte in einer Studie die Zahl der Angina pectoris-Anfälle bei Patienten um 53 Prozent.

Weil mit zunehmendem Alter die Coenzym Q-Konzentrationen absinken, brauchen Menschen ab 50 Jahren Extra-Rationen an diesem Stoff.

Wer ständig schlapp und müde ist, aber fit und vital sein möchte, muß die Konzentration von Coenzym A in seinem Körper um 50 Prozent anheben. Das wirkt Wunder!

Super-Tip der Biochemiker:

Zum Frühstück ein Müsli aus selbstgemahlenem Getreide essen (kleine Getreidemühlen sind nicht teuer). Außerdem Knoblauch zu sich nehmen. Darin ist viel von dem Spurenelement Selen enthalten, das das Coenzym Q-Moleküle in ihrem Körper spontan vermehrt. Selen-Mangel führt prompt zu Coenzym Q-Mangel.

Coenzym A – Energie pur

Auf diesen Stoff sind moderne Physiologen und Biochemiker ganz heiß. Je mehr Höchsterstaunliches sie nämlich über ihn erfahren, desto mehr ganz tolle Neuigkeiten kündigt er an. Coenzym A ist der aktive Energie-Produzent in allen 70 Billionen Körperzellen und wird für jede Art Muskeltätigkeit dringend benötigt. Schon wenn Sie morgens die Augen öffnen, werden Millionen Coenzym A-Moleküle dafür gebraucht. Wer bislang schlapp und müde ist, aber fit und vital sein will, muß die Konzentration an Coenzym A in seinem Körper um 50 Prozent anheben. Das wirkt Wunder.

Der eigentliche Antreiber in diesem Molekül ist Panthetin, gleichzeitig der Kern des Vital-Stoffs. Panthetin geht aus dem B-Vitamin Pantothensäure hervor; seine metabolische Umwandlung in das Power-Molekül Coenzym A ist ganz kurz, und geht blitzschnell vonstatten. Wenn das Herz zu wenig Sauerstoff bekommt (weil wir z. B. nur faul im Fernsehsessel sitzen), sinken die Panthetin-Werte im Herzmuskel auf ein bedrohliches Minimum. Dabei leisten Panthetin bzw. Coenzym A die beste Arbeit bei der Senkung der Lipid-Werte, weil das gefährliche Fett ja verbrannt wird. Coenzym A senkt Cholesterin-Werte und jagt rücksichtslos Fett zur Verbrennung in Muskeln. Es ist unter allen sogenannten Lipid-Senkern der ungefährlichste und am wenigsten toxische, seine Giftigkeit ist praktisch gleich null.

Wer nur faul im Fernsehsessel sitzt, sollte seiner Gesundheit wegen unbedingt auf die Zufuhr von Coenzym A achten. Außerdem verjagt Coenzym A Fett und senkt den Cholesterin-Spiegel.

Super-Tip der Biochemiker:

Magnesium, enthalten vor allem in dunkelgrünem Blattgemüse und Salat, ist der beste Verbündete von Coenzym A bei der Energie-Produktion; es gehört deshalb nicht einmal in der Woche, sondern täglich auf den Speisezettel. Dann fühlt man sich schon nach fünf bis zehn Tagen wesentlich aktiver und frischer.

Bioflavonoide – Hilfe aus der Pflanzenzelle

Sie werden manchmal auch als Vitamin P bezeichnet, die Bioflavonoide, die die Pflanzenzelle schützen. Wenn sie in unseren Stoffwechsel übernommen werden, glauben sie, sich immer noch in einer Pflanze zu befinden, und sie setzen ihr segensreiches Werk fort.

Es gibt rund 7.000 verschiedene Flavonoide, meist sind sie farbig, geben z. B. den Beeren ihre wundervollen roten und blauen Farben. Daß sie sich vorwiegend unter der Haut von Früchten und Gemüse ansammeln, hat seinen Grund: Sie ziehen mit ihrer

146

Farbe, ihrem Duft oder Geruch Insekten an oder aber stoßen gefährliche Insekten ab. Auf ähnliche Weise schützen sie Pflanzen vor Mikroorganismen wie Parasiten, Pilzen oder Bakterien. Die Heilmedizin unserer Vorfahren oder primitiver Völker ist im wesentlichen nichts anderes als der Gebrauch von Flavonoiden für den Menschen.

Zu den Bioflavonoiden zählen bekannte Stoffe wie Citrin, Hesperidin, Rutin oder Quercetin. So mannigfaltig wie die Pflanzenwelt ist auch die Struktur der Moleküle, die sich oft nur geringfügig unterscheiden. In unserem Körper haben sie vitaminähnliche Wirkung. Weil sie z. B. Vitamin C vor Oxidation schützen, können sie die Wirkung dieses wichtigen Immunstoffes bis ums 20fache erhöhen. Während Vitamin C in seinen Schutzaktionen die größeren Adern im Gefäßsystem beherrscht, kontrollieren Bioflavonoide die Welt der mikroskopisch winzigen Kapillaren, die über fast durchsichtige Häutchen jede einzelne Körperzelle versorgen. In diesem sensiblen Zellbereich Krankheitserreger abzuwehren, aber auch die fragilen Kapillarwände zu festigen, ist der Job, den Bioflavonoide in der Pflanze seit Jahrmilliarden trainiert haben. Deshalb sind diese Substanzen ideal, um z. B. Hämorrhoiden, Krampfadern oder Blutungen unter der Haut auszuheilen, bzw. überhaupt die Blutungsneigung ein für allemal zu stoppen.

Nach neuen Erkenntnissen helfen Bioflavonoide bei Bluthochdruck, Allergien, Blutarmut, hohen Blutfettwerten, Nasen- und Zahnfleischbluten und Nebenwirkungen, die mit der Einnahme von Empfängnisverhütungsmitteln verbunden sind. Gebärmutterblutungen wurden durch Bioflavonoide innerhalb vier Tagen ausgeheilt, ohne daß es zum Rückfall kam. Weil diese natürlichen Pflanzensubstanzen die Durchblutung fördern, eigenen sie sich optimal für die Vorbeugung von Venenleiden, Kreislaufbeschwerden oder sogar Schlaganfällen.

Ähnlich wie die B-Vitamine eine große Familie bilden, sind Vitamin C und die Bioflavonoide in unserem Stoffwechsel eine Gemeinschaft für sich. Das Verbindende ist, daß sie im Gegensatz zu anderen Vitaminen keinen Stickstoff enthalten. Sie ähneln sich alle in ihrer chemischen Struktur, zählen zu den dynamischsten Waffen in unserem Immunsystem. In ihrer Abwehrstrategie gegen Bakterien und Viren aller Art lassen sie Infektionen gar

Nach neuesten Erkenntnissen helfen Bioflavonoide bei Bluthochdruck, Allergien, Blutarmut, hohen Blutfettwerten, Nasen- und Zahnfleischbluten und Nebenwirkungen im Zusammenhang mit Empfängnisverhütungsmitteln.

nicht erst lang zu. Immer mehr stellt sich jetzt heraus, daß sie zu den wenigen Substanzen zählen, die Giftstoffe wie Kupfer oder Blei chelatieren, also binden und aus dem Körper ausscheiden können. Weil es in unseren Wohnungen und Häusern von Giftstoffen geradezu wimmelt, ist es deshalb wichtig, frisches Obst, Salat und Gemüse auf den Tisch zu bringen, die immer reich an Bioflavonoiden sind. Diese Lebensmittel sollten möglichst unbehandelt verzehrt werden, weil auch Bioflavonoide durch Licht, Hitze und Sauerstoff zerstört werden.

Weil unsere Wohnungen und Häuser vielfach mit verschiedensten Giftstoffen belastet sind, ist es sehr wichtig, immer frisches Obst und Gemüse, das reich an Bioflavoniden ist, zu uns zu nehmen.

Super-Tip der Biochemiker:

Täglich einen Rohkostteller mit Produkten aus dem Bio-Laden zur Grundlage für eine Hauptmahlzeit machen (z. B. mit Eiern, Hähnchenbrust, Fisch). Warum man sich dann nach einer Woche vitaler fühlt, haben Physiologen jetzt auch entdeckt: Bioflavonoide halten das belebende, stimulierende Hormon Adrenalin aus dem Nebennierenmark länger am Leben. Man bleibt länger frisch und wird nicht mehr so schnell müde.

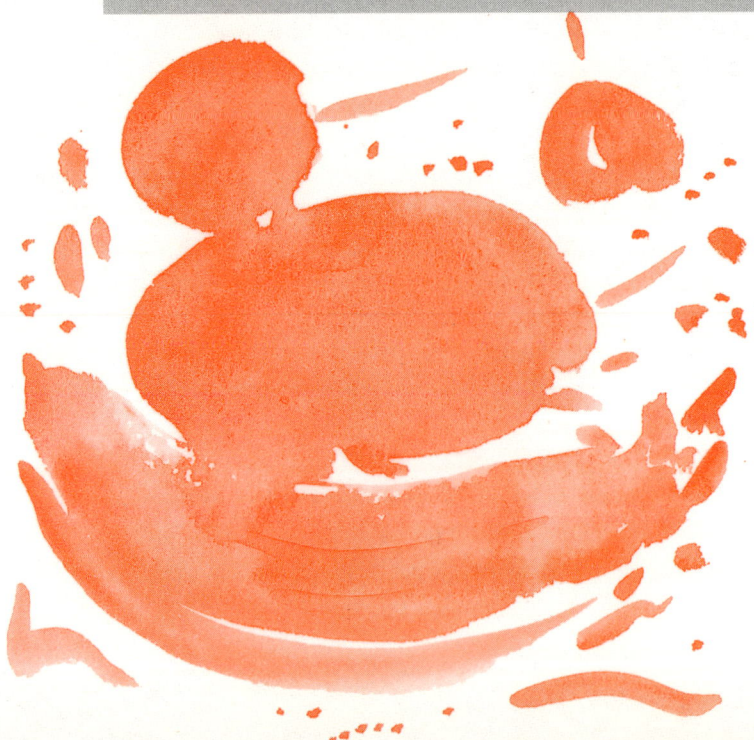

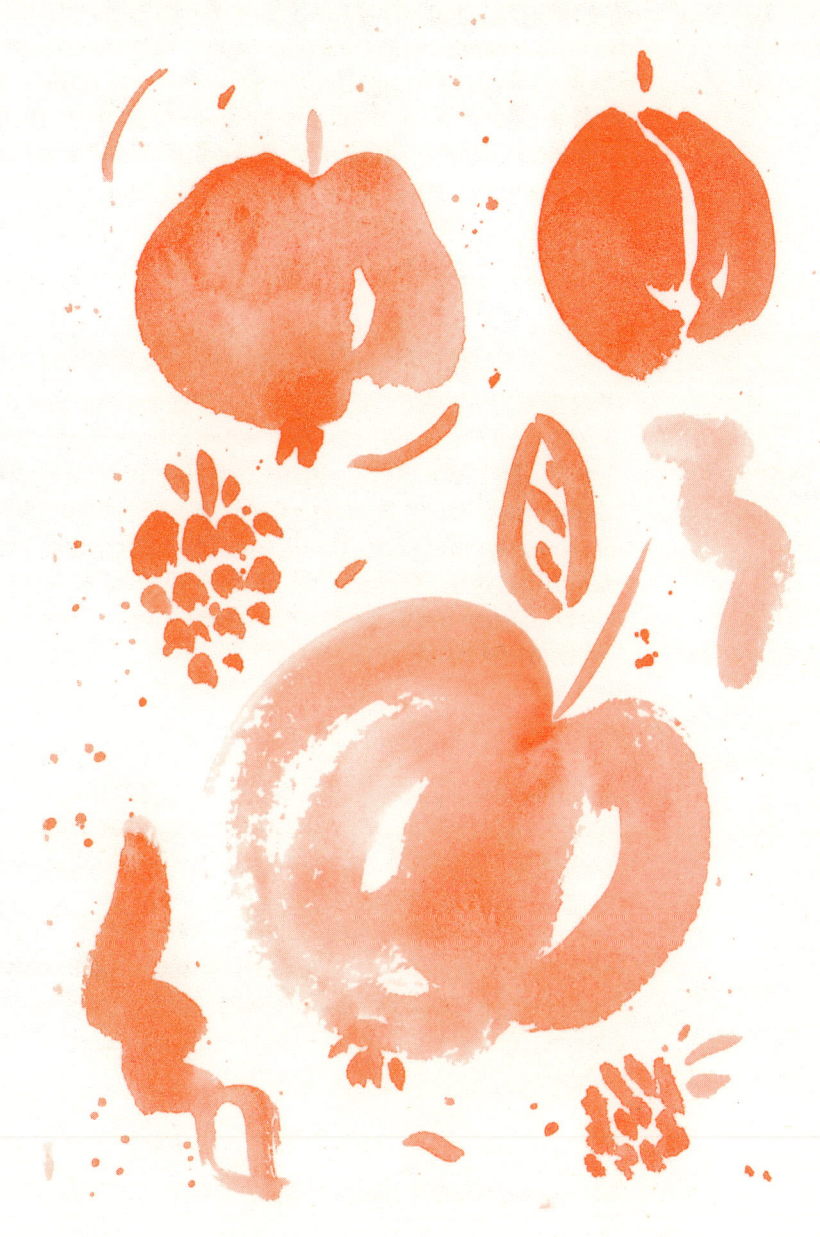

Vitamine für ihre Schönheit

FETTPOLSTER UND FALTEN SCHWINDEN, DAS HAAR WIRD VOLLER

Warum bleiben Tiere in freier Natur bis an ihr Lebensende schlank, warum behalten sie ihr prächtiges Fell, Schuppen- oder Federkleid? Weil sie sich ausreichend mit Mineralstoffen und vor allem Vitaminen versorgen. Wir Menschen aber entwickeln eine rätselhafte Gier nach leeren Lebensmitteln wie Cremespeisen, Kuchen, Nudeln, poliertem Reis, Süßem, fetttriefenden Pommes, ausgelaugtem Dosengemüse oder Fertiggerichten, die zwar raffiniert gewürzt sind, aber oft schon jahrelang in ihrer Verpackung begraben sind.

Wenn unserem Körper nicht ständig Biosubstanzen zugeführt werden, dann sammelt sich im Unterhautgewebe Eiweißmüll und ranziges Cholesterin und bildet Verkrustungen, die zu Falten und Runzeln führen.

Da brauchen wir uns nicht zu wundern, wenn wir vor unserem eigenen Spiegelbild wie vor einem Gespenst zurückschrecken. Wenn wir manchmal eine Nacht so richtig ohne Sauerstoff und Nährstoffe durchgezecht haben, sehen wir aus, als hätte uns ein grausamer Zeitraffer Jahre unseres Lebens gestohlen. Gottlob haben Stoffwechsel-Experten jetzt herausgefunden, welche Biostoffe jung, schlank und schön machen. Bei richtiger Ernährung können wir innerhalb von 30 Tagen um bis zu zehn Jahre jünger aussehen.

So wird die Haut glatt und weich

Wie entstehen Falten, Runzeln, Krähenfüße? Ganz schnell und einfach. Wenn es an der ständigen Neuzufuhr von Biosubstanzen ins Haut- und Bindegewebe hapert, werden die Körperzellen alt und krank, und sie sterben ab. Dann sammeln sich im Unterhautgewebe Eiweißmüll und ranziges Cholesterin und bilden gemeinsam Verkrustungen, die immer härter und länger werden. Die ersten Falten sind da. Um sie wieder abzubauen, oder um ihnen vorzubeugen, muß alles vermieden werden, was den Freien Radikalen die Arbeit erleichtert. So z. B. zu intensive Sonnenbestrahlung. Kalifornische Dermatologen (Hautspezialisten) zeigen ihren herrlich gebräunten, aber leider faltenreichen Patientinnen die weiche, glatte, helle Haut an der Innenseite ihrer Oberarme. «So», sagen sie, «sollte auch Ihre Gesichtshaut aussehen.» An diesen Hautpartien greifen Freie Radikale aus Sonnenmangel seltener an.

Proteasen bzw. proteolytische, also eiweißspaltende Enzyme können Verkrustungen unter der Haut abbauen. Wirkungsvoll ist Bromelain, das sehr reich in Ananas enthalten ist (aber kaum im Ananas-Nektar aus dem Supermarkt). Bromelain wirkt auch entzündungshemmend, in den Venen beschleunigt es den Abbau von durchblutungshemmenden Fibrin-Stoffen und hilft so beim Abbau von äußeren Venen, Geschwüren oder der klumpigen, verhärteten Haut entlang von Krampfadern. Am besten trinkt man täglich zweimal zwischen den Hauptmahlzeiten ein Glas hochwertigen Ananas-Saft. Viele Menschen ab 40 Jahren haben zu wenig Magensäure oder eine ungenügend funktionierende Bauchspeicheldrüse und deshalb eine sehr schlechte Eiweiß-Verwertung. Das Bromelain in Ananas schafft Abhilfe, führt auch zu einer erhöhten Zufuhr wertvoller Aminosäuren wie Glycin und Prolin ins Bindegewebe. Dadurch wird der Kollagen-Neuaufbau gefördert.

Damit die Haut gummiartig straff und elastisch wird, sind viel Vitamin C und das Spurenelement Zink notwendig. Diese Stoffe kurbeln aktiv rund um die Uhr den Neuaufbau von Kollagen an, wobei Vitamin C zusätzlich für ein gesundes Gefäßsystem in der Haut und damit für eine bessere Durchblutung und eine gesteigerte Zufuhr anderer Nährstoffe sorgt. Zink ist vorwiegend in allen Vollkornprodukten, Weizenkleie, Samen und Bierhefe sowie in Fisch und Schalentieren enthalten. Ein gesunder Körper enthält als Reserve rund 1,8 Gramm Zink. Menschen mit welker, alter

Eiweißspaltende Enzyme können Verkrustungen unter der Haut abbauen. Besonders wirkungsvoll ist Bromelain, das sehr reich in der Ananas enthalten ist (aber kaum im Ananas-Nektar aus der Dose).

Haut haben oft nur Reserven von 0,7 Gramm, was zu rascher Runzelbildung führen kann. Die empfohlene Tageszufuhr von 15 Milligramm Zink reicht dann nicht aus. Der beste Tip: zusätzlich zum Essen über den Tag verteilt immer wieder Sonnenblumen- oder Kürbiskerne knabbern. Für die nötige Zufuhr von viel Vitamin sorgt vor allem frisches Saisonobst. Vertrauen Sie nicht blind Sätzen wie «reich an Vitamin C», «deckt den Tagesbedarf an Vitamin C» oder «mit Super-Dosis Vitamin C» auf Etiketten. In vielen Nahrungsmitteln aus dem Supermarkt war früher mal Vitamin C drin. Inzwischen haben diese lebendigen und lebensfrohen Moleküle in der Flasche oder Dose längst die Lust verloren und sind eingegangen. Was schlimmer ist: Viele Menschen glauben, sie deckten mit derlei Säften oder Fruchtsalaten ihren Vitamin-Bedarf, und sie verzichten dann auf frisches Obst. Daß ihre Haut dabei immer grauer und welker wird, ist nicht verwunderlich. Den nötigen Schutz gibt ihr schließlich Vitamin A-reiche Kost wie dunkelgrünes Blattgemüse oder Karotten. Empfehlenswert ist eine 2-Wochen-Kur mit Lebertran (aus der Apotheke), der besonders viel Vitamin A enthält.

Damit unser Haar voll wird, ist eine eiweißreiche Kost notwendig. Dazu sollten wir auf eine vollwertige Kost mit viel Obst, Gemüse, Salat und Vollkornprodukten Wert legen.

Fülle, Glanz und Farbe für Ihr Haar

Das Haar hat die Natur nicht als Schmuck erfunden, sondern es soll uns vor Kälte und Nässe schützen. Deshalb hat auch der Haarboden ein reiches System von Versorgungskanälen für allerlei Nährstoffe. Das Haar besteht zu 97 Prozent aus Keratin, einem schwefelhaltigen Protein (Eiweißstoff). Bei Eiweißmangel wird es dünn – Friseure lesen manchmal einen Eiweißmangel am Haar ihrer Kundinnen ab. Eine eiweißreiche Kost ist also Voraussetzung für volles Haar. Dabei heißt eiweißreich nicht unbedingt möglichst viel eiweißreiche Kost wie Fleisch, Fisch, Geflügel oder Käse zu sich zu nehmen. Sondern viel mehr kommt es darauf an, den ausreichenden Anteil in unserer Ernährung verwertbar zu machen. Dazu gehört eine vollwertige Kost mit viel Obst, Gemüse, Salat und Vollkornprodukten. Schon nach einer Woche normalisieren sich dann der Säuregrad des Magensafts sowie die Produktion von eiweißspaltenden Enzymen in Magen und Darm.

Manche Menschen können ihre Eiweißverwertung dadurch um 40 Prozent steigern. Die wichtige Nebenwirkung fürs Haar: Polyamine (faulende, unverdaute Eiweiß-Moleküle) drängen nicht mehr übers Blut in die Haut und den Haarboden. Die Schuppenbildung geht zurück. Nach dem Frisieren bleiben viel weniger Haare im Kamm zurück.

Die Farbe, ganz egal ob braun, schwarz, brünett, blond oder rot, bleibt viel länger im Haar und kehrt auch ins Haar zurück, wenn wir unsere Nahrung mit Zink anreichern. Dieses Spurenelement kämpft im Haarboden gegen Kupferkonzentrationen, die eigentlichen Graumacher, an. Wer einen Monat lang eine völlig zinkfreie Kost zu sich nimmt, bekommt bei jedem Ärger büschelweise graues Haar, weil nun auch noch die allerletzten Reserven an Zink aus dem Körper gefressen werden. Wenn Probleme und Zinkmangel zusammentreffen, sind häufig schlechte Nerven sowie graues Haar und Haarausfall die Folge.

Für Pigmentierung und Farbtransport ins Haar sind B-Vitamine unerläßlich, PABA, B6, Folsäure und Pantothensäure. Wer auf Zucker und Süßes ganz verzichtet und morgens ein Müsli (eine Tasse) aus selbstgemahlenem Getreide zu sich nimmt (Dinkel, Hafer, Gerste, Roggen, Weizen), stoppt das Grauwerden und bringt sogar Farbe ins Haar zurück. Seinen schönen Glanz verdankt unser Haar dem Schwefel, der u. a. über die schwefelhaltigen Eiweißstoffe Cystein und Methionin ins Haar eingebaut wird und unserem Haar Schutz gegen Nässe verleiht. Die beste Glanzkur fürs Haar sind vier Eier pro Woche. 100 Gramm Eigelb enthalten 165 Milligramm reinsten Schwefel, der zu 91 Prozent an die Aminosäuren Cystein und Methionin gebunden ist. Dieser Schwefel wird in Form von Glanz schnell ins Haar gedrückt. Keine Angst übrigens vor Eiern. Bei gesunder, vollwertiger Kost ohne Zucker und Süßes senken sie den Cholesterin-Spiegel eher, als daß sie ihn anheben!

Eine wichtige Nebenwirkung bei vollwertiger Kost: Die Schuppenbildung geht zurück und nach dem Frisieren bleiben viel weniger Haare im Kamm zurück.

Wenn Augen wieder funkeln sollen

Es gibt Menschen, die faszinieren, überall sofort Freunde gewinnen und eine positiv-gewinnende Ausstrahlung haben. Sie wird stets vom Funkeln und Charisma der Augen bestimmt. Andere wieder haben einen glanzlosen, trüben Blick. Sie tun sich überall dort schwer, wo Kontakte wichtig sind, sei es bei der Partnersuche oder im Beruf. Charme und Charisma, die Fähigkeit des Auges, mit Glanz und Feuer andere Lebewesen anzulocken und zu fesseln, ist Voraussetzung für die Arterhaltung. Daß gerade beim Flirt, beim «Anbandeln», also gewissermaßen der allerersten Stufe der Fortpflanzung, die Augen so verführerisch und verheißungsvoll glühen, ist kein Zufall. Auch dies ist eine Erfindung der Natur. Charme und Charisma kann man mit Hilfe von Vitaminen und anderen Nährstoffen gewinnen, man kann sich selbst gehörig «aufpeppen», sich Ausstrahlung regelrecht anessen. Diese Erkenntnis geht aus neuen US-Studien hervor. Mehr als jedes andere Sinnesorgan ist das Auge mit Nachschubwegen für Nährstoffe angefüllt. Bei einer leichten Erregung über den Sympathikus im vegetativen Nervensystem (z. B. einem anregenden Gespräch, einem Flirt, oder auch wenn man irgendeine tolle Idee hat, Urlaubspläne macht usw.) jagen Streßhormone Milliarden Vitamine und andere Nährstoffe ins Auge und lassen sie lebendig funkeln und leuchten. Dieser enorme Nährstoffverbrauch im Auge macht das Organ aber auch verletzlich gegenüber Freien Radikalen. Deshalb sind gerade Netzhaut oder Linse besonders auf sogenannte Antioxidantien angewiesen. Ohne diese verzichtet das Auge freiwillig auf Glanz und funkelndes Charisma, weil es seine letzten Nährstoffreserven fürs ganz normale Gucken, also für die reine Selbsterhaltung braucht.

Die vier Antioxidantien Vitamin A, Vitamin C, Vitamin E und Selen machen Ihre Augen zu einer Festung gegen Krankheitserreger aller Art. Sie verleihen auch Sehkraft. Je dunkler das Gemüse und der Salat sind, desto mehr Vitamin A enthalten sie. Noch mehr Vitamin A enthalten Karotten, die am besten zerkleinert und gekocht und mit etwas Pflanzenöl angereichert werden. Etwas Pflanzenöl versorgt auch mit dem nötigen Vitamin E. Selen ist im Vollkorn, Vitamin C in frischem Obst enthalten. Moderne Ophthalmologen (Augenexperten) raten übrigens, lieber am Montagvormittag zum Augenarzt zu gehen als am Freitagnachmittag, wenn das Auge durch den Wochenstreß erschöpft und ohne Nährstoffreserven ist. Wer übers Wochenende gesund

Vitamin A, Vitamin C, Vitamin E und Selen verleihen Ihren Augen das gewisse Feuer, und damit wirken Sie wieder verführerisch und strahlen Charme und Charisma aus.

lebt und sich natürlich ernährt, kann am Montagvormittag die schwarzen Buchstaben beim Augenarzt viel besser ablesen und braucht deshalb möglicherweise keine Brille. Körperliche Bewegung wie Wandern, Gymnastik, Radfahren usw. pumpt Sauerstoff ins Auge und macht die Augäpfel weißer. Das Auge kann man auch speziell trainieren. Physiologen empfehlen, täglich einmal fünf Sekunden lang in die grelle Sonne gucken. Das fördert den Augenstoffwechsel und verstärkt die Abwehrkräfte.

Jeder Mensch kann schöne Zähne haben

Revolutionär ist, was die moderne Molekular-Biologie in bezug auf unsere Zähne herausfindet. Ganz offensichtlich verhalten wir uns alle in der Zahnpflege falsch bzw. wir und auch unsere Zahnärzte gehen von ganz falschen Voraussetzungen aus.
Der Status Quo in der Zahnpflege lautet demnach so: Dein Stoffwechsel ist verkorkst, deshalb sind deine Zähne voller Karies und ist dein Gebiß von Parodontose befallen. Also mußt du dreimal am Tag die Zähne kräftig putzen, um all die Zucker-Bakterien wegzuschrubben. Zahnseide macht die Zahnzwischenräume sauber. Und kaputte Zähne müssen eben raus und durch neue ersetzt werden.

Was unsere Zähne wirklich brauchen, sind Calcium und Vitamin C. Zahnfleischbluten verschwindet, wenn Sie täglich zweimal den Saft einer Zitrone trinken.

Was aber wirklich ersetzt und erneuert werden müßte, ist das ganze System der Zahnpflege und ärztlichen Betreuung. Wenn ein Patient beim Zahnarzt über Zahnfleischbluten klagt, wird er nur ganz selten mit dem Hinweis heimgeschickt, er solle eine ganze Zitrone essen und sei damit seine Beschwerden los. Viele Zahnärzte sehen in jedem neuen Patienten schon den möglichen Gesamtumsatz aus einer Dauerbehandlung. Zahnfleischbluten oder eine Zahnfleischentzündung zieht oft völlig unnötig eine komplizierte Parodontose-Behandlung nach sich. Da werden Medikamente verordnet, nicht selten wird nach weiteren Übeln gesucht, nach dem Motto: «Da wuchert ja auch die Karies schon ganz schön. Am besten, wir machen gleich eine Komplettbehandlung mit neuen Kronen und Zähnen. Da sind Sie Ihre Probleme für immer los.»

Was das Gebiß wirklich braucht, sind dabei fast immer lediglich Calcium und Vitamin C. Dem Gebiß hat die Natur einen enorm hohen Calcium-Bedarf verordnet, denn Beißen erfordert Kraft. Ohne kräftiges Gebiß ist die Spezies zum Aussterben verurteilt. Calcium ist der Stoff, aus dem unsere Zähne hauptsächlich bestehen. Vitamin C ist der Stoff, der Calcium in Gebißknochen und Zähne einbaut und außerdem das Zahnfleisch absolut beiß- und rubbelfest macht. Ohne Vitamin C ist Calcium in unserem Stoffwechsel immer nur die Hälfte wert. Oder anders ausgedrückt: Wir kommen mit dem Calcium in unserer Nahrung nur dann aus, wenn wir sehr viel Vitamin C zu uns nehmen.

Zahnfleischbluten bekommen Sie problemlos weg, wenn Sie täglich zweimal den Saft einer Zitrone trinken. Die Wirkung verstärkt sich bis zum Fünffachen, wenn Sie die Zitronen essen. Wenn Zähne wackeln, von Karies bedroht oder betroffen sind, wenn das Zahnfleisch zurückweicht, entzündet und eitrig ist, sollte man zweimal am Tag 150 Gramm Magerkäse zusammen mit einer Zitrone essen. Jeder Käse ist eine geballte Ladung Calcium.

Je älter Menschen werden, desto gefährdeter sind sie in bezug auf Parodontose. In ihrem Immunsystem schleichen sich Defekte an sogenannten Neutrophilen ein, die den Großteil der weißen Blutkörperchen ausmachen. Ein Mangel an diesen Immunhelfern wirkt sich vor allem auf das Periodontium, die bindegewebartige Wurzelhaut der Zähne verheerend aus. Hohe Gaben von Vitamin C rüsten Neutrophile rasch auf, innerhalb von 20 bis 40 Minuten. Bei stark angegriffenem Zahnfleisch oder Zähnen reicht allerdings eine Zufuhr in Form von Obst für eine erste Kur nicht mehr aus. Der Grund: Die Zahnmängel sind schon Zeichen von Vitamin C-Mangel im ganzen Körper. Deshalb muß zuerst ein solider Vitamin C-Status im Stoffwechsel aufgebaut werden. Moderne Zahnphysiologen raten, über den Tag verteilt viermal ein Gramm Ascorbinsäure (Vitamin C) aus der Apotheke zu sich zu nehmen. Die Besserung zeigt sich schon am übernächsten Tag. Ein absolutes Muß für alle, die innerhalb kurzer Zeit schöne, gesunde Zähne auch ohne Zahnarzt haben wollen, ist der vollständige Verzicht auf schnelllösliche Kohlenhydrate wie Nudeln, polierter Reis, Zucker, alle Süßigkeiten und überhaupt

Wer viel Obst, Salat und Gemüse ißt, darf oder soll sogar ein wenig Weißbrot, z.B. ein paar Scheiben Baguette zum Käse oder Schinken essen.

auf alles, was süß schmeckt. Wer viel Obst, Salat und Gemüse ißt, darf oder soll aber sogar ruhig ein wenig Weißbrot, z. B. ein paar Scheiben Baguette zum Käse oder Schinken essen. Das ist leichter und vernünftiger, als seinen Dickdarm nur mit Vollkornbrot aufzublähen. Auch der Genuß von zuviel normalem Schwarzbrot ist nicht gesund, kann sogar den Zähnen schaden. Der Nachschub an einfachen Zuckern päppelt nämlich die Milliarden und Abermilliarden Karies-Bakterien im Mund prächtig auf. Ohne diese Kohlenhydrate bauen sich die Bakterien im Mund unter Einwirkung der Immunstoffe im Speichel von selbst ab. Jede Zitrone, die man ißt, tötet im Zahnbereich 300 Millionen Bakterien. Überhöhter Genuß von einfachen Kohlenhydraten läßt auch im Darm ein Chaos an gärenden Rückständen entstehen. Um da wieder Ordnung zu schaffen, werden Immunstoffe und Nährsubstanzen verbraucht, die anderswo prompt fehlen – z. B. im Gebiß.

Noch ein wichtiger Tip: Wer täglich viel Käse ißt, sollte gleichzeitig ausreichend Phosphor zu sich nehmen, weil diese beiden zahn- und knochenbildenden Stoffe in einem gesunden Verhältnis zugeführt werden müssen. Alle eiweißreichen Nahrungsmittel sind auch reich an Phosphor, so z. B. Fleisch, Fisch, Geflügel, Eier, Vollkornprodukte, Samen oder Nüsse.

Wer täglich viel Käse ißt, sollte gleichzeitig ausreichend Phosphor zu sich nehmen, weil diese beiden Stoffe – in einem gesunden Verhältnis – zahn- und knochenbildend sind.

Jung durch Moleküle

Da gibt es Privatkliniken, in denen Prominenten für viel Geld Zellen von ungeborenen Lämmern zum Zwecke des Verjüngens eingespritzt werden. Was oft viele tausend Mark kostet, kann jeder von uns billiger haben – zum Nulltarif der Natur.

Jung sein, bedeutet immer über junge Körperzellen zu verfügen. Der Witz dabei: Gesunde Körperzellen sind immer jung – oder umgekehrt. Wenn Zellen beschädigt werden, kränkeln sie und werden alt. Wenn sie ganz zerstört sind, sind sie tot. Am Grad der Gesundheit unserer Körperzellen vollzieht sich der Wandel von der Jugend ins Alter.

Beschädigte Körperzellen lassen sich reparieren. In dieser Fähigkeit ist der Mensch den meisten Tieren voraus, deren Zellen sich nur beschränkt gesunden lassen und die deshalb nicht so lange leben. Wir Menschen aber könnten – dies haben Wissenschaftler anhand menschlicher Zellkulturen in Nährstofflösungen nachgewiesen – bis zu 150 Jahre alt werden. Ihre Schlußfolgerung: Wer 50 Jahre alt ist und aussieht wie 50, ist selbst schuld. Mit 50 aussehen wie 35 oder mit 60 wie 45 ist überhaupt kein Problem.

Unsere Körperzellen können sich in unserem Leben etwa 50mal teilen. Je kränker oder beschädigter sie sind, desto häufiger teilen sie sich, desto rascher schreitet der Altersprozeß also fort. Entscheidend fürs Jüngerwerden ist also, den Zellen eine möglichst lange Lebensdauer zu ermöglichen.

Körperzellen müssen sich von früh bis spät, Tag und Nacht gegen aggressive, zerstörerische Elemente wie Viren, Bakterien, andere Mikroorganismen, Gifte, Schadstoffe und Freie Radikale zur Wehr setzen. Dieser ständige Kampf und Selbstbehauptungsprozeß ist Bestandteil des natürlichen Lebens. Er erhält gesund und robust. Wenn aber zuviel Schadstoffe in der Luft umherschwirren, das Essen mit Gift versetzt ist, aus dem faulenden, gärenden Darm Billionen und Aberbillionen Freie Radikale die eigenen Zellen attackieren, sieht es düster um unsere jugendliche Erscheinung aus.

Der erste Schritt zu mehr Jugendlichkeit und gutem Aussehen im Alter ist Vitamin E, das für ein öligfeuchtes Milieu in den Körperzellen sorgt und darüber hinaus Vitamin A und die Karotene schützt.

Zuerst knabbern die Feinde die schützende Zellmembran an, dann dringen sie ins Innere vor und stürzen sich auf den Zellkern, der aus Nukleinsäuren besteht. Diese Eiweißstoffe sind die Leckerbissen aller Freien Radikalen, einen ungeschützten Zellkern greifen sie sofort unerbittlich an. Weil sie Zellmolekülen jeweils ein Elektron entreißen, kommt es zur explosiven Kettenreaktion, bei der alle Moleküle im Zellkern umgeformt und somit für ihre Aufgabe unbrauchbar gemacht werden. So kommt es, daß sich die Freien Radikalen im Innern der Zelle explosiv vermehren.

Die Zellmembran besteht vorwiegend aus Cholesterin und Phospholipiden, sie ist öligfeucht, die in ihr enthaltenen Fettsäuren können durch Freie Radikale sehr leicht oxidiert werden. Nicht anders wie Butter, die ranzig wird, oder wie Eisen, das rostet. Begünstigt wird diese Oxidation von Fettsäuren vor allem auch von UV-Strahlen, also z. B. durch ein langes Sonnenbad.

Der erste Schritt zu mehr Jugendlichkeit muß also im Schutz der Zellmembran gegen diese Freien Radikalen bestehen. Dafür spielt Vitamin E eine Sonderrolle, das sich auf den Schutz fettiger und öliger Substanzen spezialisiert hat. Ein Eßlöffel kaltgepreßtes Pflanzenöl morgens vor dem Frühstück hält den ganzen Tag und die folgende Nacht über das öligfeuchte Milieu der Zellmembran in 70 Billionen Körperzellen gesund. Außerdem schützt es Vitamin A und die Karotene, die so wiederum selbst das Verteidigungsbollwerk der Zelle verstärken. Je mehr dieser Karotene in der Schutzschicht der Zelle und auch in ihrem Innern eingelagert sind, desto besser gepanzert ist die Zelle. Vitamin C und Selen sind die beiden weiteren äußerst aktiven Zellschutzfaktoren.

Die modernen Stoffwechsel-Experten raten, neben einem Eßlöffel kaltgepreßtem Pflanzenöl täglich Bierhefe zu sich zu nehmen, die viel Selen enthält. Nur so können in der Zellschicht massenweise Abwehr-Moleküle entstehen, die die Bezeichnung Gluthation-Peroxidase tragen. Das in der Nahrung sehr rare Spurenelement Selen ist Kern dieses phantastischen Verjüngungs-Enzyms. Vitamin C (in frischem Obst) schützt wiederum dieses Enzym. Mit kaltgepreßtem Pflanzenöl, Bierhefe und frischem Obst wird jede Körperzelle zur unbezwingbaren Festung für Freie Radikale, Viren, Bakterien oder andere Mikroorganismen. Diese Schutzstoffe konzentrieren sich ganz besonders in der Thymus-Drüse, dem Hauptquartier unseres Immunsystems.

Damit man frischer und jünger aussieht, sollte man für den kleinen Hunger dazwischen Sonnenblumenkerne, Nüsse, Kastanien, Mandeln oder Pistazien essen.

Damit wir nun wieder aufblühen, damit Farbe, Leben, Jugendlichkeit, Ausstrahlung in uns zurückkehrt, müssen wir den Stoffwechsel darin unterstützen, beschädigte Zellkerne wieder zu kitten. Da passiert im Grunde nichts anderes, als daß frische Nukleinsäuren in den kaputten Zellkern eingebaut werden. Enthalten sind diese Eiweißstoffe vor allem in allen Keimen, Sprößlingen oder Schößlingen wie Samen, Nüssen, Kernen, aber auch in Bohnen oder Erbsen. Gegen den kleinen Hunger untertags sollte man daher immer Sonnenblumenkerne, Nüsse, Kastanien, Mandeln oder Pistazien essen. Wenn man sich dann noch vollwertig und gesund ernährt, regenerieren sich sämtliche Körperzellen. Dadurch verbessert sich die Haltung, man fühlt sich muskulöser, kräftiger – und sieht vor allem viel frischer und jünger aus.

Nur so und nicht anders werden Sie schlank

Daß bei uns in Deutschland soviel über Diäten und Abspeckkuren geredet wird, ist amerikanischen Schlankheits-Experten unverständlich. Denn in den USA verblassen die Begriffe Diät und Kalorie mehr und mehr, seitdem die Mechanismen der schlanken Linie entschlüsselt sind. So wie Vitamine und andere Biostoffe vergnügt, aktiv, fit und gesund machen, so machen sie auch schlank. «Jeder Mensch kann auf Dauer ganz ohne Diät schlank werden», versprechen die neuen Schlankheits-Professoren, insbesondere an den kalifornischen Hochschulen, den Zentren der Gesundheits-Revolution.

Entscheidend sind drei biochemische Vorgänge in unserem Körper: Erstens muß das Fett aus den Speckpolstern an Bauch und Hüften heraus und ins Blut. Zweitens muß das Fett aus dem Blut in die Zelle, und drittens muß das Fett in der Körperzelle verbrannt werden. Wenn nur einer dieser drei Mechanismen nicht «hinhaut», wird man nie und nimmer schlank, ganz egal, wie viele Diäten man mitmacht.

Vitamine und andere Biostoffe machen nicht nur vergnügt, aktiv, fit und gesund. Mit ihnen kann jeder Mensch auf Dauer ganz ohne Diät schlank werden.

Bei den meisten Dicken und Übergewichtigen sind die Triglyzeride (Fettmoleküle) in den Adipozyten (Fettzellen) eingesperrt wie in einem Banktresor. Eher strömen unablässig neue Triglyzeride hinzu und quetschen sich in die ohnehin aufgequollenen häßlich-gelben Zellen mit hinein, als daß nur ein paar Fettmoleküle die Zelle verlassen. Dies ist deshalb verhängnisvoll, weil Fettzellen praktisch unendlich viel Fett aufnehmen können. Die Fettzellen eines dicken Menschen sind bis zu 100mal größer als die einer schlanken Person.

Die mikroskopisch winzigen Schlüsselchen zum Aufsperren der Adipozyten kriegen nur die Streßhormone in die Finger. Immer bei Streß braucht der Organismus neue Energien und deshalb Fett als Brennstoff. Deshalb sind z. B. die Nebennieren vollgepumpt mit Rohstoffen für die Produktion von Streßhormonen wie Adrenalin. Diese Streß-Moleküle werden bei Hunger, körperlicher Betätigung, bei einem zu niedrigen Blutzuckerspiegel oder bei jeder Form von Streß aktiv. Sie schwärmen zu den Fettzellen aus und befreien dort die Triglyzeride, die an Bluteiweiß-stoffe, die Albumine gebunden und abtransportiert werden.

Nachts im Schlaf gibt es ja nun weniger Streß und auch kaum Bewegung, die Körperzellen müssen aber trotzdem in jeder Sekunde mit Brennstoff versorgt werden. Dafür hat sich die Natur wieder etwas Geniales ausgedacht: das Wachstumshormon. 70 Minuten nach dem Einschlafen pumpt die Hirnanhangdrüse im Zwischenhirn jeweils in Schüben mikroskopisch winzige Mengen Wachstumshormon, das nächtliche Streßhormon ins Blut. Die Hormon-Moleküle sperren Fettzellen auf und befreien Fettmoleküle, damit sie zu Energie verwertet werden können. Die Wachstumshormone halten die Tiere in freier Natur schlank und fit. Sie sorgen dafür, daß Fett nicht erst lange in Fettzellen gespeichert, sondern zu Energie verbrannt wird. Deshalb platzen Vögel, Rotwild, Hasen, Wühlmäuse, Eichhörnchen und andere Tiere frühmorgens fast vor Energie. Bei unseren Kindern ist es nicht anders. Dem nächtlich wirksamen Wachstumshormon verdanken sie es, daß sie schlank bleiben und morgens topfit sind.

Ein brand-heißer Tip fürs Abspecken: spät-abends vor dem Zubettgehen einen Happen Fleisch, Fisch oder Geflügel, nicht mehr als 30 Gramm, pur zusammen mit einer Zitrone essen.

Würde man eine menschliche Hirnanhangdrüse zwischen Daumen und Zeigefinger nehmen und auspressen, spritzten fast nur Wasser und Wachstumshormon heraus. Die anderen neun Hormone sind nur in minimalen Konzentrationen enthalten. Der Natur ist das Schlankheitshormon also viel wert. Viele übergewichtige und dicke Menschen haben aber viel zu niedrige Werte an Wachstumshormon im Blut, weil ihre Hirnanhangdrüse nicht richtig gefüttert wird. Die eigentliche aktive, nämlich nächtliche Phase des Abspeckens gibt es für sie nicht. US-Biochemiker haben dafür einen brandheißen Tip: spätabends vor dem Zubettgehen einen Happen Fleisch, Fisch oder Geflügel (ca. 30 Gramm) pur zusammen mit einer Zitrone essen. Wer es nicht fertigbringt, in eine Zitrone zu beißen, darf den Saft trinken (aber keinen Fertigsaft aus dem Supermarkt!). Aus dieser Kombination macht die Hirnanhangdrüse die ganze Nacht über reichlich Wachstumshormon und gleichzeitig den Aufwecker, das Hormon ACTH (adrenocorticotropes Hormon). Es wird im Morgendämmer produziert, wenn die Hirnanhangdrüse ihre Produktion an

Wachstumshormon drosselt. Auch ACTH ist ein fettfressendes Streßhormon.

Die zweite Stufe auf dem neuen Weg zum Schlankwerden ist das Hineinschleusen der im Blut zirkulierenden Fettmoleküle in die Körperzellen. Dafür hat der Stoffwechsel einen Sonderbeauftragten, nämlich Carnitin, ein Quasi-Vitamin. Es sitzt auf der Zellmembran, und wenn es ein Fettmolekül daherschwimmen sieht, schnappt es sich es und schlüpft mit ihm ins Innere der Zelle, und zwar gleich zu den Mitochondrien, den Energiefabriken. Dort wird Fett zu Kraft und Vitalität verwertet. Allerdings: Ohne Carnitin und andere Substanzen kommt Fett niemals zur Verbrennung in die Körperzelle. Es zirkuliert statt dessen in immer gefährlicheren Konzentrationen im Blut, und den Traum vom Schlankwerden braucht man gar nicht erst zu träumen (lesen Sie über Carnitin mehr in dem Kapitel **Carnitin für die schlanke Linie**).

Mit dem Eiweißbaustein Tyrosin und dem Spurenelement Jod können Sie einer ungenügenden Schilddrüsenfunktion entgegenwirken. Die besten Stoffe zum Schlankwerden bei einer Unterfunktion der Schilddrüse.

Nachdem die Fettmoleküle dank Carnitin nun glücklich in der Körperzelle gelandet sind, müssen sie erst noch verbrannt werden. Das geht nur, wenn der Heizer da ist, der die Energieöfen zündet. Dieser Heizer heißt Thyrosin, es ist das Hormon aus unserer Schilddrüse. Ohne Thyrosin bleiben die Öfen kalt. Deshalb neigen Menschen mit ungenügender Schilddrüsenfunktion zum Dickwerden.

Das Thyroxin-Molekül besteht zu zwei Dritteln aus dem raren Spurenelement Jod und zu einem Drittel aus dem Eiweißbaustein Tyrosin, der vorwiegend in Fleisch, Fisch, Geflügel und Magerkäse enthalten ist. Sind diese Rohstoffe ausreichend in der Schilddrüse gespeichert, dann stellt dieses walnußgroße Organ täglich ein hundertstel Gramm Thyrosin her. Das reicht aus, um 24 Stunden am Tag alle Brennöfen in allen 70 Billionen Körperzellen zu entfachen.

Der Zusammenschluß von Spurenelement und Eiweiß sowie seine einfache Struktur machen das Thyroxin-Molekül aber sehr verletzlich gegen Freie Radikale. Es wird als eine der ersten Substanzen in der Blutbahn attackiert. Bei vielen Menschen gelangen nur etwa 20 Prozent der von der Schilddrüse ausgestoßenen Thyroxin-Moleküle zu den Zellen. Unsere Ärzte begehen dann sehr oft den Diagnose-Irrtum: «Tja, Ihre Schilddrüse arbeitet leider nicht richtig.» In Wirklichkeit funktioniert die Drüse oft bestens, aber ihre Hormone werden im Blut zerstört, und deshalb sind die Hormonkonzentrationen im Blut stets schlecht. Thyroxin-Moleküle haben aber einen speziellen Bodyguard: Vitamin C. Wenn man drei- bis fünfmal täglich frisches Obst ißt, steigt die Vitamin C-Konzentration im Blut sehr stark an, und in diesem Milieu fühlen sich Freie Radikale nicht mehr wohl. Sie wagen sich dann schon gar nicht mehr ins Blut. So gelangen die sensiblen Thyroxin-Moleküle in die Körperzellen und können endlich die Fettverbrennung einleiten.

Vitamin C und Tyrosin sind übrigens maßgeblich an der Produktion aller Streßhormone beteiligt. Tyrosin als Bestandteil und Vitamin C als Produktionschef. Der Tip zum Schlankwerden: Viel Kohlenhydrate zu sich nehmen, aber ausschließlich in ihrer gesündesten Form: Obst, Salat, Gemüse, Kartoffeln, Vollkornprodukte, Naturreis. Verboten sind normales Brot, Teigwaren, polierter Reis, Zucker und alles Süße, auch süße Getränke. Erlaubt: ein paar Scheibchen Baguette, beispielsweise zum Salatteller oder Krabben-Cocktail. Drei- bis fünfmal am Tag frisches Obst, abends vor dem Zubettgehen ein Häppchen Fleisch, Fisch, Geflügel mit einer Zitrone essen. Strikte Vegetarier können Fleisch durch Magerkäse oder Sojaprodukte ersetzen (allerdings: Vegetarier werden ohnehin selten dick).

Wer abnehmen will, sollte viel Kohlenhydrate zu sich nehmen, und zwar ausschließlich in der gesündesten Form: Obst, Salat, Gemüse, Kartoffeln, Vollkornprodukte und Naturreis.

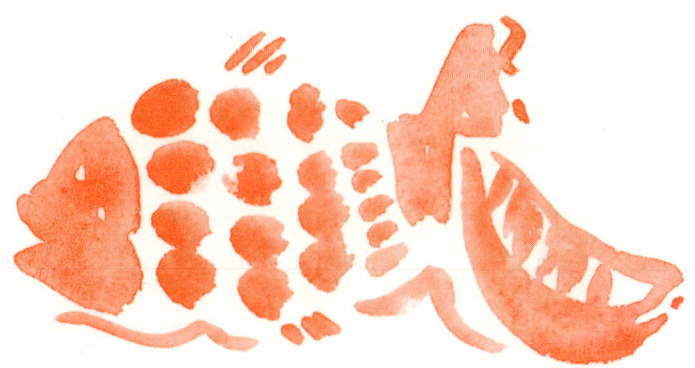

Wenn Sie wirklich schlank werden wollen, sollten Sie auf normales Brot, Teigwaren, polierten Reis, Zucker und alles Süße, auch süße Getränke, verzichten.

Die wichtigsten Biostoffe für Ihre Schönheit:

Für die Haut: enthalten in:

Vitamin A	grünem Blattgemüse, Karotten, Aprikosen, Kürbis, Lebertran
Vitamin C	frischem Obst, Salat, Gemüse
Zink	Vollkorn, Weizenkleie, Samen, Bierhefe, Fisch, Schalentieren
Bromelain	Ananas

Für Haar und Fingernägel:

Vitamin B-Komplex	Vollkorn, Naturreis, Bierhefe
Zink	Vollkorn, Weizenkleie, Samen, Bierhefe, Fisch, Schalentieren
Schwefel	Eigelb

Für die Augen:

Vitamin A	grünem Blattgemüse, Karotten, Aprikosen, Kürbis, Lebertran
Vitamin C	frischem Obst, Salat, Gemüse
Vitamin E	kaltgepreßten Pflanzenölen
Selen	Vollkorn, Bierhefe, Leber, Niere, Muskelfleisch, Fisch, Schalentieren, Milchprodukten
Zink	Vollkorn, Weizenkleie, Samen, Bierhefe, Fisch, Schalentieren

Für die Zähne:

Vitamin C	frischem Obst, Salat, Gemüse (zusätzlich Ascorbinsäure)
Calcium	Milch, Käse, Joghurt

Für ein jugendliches Aussehen:

Vitamin C	frischem Obst, Salat, Gemüse
Vitamin E	kaltgepreßten Pflanzenölen
Selen	Vollkorn, Bierhefe, Leber, Niere, Muskelfleisch, Fisch, Schalentieren, Milchprodukten
Nukleinsäuren	Samen, Keimen, Nüssen, Kernen, Hülsenfrüchten

Für die schlanke Linie:

Vitamin C	frischem Obst, Salat, Gemüse, Zitronensaft
Tyrosin	Fleisch, Fisch, Geflügel, Magerkäse
Jod	jodiertem Speisesalz, Fisch

Der ideale Schlankmacher: drei- bis fünfmal am Tag frisches Obst, abends vor dem Zubettgehen ein Häppchen Fleisch, Fisch oder Geflügel mit einer Zitrone essen.

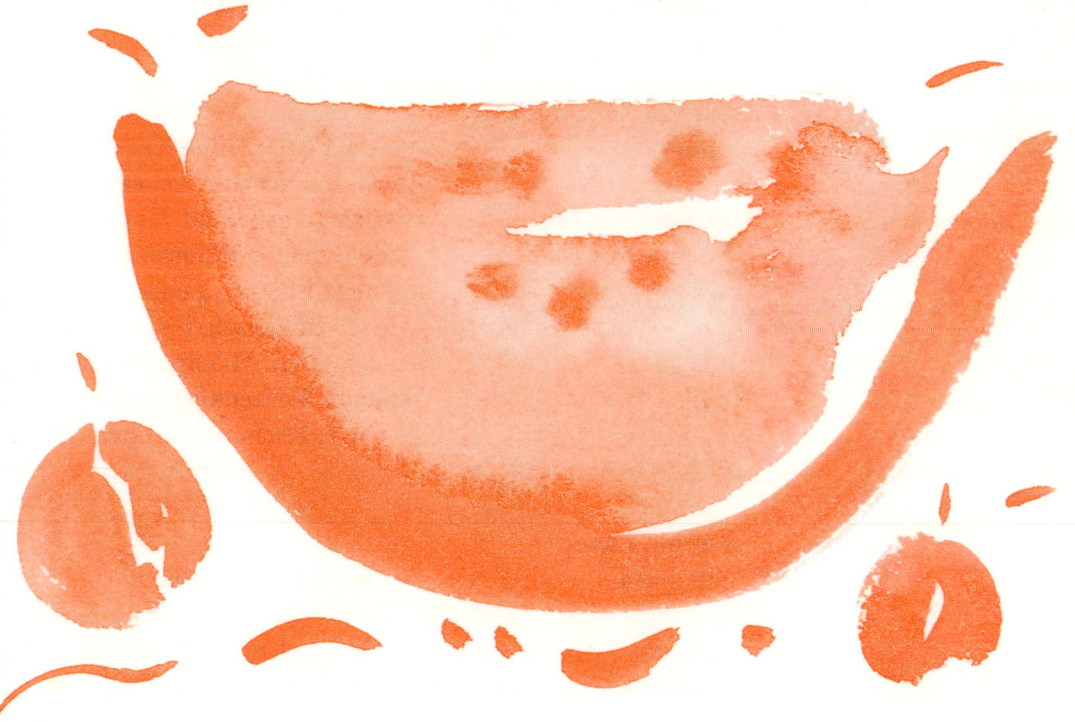

Vitamine für Ihr Lebensglück

WIE WÄR'S MIT EINER FRISCHEKUR FÜR GEHIRN UND NERVEN?

Die allergrößte Hoffnung bringt die moderne Vitamin-Forschung allen Menschen mit «schlechten» Nerven, das heißt, mit Gehirn- und Nervenzellen, die nicht optimal nährstoffversorgt und deshalb «alt» oder krank sind. Verzweiflung, Kummer, Sorgen, Probleme, Depressionen, Verzagtheit, Angst, Schlafstörungen, Konzentrationsschwäche, Vergeßlichkeit, mentale Müdigkeit sind stets nur Mangel an Nährstoffen, speziell an Vitaminen.

Verzweiflung, Depressionen, Angst, Schlafstörungen, Konzentrationsschwäche, Vergeßlichkeit und mentale Müdigkeit lassen sich durch eine ausreichende Vitaminzufuhr beheben.

Gesunde, geschützte und ausreichend genährte Gehirn- und Nervenzellen produzieren nur Glück, heitere Empfindungen, Kreativität, Fürsorge, geistige Frische, Optimismus. So hat es die Natur in Jahrmillionen in uns einprogrammiert, genau wie in den Tieren. Gut genährte Tiere in freier Natur sind immer «glücklich» (solange sie in Ruhe gelassen werden).

Auch bei uns Menschen gilt das Gesetz der Natur: Überleben und Selbstbehauptung in der Gesellschaft funktioniert nur mit glücklichen Nerven. Die kann man sich anessen – die modernen Neurophysiologen und Psychoneuroendokrinologen (Lehre von Psyche, Nerven und Drüsen) beweisen es.

Nun muß man vorab sagen, daß Menschen, die in ihrer frühen Kindheit und auch später wenig Liebe, Zuwendung oder Schutz erfahren haben, Defizite in ihrem Gehirn- und Nervenstoffwechsel haben. Sie haben einen oft extrem hohen Sonderbedarf an bestimmten Biostoffen. Ursache sind z. B. ein durch Liebesentzug entstandener Dauerstreß, der – verbunden mit irrsinnig hohen Streßhormon-Produktionen – die Balance zwischen Stoffwechsel und Hormon- bzw. Peptidsystem nachhaltig geschädigt hat.

Ein Beispiel: Ein Baby, das sich von der Mutter verlassen fühlt, empfindet eine folternde, fast unerträgliche Angst und Verzweiflung, die man als Erwachsener gar nicht nachempfinden kann – ganz egal, ob das Baby schreit oder sich ganz still verhält. Babys von Tieren in freier Natur werden von ihren Müttern nie allein gelassen. Deshalb verkümmert in ihren enorm aufnahmefähigen Gehirnen weder das sensible Netzwerk der Dendriten und Neuriten, der Nervenverästelungen, noch müssen Nerven- oder Gehirnzellen auf Sparflamme schalten, um überhaupt lebensfähig zu bleiben. Der Nährstoff- und Hormonbedarf von Gehirn- und Nervenzellen verändert seine Struktur. Weil typische Glücks- oder Liebeshormone und Peptide wie Noradrenalin, Dopamin oder Beta-Endorphin so rar sind und deshalb so sehnsüchtig erwartet werden, stellt sich fürs ganze Leben ein entsprechender Sonderbedarf ein. Dies ist der Grund, weshalb Menschen, die in ihrer frühen Kindheit und auch später wenig Aufmerksamkeit, Zuwendung, Fürsorge und Liebe erhielten, als Erwachsene einen weit höheren Liebesbedarf haben. Liebe und Zuwendung lösen biochemisch Sonderproduktionen von Happy-Machern wie Noradrenalin oder Beta-Endorphin aus. Die lassen sich nur mit Hilfe von Vitaminen produzieren. Und auch ihre Weiterleitung im Nervensystem geht nur mit Hilfe von Vitaminen. Weil verzagte, traurige, ängstliche Menschen einen Mehrbedarf an Glücks-Hormonen haben, müssen sie auch wesentlich mehr ganz bestimmte Biostoffe zu sich nehmen. Mit anderen Worten: Vitamine, spezielle Eiweißstoffe und Spurenelemente pusten Pessimismus, Depressionen oder Angstzustände regelrecht aus Menschen hinaus. Oder, wie es die Biochemikerin Dr. Bonnie Spring von der Harvard-Universität in Boston (USA) ausdrückt: «Wir sind immer wieder überrascht davon, wie eine einzige Mahlzeit den mentalen Zustand eines Menschen verändern kann...»

Oft kann eine einzige Mahlzeit, die ausreichend Vitamine enthält, den mentalen Zustand und das Nervenkostüm erheblich verbessern.

Gute Nerven für ein besseres Leben

Es gibt «Nervenbündel» und Menschen «mit Nerven aus Stahl» oder überhaupt «ganz ohne Nerven». Die letzteren sind zweifelsohne im Vorteil, wenn es darum geht, sich im Lebenskampf zu behaupten. Gerade da, wo sich das Schicksal des einzelnen im Positiven entscheidet, wie bei der Partnersuche, im Berufsalltag, beim Entwickeln von Ideen usw. sind gute Nerven unerläßlich. Tiere in freier Natur dürfen sich überhaupt keine Nervenschwäche leisten. In einem solchen Fall sind sie unfähig zu überleben.

Jeder Mensch kann gute Nerven haben – wenn er nur will. Wer wenig Lebensmut besitzt, zaghaft, ängstlich ist, sich nichts zutraut, Kontakt meidet, sich nicht begeistern, nicht verlieben kann und überhaupt meistens das Schlußlicht in der Gesellschaft spielt, hat überraschenderweise die besten Chancen, auf die Sonnenseite des Lebens hinüberzuwechseln. Dies hat ganz spezielle biochemische Ursachen.

Menschen auf Partnersuche, in einem stressigen Berufsalltag, die immer viele und verwertbare Ideen produzieren müssen, haben einen sehr hohen Bedarf an Glückshormonen. Und die kann man sich mit Vitaminen anessen.

Angst oder Mutlosigkeit, depressive Verstimmungen und Konzentrationsschwäche sind ja nichts Zufälliges. Sie sind Schutzsymptome, die davor behüten, seine allerletzten Nervenreserven auch noch irgendwo zu opfern. Mit anderen Worten: schwächliche, kränkliche, weil schlecht mit Nährstoffen versorgte Nerven veranlassen das Gehirn zu dem Befehl: «Jetzt keine Risiken mehr eingehen! Allgemeiner Rückzug!» Gehirn und Nerven schalten auf Sparflamme, bei der am wenigsten weitere Nervensubstanz verschleudert wird. Jeglicher Eroberungsstreß, wie in Optimismus, Euphorie, Jubel, Kontaktfreude, Erfolgsstreben usw. wird instinktiv bzw. stoffwechselphysiologisch gemieden. Bekommen die Nerven aber ein Kraftpaket mit ihrem Lieblingsfutter, dann gesunden sie schnell, und Freude, Heiterkeit, Optimismus stellt sich ein.

Allerdings: Menschen, die von sehr früher Kindheit und auch später wenig Liebe, Anerkennung, Zuneigung oder Zuwendung erfuhren, haben einen Extrabedarf an Nervenstoffen. Wenn z. B. ein Baby spürt, daß es von der Mutter allein oder im Stich gelassen wird, kommt es zu einem wahnsinnig hohen Ausstoß von Streßhormonen wie z. B. Cortisol und Adrenalin. Diese extremen Kurven im Ausstoß von rein körperlichen Streßhormonen, die nur dazu dienen, dem seelischen Leid durch erhöhten Blutzuckerspiegel, erhöhten Blutdruck oder erhöhte Energieproduktion zu begegnen, gräbt sich tief in den Zellstoffwechsel ein und verändert ihn. Der Bedarf nach Glücks-Hormonen oder den Nervenstoffen, die Gefühle wie Liebe, Zärtlichkeit usw. vermitteln, wächst überproportional an. Er bleibt ein Leben lang erhalten.

Menschen, die in ihrer sehr frühen Kindheit zu wenig Liebe erhalten haben, werden ihr Leben lang mehr Liebe fordern, als sie zu geben in der Lage sind. Biochemisch gesehen heißt dies, daß sie wesentlich mehr Vitamine, Eiweißstoffe oder Spurenelemente benötigen, wie sie für den nötigen Bau bestimmter Happy-Macher gebraucht werden. Mit speziellem Superfutter für Gehirn- und Nervenzellen können sie glückliche Menschen werden.

Was ganz brandneu und ganz besonders wichtig ist: die Unterscheidung zwischen dem somatischen, also körperlichen Bereich unserer Nerven und dem psychischen, der unsere Stimmungslage beeinflußt. Wenn nervöse Menschen ohne Lebensfreude mit Hilfe von Vitaminen und anderen Biostoffen entspannt und glücklich werden wollen, müssen sie ihre Nerven erstens beruhigen und zweitens mit Glücksboten auffüllen.

Gegen ein schwaches Nervenkostüm und beim Abbau von Streßzuständen helfen vor allem die Vitamine A, C und E sowie das B-Vitamin Cholin.

Nerven beruhigen und entspannen

Unsere Gehirn- und Nervenzellen haben eine Schutzmembran, die sogenannte Myelin-Schicht. Sie besteht zur Hälfte aus Cholesterin, genauer gesagt vorwiegend aus sogenannten Sphingomyelinen, das sind phosphorhaltige Fettstoffe, die aus Fettsäuren, Phosphorsäure, dem B-Vitamin Cholin und anderen Substanzen bestehen. Auch Eiweiß bildet einen Teil dieser Membran.

Diese Myelin-Schicht ist öligfeucht, und zwar in einem ganz bestimmten Flüssigkeitsgrad, der sogenannten Viskosität. Bei sehr starkem Streß kommt es zu einer Schwächung des Immunsystems und zu einem erheblichen Angriff Freier Radikaler auf diese Membran. Auch andere Faktoren, wie Gift- und Schadstoffe, wirken unmittelbar aggressiv auf die äußere Schicht der Gehirnzellen ein. Wenn es an Schutz-Vitaminen wie A, C und E fehlt, oxidieren die Freien Radikalen ohne Gegenwehr die sensiblen Fettsäuren und Cholesterin-Moleküle. Die Nervenschicht wird ranzig, verklebt mit Abschilferungen aus abgestorbenem

Eiweiß und verkleistert Zehntausende von Landeplätzen (Rezeptoren) für Nährstoffe, Hormone oder Nerven-Peptide.

Als Folge davon ist man nervös, gereizt, kann sich nicht konzentrieren, würde sich am liebsten in seinem Zimmer verkriechen. Obwohl man ständig müde ist, findet man nachts nur schwer Schlaf. Weil die außer Rand und Band geratene Produktion von Streßhormonen (wie vor allem Cortisol) durch ruhige Nerven nicht mehr gebremst werden kann, ist man ständig irgendwie aufgeregt. Man lebt in einem Chaos. Und die Gedanken quälen sich nur noch mühsam und im Schneckentempo von Nervenzelle zu Nervenzelle.

Ohne die so wichtigen Vitamine kommt es zu Magenschmerzen, Durchfall, Herzjagen, Schwindelgefühlen, Beschwerden beim Wasserlassen, Kopfschmerzen, Atembeschwerden und Erschöpfungszuständen.

Dies sind Vorgänge, die sich im Gehirn und im gesamten Zentralnervensystem abspielen, also z. B. auch im vegetativen Nervensystem, das sich dem Einfluß unseres Willens entzieht. Während wir das animalische Nervensystem, wie z. B. das Heben einer Hand, bewußt steuern können, sind wir hilflos, wenn wir wegen zerstörter Myelin-Schichten in den Zellen des vegetativen Nervensystems Magenschmerzen, Durchfall, Herzjagen, Schwindelgefühle, Beschwerden beim Wasserlassen, Kopfweh, Atembeschwerden, Erschöpfungszustände und anderes bekommen.

Wenn wir die Membran unserer vielen hundert Milliarden Nervenzellen reparieren, verschwinden alle diese «körperlichen» Mangelzustände in Gehirn und Nerven. Alles beruhigt sich auf eine wundervolle Weise. Wir wachen morgens auf und sind ganz entspannt und ruhig. Wir sind nicht länger gehetzt und haben wieder einen Blick für unsere Umgebung, für die Natur, für andere Menschen. Glücklich aber, voller Lebensfreude, neuer Hoffnungen, voller Pläne und verheißungsvoller Perspektiven, voll neuer Ideen und Begeisterung sind wir deshalb noch lange nicht. Aber unsere Nerven sind endlich ruhig – so wie bei allen ungestörten Tieren in freier Natur. Deshalb ist es zunächst vorrangig, die Nerven zu gesunden und damit zu besänftigen – und dies geht nach neuen psychobiochemischen und neurophysiologischen Erkenntnissen ganz einfach.

Das Cholesterin, das wir mit der Nahrung aufnehmen, aber auch in der Leber selbst herstellen, muß um jeden Preis flüssig und transportfähig gehalten werden. Dabei hilft Lecithin, das Cholesterin im Körper löslich hält und ihm so den Einzug in Körper-zellen und überhaupt die Verwertung im Körper ermöglicht.

Ein Hauptbestandteil von Lecithin ist das B-Vitamin Cholin, das noch in der Nervenzellmembran Cholesterin flüssig hält und so für den schon erwähnten wichtigen Viskositätsgrad sorgt. Als zweiter Bestandteil von Lecithin wirkt Inositol dabei eng mit Cholin zusammen. So erklärt sich die nervenberuhigende Wirkung von Lecithin, die Nervenleitbahnen wieder öffnet und das Einschleusen von Nährstoff-Molekülen in die Nervenzelle ermöglicht. Fast alles Inositol oder Cholin wird von unserem Stoffwechsel in die Zellmembranen oder in den extrazellulären Raum zwischen den Zellen geschickt, führt vor allem schnell zu erhöhten Cholin-Konzentrationen in Neuronen des Gehirns, damit zu enormer, oft überraschender Frische.

Gemeint ist hier das reine natürliche Lecithin und nicht das Gemisch aus verschiedenen Phospholipiden, das man in der Apotheke unter der Wirkstoffbezeichnung Lecithin kaufen kann, das aber oft nicht mal zur Hälfte aus wirklichem Lecithin besteht. Unser eigener Stoffwechsel produziert viel reineres und besseres Lecithin als jede Fabrik. Dazu muß man nur viel Sonnenblumen-kerne, Weizenkeim, Bierhefe, Melasse, Eigelb, Leber, selbstge-mahlenes Vollkorn und Zitrusfrüchte essen. Vormittags ein Müsli, viermal pro Woche ein oder auch zwei Eier, ein oder zweimal Leber, dazu abwechselnd Melasse und Bierhefe (aus Apotheke oder Reformhaus) und zwischendurch Samen, Keime, Kerne, Nüsse kauen – das reicht für eine eigene Lecithin-Produktion völlig aus.

Beim Auflösen zäher, verklebter und verkleisterter Myelin-Schichten leisten das Hormon ACTH (adrenocorticotropes Hormon) und Vitamin C die Arbeit. ACTH wird in höchsten Konzentrationen frühmorgens ausgestoßen, es ist das Hormon, das uns wach und unternehmungslustig macht. Damit es nachts von der Hirnanhangdrüse produziert werden kann, sollten wir spät-abends vor dem Schlafengehen etwas Fleisch, Fisch oder Geflü-gel pur zusammen mit einer Zitrone essen. Morgens sollten wir wieder eine ganze Zitrone essen, weil die darin enthaltenen Bio-flavonoide das ebenfalls reich enthaltene Vitamin C in seiner Wirkung dynamisieren. Auch wenn es noch so sauer schmeckt –

Die wichtigste Nahrung für unsere Nerven ist Lecithin. Es wird von unserem Stoffwechsel selbst produziert. Dazu muß man nur viel Sonnenblumenkerne, Weizenkeim, Bierhefe, Melasse, Eigelb, Leber, selbstgemahlenes Vollkorn und Zitrusfrüchte essen.

die reinigende und beruhigende Wirkung auf die Nerven ist enorm.

Noch ein Biostoff ist für die Nerven extrem wichtig: Glukose. Während Vitamin C und die B-Vitamine Cholin und Inositol die Zellmembran funktionsfähig machen und erhalten und die Vitamine A und E die gesunde Membran vor aggressiven Substanzen schützen, liefert Glukose den Brennstoff für die Zellen. Gehirn- und Nervenzellen sind anders als alle anderen Körperzellen. Ihre hochkomplizierte Funktion beansprucht den Super-Treibstoff Glukose, wo andere Zellen mit «Normal», also z. B. auch mit Fett betrieben werden können. Glukose (Blutzucker) beziehen Gehirn- und Nervenzellen aus einem gesund-normalen Blutzuckerspiegel. Wenn der zu niedrig ist, schreien die Nerven nach Nahrung, und sie quellen dabei auf. Dabei dehnt sich auch ihre Myelin-Schicht, es kommt zu Störungen in dieser Zellmembran und zu nervösen Symptomen.

Männer haben etwa 400 Gramm Glukose in Form von Speicher-Glykogen in Leber, Muskeln und auch im Blut gelagert, Frauen nur etwa 300 Gramm. Weil sich diese Depots bei Glukose-Mangel in wenigen Stunden erschöpfen, werden Frauen schneller gereizt, nervös, auch aggressiv als Männer. Sie sind häufig Opfer eines zu niedrigen Blutzuckerspiegels (Hypoglykämie), einer typischen Modekrankheit. Um seinen Blutzuckerspiegel auf einen normalen Pegel anzuheben, darf man nur noch komplexe Kohlenhydrate wie Vollkorn, Obst, Salat, Gemüse, auch Kartoffeln zu sich nehmen, aus denen die Glukose (sie ist die kleinste Einheit der Kohlenhydrate) in einem Stunden währenden Verdauungsprozeß herausgelöst wird. So fließt dem Blut ein steter Strom Glukose zu, und Gehirn- und Nervenzellen werden stets gleichmäßig mit Glukose versorgt.

Viele nervlich schwache Menschen wachen morgens zwischen vier und fünf Uhr mit quälenden depressiven Symptomen auf, die sich eine Stunde später wieder legen. Ursache ist oft der abgesackte Blutzuckerspiegel, Gehirn- und Nervenzellen (aber auch andere Zellen) haben die im Blut enthaltene Glukose bis auf einen kläglichen Rest abgesaugt. Daß sich die Stimmung nach einer Stunde anhebt, liegt in der Wirkung der aktiven morgendlichen Streßhormone wie z. B. Adrenalin oder Glukagon, die die

Der Nervenspeiseplan: Vormittags ein Müsli, viermal pro Woche ein oder auch zwei Eier, ein oder zweimal Leber, dazu abwechselnd Melasse und Bierhefe, zwischendurch Samen, Keime, Kerne und Nüsse kauen.

letzten Glykogen-Reserven aus der Leber freisetzen. Dadurch rappelt sich der Blutzuckerspiegel gerade noch einmal ein wenig auf, und Gehirn- und Nervenzellen sind nochmal ein, zwei Stündchen besser versorgt, ehe gegen Mittag der zweite Einbruch, der nächste Durchhänger im Blutzuckerspiegel erfolgt.

Um das zu vermeiden, müssen 70 Prozent des Abendessens aus Eiweiß bestehen, also z. B. aus kaltem Braten, magerem Schinken, Krabben, Fisch, Hühnchenfleisch, Putenfleisch usw. Dazu kein Brot essen, bestenfalls ein paar kleine Scheibchen Baguette, aber viel Obst oder Salat, Magerkäse, ein Ei. Möglichst keine Kartoffeln, auch kein gekochtes, verdicktes Gemüse. Ideal sind z. B. eine Rohkostplatte mit geräucherter Forelle, dazu eine Scheibe Toast. Oder ein großer Salatteller mit Ei, zwei Scheiben Roastbeef und zwei Scheibchen Baguette. Wer übergewichtig ist und deshalb nach einer solchen Abendmahlzeit nachts Hunger bekommt, soll vom mageren Fleisch auf fetteres Fleisch wechseln. Beispiel: Rumpsteak mit Fettrand (das Fett mitessen), dazu Rohkost und Knäckebrot.

Das Fett verjagt nachts den Hunger. 16 der insgesamt 22 verschiedenen Aminosäuren im Eiweiß werden nachts in der sogenannten Glukoneogenese zu Glukose umgewandelt. Auch dieser Prozeß verläuft langsam und stetig, führt dem Blut und damit Gehirn- und Nervenzellen stets gleichbleibend ausreichend den Brennstoff Glukose zu. Wichtig: Um diese feine Stoffwechselarbeit sicherzustellen und auch zu aktivieren, ist viel Vitamin C nötig. Deshalb zum Abendessen selbstgepreßten Zitronen- oder Orangensaft trinken. Ist keiner vorhanden, kann man naturreinen Apfelsaft trinken. Weil der aber viel zu wenig Vitamin C enthält, um Nerven über Nacht auf Vordermann zu bringen, muß man zusätzlich noch einen gehäuften Teelöffel Vitamin C (Ascorbinsäure aus der Apotheke) zu sich nehmen.

Absolut verboten für alle Menschen mit leistungsschwachen Nerven: Teigwaren wie Nudeln, polierter Reis, Pizza, Zucker, alles Süße, auch süße Getränke, Brot (am besten ist Vollkornknäcke), Pommes, Knabbergebäck sowie alle leeren Fertig- und Tiefkühlgerichte, Dosengerichte oder Kantinenkost. Die darin enthaltenen einfachen und schnelllöslichen Kohlenhydrate schießen in Form von Billionen Glukose-Molekülen sofort ins Blut und jagen den

Frauen leiden weit häufiger unter einem zu niedrigen Blutzuckerspiegel als Männer. Sie sind dadurch schneller erschöpft, werden schneller gereizt, nervös und aggressiv als Männer.

Blutzuckerspiegel nach oben, so daß die Gehirn- und Nervenzellen kurzfristig gut versorgt sind. Dann aber stürzt der Blutzuckerspiegel unter dem Einfluß des Bauchspeicheldrüsenhormons Insulin rasch in die Tiefe. Sofort fühlt man sich wieder nervös, gereizt. Da greifen Frauen gern zu Süßem, um den Glukose-Spiegel wieder anzuheben. Die so entstehenden Zickzack-Kurven im Blutzuckerspiegel sind das schlechteste, was Gehirn- und Nervenzellen brauchen können. Sie machen auch die beste Bauchspeicheldrüse kaputt.

Um Gehirn- und Nervenzellen also den für sie wichtigen Brennstoff zu liefern, sind komplexe Kohlenhydrate tagsüber und Eiweiß mit viel Vitamin C abends am besten.

Wie Heiterkeit, Glück und Optimismus entstehen

Um seinen Blutzuckerspiegel auf einen normalen Pegel anzuheben, sollte man komplexe Kohlenhydrate in Form von Vollkorn, Salat, Gemüse und Kartoffeln zu sich nehmen.

Wenn Gehirn- und Nervenzellen samt Myelin-Schicht und Energieerzeugung wieder normal arbeiten, fragt man sich, wieso man sich früher eigentlich bei jeder Kleinigkeit aufgeregt hat. Die natürlichen Sedativa sorgen für die innere Ruhe, wie sie auch die Tiere in der Natur brauchen (über ein weiteres Beruhigungsmittel, nämlich Calcium, gibt es im folgenden auch noch einige neue wissenschaftliche Erkenntnisse.)

Euphorie oder eine ungestüme Lebensfreude, Begeisterung und Optimismus haben im Gehirn- und Nervenstoffwechsel ihre eigenen Mechanismen. Da wirken nämlich Hormone und Neuro-Peptide mit, die das Netzwerk der Milliarden Zellen praktisch als Tummelplatz für das Spiel positiver Empfindungen nutzen. Entspannung ist also etwas, was in gesunden Nerven permanent enthalten ist. Glück hingegen ist etwas, was in Form von Signalen über das Nerven-Labyrinth fliegt und fließt.

Für die modernen Psychophysiologen ist Glück nichts anderes als ein ganz simpler biochemischer Vorgang. Rohstoff für alle positiven Empfindungen sind drei der insgesamt 22 verschiedenen Aminosäuren (Eiweißbausteine): Phenylalanin, Tyrosin und Methionin. Im Gegensatz zu Muskel-Aminosäuren und Bindegewebe-Aminosäuren sind dies die drei psycho-aktiven Eiweißstoffe, die bei sicherem Einsatz die Stimmungslage enorm und in kurzer Zeit verbessern.

Es hat wenig Sinn, seine Gemütslage mit viel Eiweiß aufpäppeln und auffrischen zu wollen. Da verdrängt dann eher das Muskel-Eiweiß das wichtige Psycho-Eiweiß im Verdauungsprozeß, oder Aminosäuren drängeln sich an der Blut-Hirn-Schranke und versperren sich gegenseitig den Weg. Um innerhalb zwei Wochen depressive Verstimmungen und Angstzustände zu verscheuchen, kommt es darauf an, den Anteil der drei psycho-dynamischen Eiweißbausteine Phenylalanin, Tyrosin und Methionin am Gesamteiweiß um 30 Prozent anzuheben.

Die Sonderrolle dabei spielt der Eiweißstoff Phenylalanin. Aus ihm entsteht Tyrosin und im weiteren Stoffwechselabbau Dopa, Dopamin und schließlich der Glücksbringer Noradrenalin. Diese Biosynthese vollzieht sich in den Gehirn- und Nervenzellen blitzschnell – vorausgesetzt, es ist ausreichend Phenylalanin oder Tyrosin in Bläschen an den Zellen eingelagert.

Rohstoff für alle positiven Empfindungen sind drei der insgesamt 22 verschiedenen Aminosäuren, auch Eiweißbausteine genannt: Phenylalanin, Tyrosin und Methionin.

Wenn Menschen über eine freudige Nachricht nicht jubeln können, wenn sie sich nicht mehr begeistern, über nichts mehr freuen können, fehlt ihnen der Rohstoff Phenylalanin in den Gehirn- und Nervenzellen. Denn nur dort werden – beispielsweise bei einer freudigen Nachricht – die sogenannten Neurotransmitter Dopamin und Noradrenalin hergestellt, die Glück und Freude durch den ganzen Körper jagen.

Phenylalanin, Tyrosin und Methionin sind außerdem in allen für eine positive Stimmungslage wichtigen Hormonen und Nerven-Peptiden enthalten, und zwar jeweils an den psychodynamischen Positionen in der Sequenz (Aufeinanderfolge) der Aminosäuren. Im Zwischenhirn, speziell im Hypothalamus und in der Hirnanhangdrüse, sind beim psychisch gesunden Menschen hohe Konzentrationen dieser drei Eiweißbausteine eingelagert. Denn hier werden die Hormone hergestellt, die unsere Gemütslage entscheidend mitbestimmen.

Neurobiochemiker haben in Kalifornien hochinteressante Versuche mit Mäusen gemacht. Sie setzten ihnen ein Futter vor, das kein Phenylalanin und Tyrosin enthielt. Nach wenigen Tagen zeigten sich die Versuchstiere ängstlich, scheu, im übertragenen Sinn «depressiv». Alle Anzeichen von Lebensfreude fehlten:

*An der Pro-
duktion von
Glücksstoffen ist Vit-
amin C, Magnesium
und das Spurenele-
ment Mangan maß-
geblich beteiligt.
Magnesium ist in
Grüngemüse, Mangan
in Vollkorn, Nüssen,
Samen, Eigelb und
Grüngemüsen enthal-
ten.*

Gemeinschaftssinn, Spielsinn, Unternehmungslust, Einfallsreichtum, Beweglichkeit. Die Mäuse drohten zu sterben. In dieser
Phase füllten ihnen die Wissenschaftler die Futternäpfchen mit
Tyrosin-reicher Kost. Es dauerte nur vier Stunden, da hatten die
Mäuse ihre ursprüngliche Lebensfreude und Unbekümmertheit
zurückgewonnen. In Wirklichkeit war nichts anderes geschehen,
als daß sich in den Vesikeln ihrer Gehirn- und Nervenzellen hohe
Konzentrationen von Tyrosin eingespeichert hatten. Diese Zellen
hatten sich regelrecht mit dem Glücksstoff vollgesogen. Und die
Tiere waren deshalb in der Lage, die Nervenreizsubstanzen
Dopamin und Noradrenalin im Nervengewebe zu synthetisieren.
Um heiter und froh zu sein, müssen auch wir Menschen die Ner-
ven-Depots von Phenylalanin und Tyrosin ständig gefüllt halten.
Um allerdings dann die eigentlichen Glücksstoffe zu produzieren, sind andere Biosubstanzen wichtig – zuallererst Vitamin C,
das an allen sechs Stoffwechselstufen von Phenylalanin zu
Noradrenalin maßgeblich beteiligt ist, außerdem Magnesium und
das Spurenelement Mangan. Magnesium ist in hoher Konzentration in Grüngemüse enthalten, wo es Teil des Chlorophylls, des
grünen Farbstoffs ist. Vollkorn, Nüsse, Samen, Eigelb und Grüngemüse sind die besten Nahrungsquellen für Mangan.
Um mehr Psycho-Rohstoff an Eiweiß in die Gehirn- und Nervenzellen zu pumpen, empfehlen Experten fünf kleinere eiweißreiche Mahlzeiten pro Tag jeweils mit viel Vitamin C zu sich zu
nehmen. Ideal sind Fleisch, Fisch, Geflügel zusammen mit frischem Obst. Als Vitamin C-Spender eignet sich auch in diesem
Fall frischgepreßter Zitronensaft am besten. Nicht nur, weil für
die Synthese der Gute-Laune-Hormone viel Vitamin C benötigt
wird, sondern weil Zitronensaft den Magensaft saurer macht. Ab
etwa 35 oder 40 Jahren leiden immer mehr Menschen zunehmend an einem Verlust an Salzsäure im Magensaft und sind deshalb schlechte Eiweißverwerter. Salzsäure und das Enzym Pepsin
leiten zusammen die Eiweißverdauung im Magen ein.
Vitamin B6 ist ebenso wie Vitamin C für den Eiweißstoffwechsel
ungefähr so wichtig wie die Batterie in einer Quartz-Uhr. Wenn
nämlich Aminosäuren im Stoffwechsel verwandelt werden, muß
jeweils ein darin enthaltener Stickstoff-Teil von einem Molekül
aufs andere übertragen werden. Und diesen Job übernimmt Vit-

amin B6, das reich in Vollkorngetreide (möglichst selbstgemahlen), aber auch in Bierhefe enthalten ist.

Ein absolutes Nein gilt für Zucker, Süßigkeiten, süße Getränke, Teigwaren, Kuchen und generell auch für alle irgendwie verfeinerten, lange gelagerten oder transportierten Lebensmittel, die viel zu wenig Nährstoffe enthalten. Morgens muß schon reichlich Eiweiß auf den Tisch mit hohem Anteil an Phenylalanin bzw. Tyrosin, also z. B. eine Scheibe Roastbeef, kalter Braten oder magerer Schinken oder aber auch Magerkäse. Dazu frische Früchte, am allerbesten frischgepresster Zitronensaft (Orangensaft ist nicht reich genug an Vitamin C). Empfehlenswerte Zwischenmahlzeiten sind ein Krabben-Cocktail mit frischen Früchten (z. B. Kiwi), Früchtequark oder ein Hühnchen-Salat mit frischem Obst. Die Hauptmahlzeit muß dunkelgrünes Gemüse oder Salat enthalten (z. B. eine Scheibe Fisch oder ein Schnitzel mit Spinat, Brokkoli, Feldsalat). Abends möglichst Kohlenhydrate weglassen und nur z. B. einen großen Rohkostteller mit einem Putensteak essen.

Um die wichtige Versorgung mit Mangan und Vitamin B6 sicherzustellen, gibt es mindestens einmal am Tag ein Müsli aus selbstgemahlenem Getreide. Sehr gut ist auch Bierhefe (aus der Apotheke, Reformhaus) als Zusatz. Wer stark unter Streß steht, braucht mehr Vitamin C, sollte es in Form von Ascorbinsäure-Pulver zusätzlich einnehmen.

Experten empfehlen fünf kleinere Mahlzeiten pro Tag jeweils mit viel Vitamin C zu sich zu nehmen, um unserer Psyche den Rohstoff für Eiweiß in die Gehirn- und Nervenzellen zu pumpen.

Dies klingt vielleicht ein wenig kompliziert, aber die kleine Glücks-Fabrik in unserem Stoffwechsel braucht diese Substanzen. Die Stimmung bessert sich schon nach zwei Wochen merklich. Nach vier oder sechs Wochen kann man dazu übergehen, auf einzelne Nährstoffe gar nicht mehr so zu achten, sondern allgemein auf Vollwertkost überzugehen. Doch auch hier gilt: Vitamin B6, Vitamin C und Mangan zusätzlich in Form von Ascorbinsäure und Bierhefe einnehmen.

Die Biochemiker haben Eiweißstoffen schrecklich komplizierte Bezeichnungen gegeben, um sie voneinander zu unterscheiden. Dabei sind diese Moleküle ganz simpel strukturiert, wie z. B. auch Methionin, das ebenfalls recht ehrgeizig an der Umwandlung von Phenylalanin zu dem Glücksstoff Noradrenalin beteiligt ist. In Salat und Gemüse ist nur wenig Methionin enthalten, dafür um so mehr in Eiern, Milchprodukten und vor allem in Fleisch. Um voll aktiv zu werden, braucht Methionin wieder die Unterstützung der B-Vitamine Folsäure und B12. Ein Grund mehr, täglich Bierhefe als Zusatz zur Ernährung zu nehmen, die Gramm für Gramm ein wahrer Schatz an hochwertigen Vitaminen und Spurenelementen ist.

Es verwundert ein bißchen, daß es vor allem die Fleisch-Aminosäuren sein sollen, die heiter und froh stimmen. Guckt man sich die Sache genauer an, findet man die Erklärung. Früher, vor Hunderttausenden Jahre, gab es unter den Menschen Knollensammler und Obstpflücker, also Vegetarier. Die lebten verhältnismäßig streßfrei und ruhig, kamen deshalb mit pflanzlichem Eiweiß aus. Dann gab es die Jäger mit ihrem Jagdstreß, die brauchten die psychisch dynamischeren Streß-Aminosäuren im Fleisch, wie Phenylalanin oder Methionin.

Wer unter sehr großem Streß steht, sollte zusätzlich Vitamin C in Form von Ascorbinsäure-Pulver zu sich nehmen.

Tiere, die, wie z. B. Weidetiere, ihren friedlichen Tag auf Wiesen verbringen, kommen mit dem pflanzlichen Eiweiß im Gras aus. Raubtiere aber, die den Streß der Jagd haben, wie z. B. Steinadler, Füchse, Iltisse oder Luchse, brauchen die Nerven-Aminosäuren im Fleisch ihrer Beutetiere. Noch ein Vergleich: Die vielen Hundertmillionen von Menschen der indischen Landbevölkerung kommen in ihrer geruhsamen, philosophischen Lebensweise mit pflanzlichen Eiweißbausteinen aus. Deshalb sind sie Vegetarier. Ein Großstadtmensch bei uns aber, der von früh bis spät durch die Streßmühle gedreht wird, braucht Psycho-Eiweiß. Weil er zu wenig davon hat, wird er nervös, depressiv und hat schlechte Nerven, in denen sich oft sein Unglück begründet. Am schlimmsten ist dabei der stille Kummer, der Tag und Nacht unablässig Phenylalanin aus den Nerven-Vesikeln frißt und uns keine Chance für heitere Stunden läßt.

US-Biologen haben jetzt eine überraschende Entdeckung gemacht. Wenn Tiere in freier Natur gehetzt worden sind, suchen sie instinktiv nach Calcium-reichen Kräutern wie z. B. Majoran, Salbei oder Thymian. Das darin enthaltene Calcium beruhigt ihre Nerven. Wie dies zusammenhängt, weiß man neuerdings auch: Die Übertragung von Nervenreizen läuft ja von Zelle zu Zelle. Gehirn- und Nervenzellen sind deshalb durch allerfeinste wassergefüllte Kanälchen verbunden, in denen Calcium-Ionen für die

Übertragung sorgen. Das Calcium in den Synapsen (Schaltstellen) der Gehirn- und Nervenzellen ist also genauso wichtig wie die Glücksboten selbst, die die gute Laune vermitteln. Nur wenn ausreichend Calcium vorhanden ist, können die Neurotransmitter Dopamin und Noradrenalin wie süßer Honig durch alle unsere Nervengeflechte sausen und uns glücklich machen. Der Tip für eine erhöhte Calcium-Zufuhr: zweimal am Tag 100 Gramm Käse zusammen mit viel Vitamin C essen.

Dopamin hebt unsere Stimmung, verbessert unsere Laune, vergleichbar der Sonne, die nach langen, finstern Regentagen zum ersten Mal ihr heiteres Licht über uns legt. Außerdem greift Dopamin tief und ordnend in das fein abgestimmte Konzert unserer Hormone und Neuro-Peptide ein. Es erhöht die Kontraktionskraft des Herzens bei gleichzeitiger muskulärer Entspannung und Druckverminderung in den Vorhöfen. Man fühlt sich plötzlich gleichzeitig frischer, vitaler, aber auch ruhiger, gelassener. Im Magen-Darm-Trakt, vor allem aber in den Nieren sorgt Dopamin für eine bessere Durchblutung mit all ihren positiven Folgen. Aus Dopamin entsteht schließlich im Gehirn- und Nervenstoffwechsel auch noch der eigentliche Glücksstoff Noradrenalin (wieder unter Beteiligung von Vitamin C).

Damit wir gute Laune haben, ist eine ausreichende Zufuhr von Calcium notwendig. Daher sollte man täglich 100 Gramm Käse zusammen mit viel Vitamin C essen.

Interessant: Menschen mit mangelnden Eiweißpolstern in den Nervenzellen reagieren gegenüber Streß vorwiegend mit dem Ausstoß von Adrenalin hauptsächlich aus dem Nebennierenmark. Adrenalin erregt, macht wach, kurbelt den Kreislauf an, hat aber nicht den euphorisierenden Effekt von Noradrenalin. Mit viel Noradrenalin macht das Leben wieder Spaß, und man greift die Herausforderungen des Alltags richtig fröhlich an, wo man vorher verzagt und furchtsam gewesen war.

Schlafen wie im Traum

Auch Schlaf ist ein biochemischer Vorgang im Gehirn, der durch bestimmte Nährstoffe gespeist wird. Auch hier macht ein Eiweißbaustein den Schlaf, nämlich Tryptophan. Und auch hier sind es Vitamine, die das Eiweiß-Molekül so verändern und in

Szene setzen, daß wir schnell in einen sanften Traum abgleiten. Diese Vitamine sind B3, B6 und C.

Unser Schlaf entsteht in der Zirbeldrüse, einem kleinen Organ, das sich an die Gehirnbasis anschmiegt. Wenn sich abends die Dämmerung herabsenkt, bremst unsere Hirnanhangdrüse die Produktion von Wachhormonen, und die Zirbeldrüse beginnt, nach und nach immer mehr von dem Schlafhormon Melatonin ins Blut zu pumpen. Dieser wundervolle Stoff unterdrückt – beim Menschen wie beim Tier – den Unternehmungsgeist und auch den Sexualtrieb. Er bringt uns problemlos und schnell den erwünschten Schlaf. So zumindest hat es die Natur auch in uns einprogrammiert. Tiere in freier Natur schlafen dank Melatonin innerhalb von einer bis drei Sekunden ein.

Der Eiweiß-baustoff Tryptophan ist für einen gesunden Schlaf unabdingbar wichtig. Wenn wir z.B. unter großem Streß stehen, wird dieser wertvolle Stoff bereits im Magen vernichtet.

Tryptophan ist eine zierliche Aminosäure, die nur einen ganz geringen Anteil am Gesamteiweiß stellt. Wenn wir ein Schnitzel mit Gemüse und Kartoffeln essen, sind darin ungefähr achtmal soviel Muskel- oder Bindegewebe-Eiweiß enthalten als vom grazilen Tryptophan. Und wie es so im Leben geht – die Schwächsten werden immer unterdrückt. Auch der Eiweißbaustein Tryptophan hat es wahnsinnig schwer, sich gegen die übermächtige Konkurrenz anderer Eiweißbausteine durch die Blut-Hirn-Schranke ins Gehirn zu drängen. Denn unser Schlaf entsteht eben nicht im großen Zeh oder in den Oberschenkeln, sondern im Gehirn.

Tryptophan ist noch auf eine andere Weise richtig bemitleidenswert. Aus diesem Eiweißstoff macht unser Stoffwechsel nämlich das Vitamin B3 (Niacin), wenn in der Nahrung nicht ausreichend davon vorhanden ist. Die Folge: Oft schaffen gerade noch eine Handvoll Tryptophan-Moleküle den Zugang durch die Blut-Hirn-Schranke, um für den nötigen Schlaf zu sorgen. Hinzu kommt, daß Tryptophan, ein farbloses Kristall, durch Säure schnell zerstört wird. Wenn wir bei Streß allzuviel Magensäure produzieren, wird der kostbare Schlafstoff meist schon im Magen vernichtet. Tiere tun sich da leichter. Sie meiden unnötigen Streß, deshalb ist der Säuregehalt ihres Magensafts das ganze Jahr über gleich. Außerdem ist Tryptophan ihre Lieblingsspeise – so z. B. in jungen Blättern von Bäumen, Sträuchern und anderen Pflanzen. Vögel und Fische haben einen Heißhunger auf Käfer, Schnecken,

Würmer, Fliegen oder Mücken, deren Schleim und Drüsensekrete bis zu zehn Prozent aus Tryptophan bestehen.

In den sogenannten Raphe-Kernen im Gehirn gibt es bestimmte Zonen, die schon am Nachmittag heißhungrig auf Tryptophan-Pakete warten, um daraus Serotonin zu machen, den Nervenreizstoff, der auf das parasympathische Nervensystem wirkt (das beruhigende, entspannende). Aus Serotonin macht dann die Zirbeldrüse im Handumdrehen Melatonin-Moleküle. Diese beiden Substanzen ähneln einander nämlich wie Zwillinge. Wenn unsere Kinder abends in ihren Bettchen liegen und ihnen in wenigen Minuten die Äuglein zufallen, hat der Stoffwechsel wieder einmal fleißig seine Heinzelmännchen arbeiten lassen. Er hat aus Tryptophan erst Serotonin und danach das Schlafhormon Melatonin gemacht.

Voraussetzung war allerdings, daß dem Stoffwechsel ausreichend Vitamin B6 (Pyridoxin) zur Verfügung stand. Dieses Vitamin zwickt nämlich erst dem Tryptophan-Molekül sein Stickstoff-Schwänzchen ab, um es auf das Serotonin-Molekül zu übertragen. Anschließend überträgt es dann auch noch dieses Stickstoffteilchen auf das eigentliche Schlafhormon Melatonin.

Wer also nicht genug Pyridoxin (Vitamin B6) im Blut hat, kann ruhig bis weit nach Mitternacht Fernsehen gucken, denn Schlaf findet er ohnehin keinen. Dasselbe gilt, wenn er nicht ausreichend Vitamin B3 (Niacin) oder Tryptophan beim Mittag- oder Abendessen zu sich genommen hat. Und schließlich spielt – wieder einmal – Vitamin C bei diesem Eiweißstoffwechsel eine bioaktive Rolle. Mit anderen Worten: Ohne frisches Obst geht in punkto Schlaf gar nichts.

Obwohl unser Schlaf praktisch aus Eiweiß besteht, brauchen wir zum Einschlafen Kohlenhydrate. Überhaupt kann man sagen, daß Eiweiß wach und fit macht, Kohlenhydrate eher beruhigend wirken. Das Schlaf-Eiweiß ist – gerade weil es so verletzlich ist – doch ziemlich schlau. Es macht nämlich Kohlenhydrate zu seinen Verbündeten, wenn es darum geht, sich zu den Raphe- Kerne im Gehirn und schließlich – verkleidet als Serotonin – ins Schlafzentrum Zirbeldrüse zu schmuggeln. Als einzige Eiweiß-Substanz nutzt das pfiffige Tryptophan-Molekül das Hormon Insulin aus der Bauchspeicheldrüse. Dieses Hormon ist eigentlich dazu

Obwohl unser Schlaf ganz entscheidend von Eiweißbaustoffen abhängt, brauchen wir zum Einschlafen genügend Kohlenhydrate und ausreichend Vitamin B3.

da, Kohlenhydrate bzw. Glukose in Muskel und Leberzellen einzuschleusen, also den Blutzucker abzubauen. Es senkt aber auch die Blutwerte von konkurrierenden Muskel-Aminos und hilft auf diese Weise Tryptophan beim Eintritt ins Zentralnervensystem. Weil die Bauchspeicheldrüse immer dann Insulin ausschüttet, wenn wir Kohlenhydrate essen, eignen sich Brot, Kartoffeln, Nudeln oder Reis eher zum Einschlafen als Fleisch. Typisch dafür ist die Schläfrigkeit nach einer kohlenhydratreichen Mahlzeit. «Kohlenhydrate fördern die Biosynthese von Serotonin», erläutert Dr. Judith Wurtmann vom weltbekannten Massachusets Institute of Technology (USA). «Sie wirken dabei ähnlich wie viele Schlafmittel, die von Ärzten verordnet werden.»

Schnellösliche Glukose, die in Zucker, Honig oder Teigwaren enthalten ist, hilft uns beim Einschlafen. Hier hat der sonst vielgeschmähte Zucker auch einmal eine wichtige Funktion.

«Süße den Tee, wenn du Schlaf suchst», sagten schon die alten Chinesen. Da bekommt also der vielgeschmähte Zucker auch einmal ein Lob. Schnellösliche Glukose, wie in Zucker, Honig oder Teigwaren, hilft tatsächlich beim Einschlafen. Frau Wurtmann rät ganz konkret: «Vorm Zubettgehn 30 Gramm reine Glukose essen, also zum Beispiel zweieinhalb Eßlöffel Zucker.» Es nützt freilich wenig, abends Zucker in sich hineinzuschaufeln. «Was alleine zählt, sind die beiden ersten Eßlöffel. Übergewichtige brauchen etwas mehr.»

Vitamin B6 (ideal: Vollkorn und Bierhefe), Vitamin C (in frischem Obst) und Magnesium (in dunkelgrünem Blattgemüse und Salat) müssen schon vom Vormittag an reichlich mit der Nahrung zugeführt werden, um den nächtlichen Schlafstoffwechsel vorzubereiten. Wichtig: Wer Einschlafprobleme hat, sollte abends auf Eiweiß möglichst verzichten, dafür reichlich Eiweiß frühstücken (z. B. Schinken, Putenfleisch, kalter Braten, Magerkäse).

Die wichtigsten Biostoffe für Gehirn und Nerven:

Zur Beruhigung und Entspannung:	enthalten in:
Vitamin A	grünem Blattgemüse, Karotten, Aprikosen, Kürbis, Lebertran

Zur Beruhigung und Entspannung:

	enthalten in:
Vitamin B-Komplex	Vollkorn, Naturreis, Bierhefe
Vitamin C	frischem Obst, Salat, Gemüse
Vitamin E	kaltgepreßten Pflanzenölen
Cholin	Eigelb, Leber, Weizenkeim, Bierhefe
Inositol	Vollkorn, Melasse, Bierhefe, Leber, Zitrusfrüchten
Glukose	Vollkornprodukten, Naturreis, Kartoffeln, Obst, Salat, Gemüse
Calcium	Milch, Käse

Für Glück und Optimismus:

	enthalten in:
Vitamin B6	Fleisch, Vollkorn, Bierhefe
Vitamin B12	Leber, Nieren, Muskelfleisch, Fisch, Milchprodukte
Folsäure	grünem Blattgemüse und Salat, Leber, Bierhefe
Vitamin C	frischem Obst, Salat, Gemüse
Phenylalanin	Muskelfleisch, Fisch, Geflügel, Magerkäse, Samen
Tyrosin	Fleisch, Fisch, Krabben, Geflügel, Magerkäse, Soja
Methionin	Eigelb, Fleisch, Fisch, Geflügel
Magnesium	grünem Blattgemüse und Salat
Mangan	Vollkorn, Nüsse, Samen, Eigelb, Grüngemüse, grüner Salat
Calcium	Milch, Käse

Für gesunden Schlaf:

	enthalten in:
Vitamin B3	magerem Fleisch, Fisch, Geflügel, Nüssen
Vitamin B6	Fleisch, Vollkorn, Bierhefe
Vitamin C	frischem Obst, Salat, Gemüse
Tryptophan	Fleisch, Fisch, Geflügel, Milch, Käse, Quark

Vitamin B6 und Vitamin B3 sowie Magnesium müssen schon vom Vormittag an reichlich aufgenommen werden, um den nächtlichen Schlafstoffwechsel vorzubereiten.

Vorbeugen und heilen mit Vitaminen

VON A-Z: DIE 40 HÄUFIGSTEN BESCHWERDEN UND KRANKHEITEN

Altersbeschwerden

Symptome: Schwindelanfälle, Gleichgewichtsstörungen, Erschöpfungszustände, Gedächtnisschwäche, Konzentrationsmangel, Unruhe, Leistungsschwäche.

Ursachen: Reduzierte Stoffwechseltätigkeit, nachlassende Lungen- und Herzfunktion, mangelnde Sauerstoffversorgung, Nährstoffmangel.

So helfen Vitamine: Vitamin E ist der wichtigste Schutzfaktor für Gehirn- und Nervenzellen, es beugt der gefürchteten Amyloid-Bildung vor, bei der im Gehirn Neuronen absterben und sich Verkrustungen aus totem Abfall und ranzigem Cholesterin bilden. Vitamin A schützt die Schleimhäute, Vitamin C und Bioflavonoide festigen die Gefäßwände und glätten die Innenwände der Gefäße, so daß Venenbeschwerden abklingen und sich Durchblutung und Kreislauftätigkeit verbessern.

Der Gesundheits-Tip: morgens vor dem Frühstück einen Eßlöffel kaltgepreßtes Pflanzenöl einnehmen (z. B. Weizenkeimöl, Sonnenblumenöl, enthält viel Vitamin E). Zweimal täglich den Saft einer frischgepreßten Zitrone trinken (Vitamin C), einmal am Tag dunkelgrünes Gemüse, Salat oder Karotten auf den Tisch.

Gegen Venenbeschwerden und Durchblutungsstörungen sowie eine schlechte Kreislauftätigkeit helfen Vitamin C und Bioflavonoide.

184

Augenbeschwerden

Symptome: Sehschwäche. Gerötete, brennende, juckende Augen. Mangel an Tränenflüssigkeit.

Ursachen: Trockene Luft, Zugluft, Schadstoffe, Streß, zu langes Verweilen vor dem Bildschirm.

So helfen Vitamine: Das Auge braucht bis zu fünfmal mehr Vitamin A, C, und E als jedes andere Organ. Als lebenserhaltendes Sinnesorgan wird es deshalb über ein besonders reich verästeltes Netzwerk feinster Blutgefäße versorgt. So können gleichzeitig wesentlich mehr wichtige Biostoffe einströmen. Doch selbst dies reicht der Natur noch nicht. Über die Tränenflüssigkeit wird das Auge zusätzlich mit den wichtigen Vitaminen A, C und E beliefert, die es vor Freien Radikalen schützen.

Der Gesundheits-Tip: Dreimal täglich frisches Obst essen (1 Apfel, 1 Kiwi, Südfrüchte), in der Küche möglichst nur kaltgepreßte Pflanzenöle verwenden, die den Bedarf an Vitamin E decken. Für das besonders wichtige Vitamin A Lebertran (aus der Apotheke) einnehmen.

Unser Auge braucht besonders viel an Vitamin A, C und E. Daher sollten wir tägliches frisches Obst und möglichst nur kaltgepreßte Pflanzenöle zu uns nehmen.

Blähungen

Symptome: Blähbauch, Abgang von Winden, Darmkollern, Darmkrämpfe.

Ursachen: Genuß blähender Speisen (Hülsenfrüchte, Kohl, Schwarzbrot). Übermäßiges Luftschlucken. Mangel an Magensäure. Ungenügendes Kauen. Unzureichender Gallefluß. Genuß kohlensäurehaltiger Getränke (machen im Darm gasförmiges Kohlendioxyd frei).

So helfen Vitamine: B-Vitamine sind für den Muskel-Tonus im Magen-Darm-Trakt ebenso unerläßlich wie für das gesamte Enzym-System, sie normalisieren Appetit und Verdauung. Vitamin A schützt die sensiblen Magen- und Darmschleimhäute vor Austrocknung bzw. macht sie wieder funktionsfähig. Die Magenschleimhaut kann dann wieder ausreichend Magensäure bzw. Enzyme sekretieren, und es kommt nicht mehr zu Gärungs- und Fäulnisbildung im Darm.

Der Gesundheits-Tip: Täglich Vitamin B-Komplex in Form von Bierhefe einnehmen (aus der Apotheke, Packungsbeilage beachten). Vitamin A-Versorgung mit Salat und Gemüse ankurbeln (je grüner, desto besser). Viel Karotten essen, Salat oder Gemüse stets mit etwas Fett zubereiten.

Durchblutungsstörungen

Symptome: Krampfadern, Hämorrhoiden, Schwellungen in den Beinen, Kreislaufbeschwerden, kalte Gliedmaßen, Schwindelanfälle.

Ursachen: In den kräftigen Arterien mit ihren festen, muskelbepackten Gefäßwänden (hier fließt das Blut vom Herzen weg) bilden sich Ablagerungen (meist Kristalle aus Calcium und Cholesterin), und es kommt somit zu Verengungen. Venen mit ihren schwachen Gefäßwänden (hier fließt das Blut zum Herzen zurück) dehnen und weiten sich bei Nährstoffmangel. Die kleinen Venen-Ventile arbeiten nicht mehr richtig, und so kann Blut zurückfließen, durch Druck Taschen und wurmartige Ausweitungen bilden. Außerdem tritt Blut durch die Venenwände ins angrenzende Gewebe aus.

So helfen Vitamine: Bioflavonoide, vor allem sogenannte Anthocyanidine (geben Beeren ihre blaurote Farbe) kräftigen zusammen mit Vitamin C die Kollagen-Matrix in allen Gefäßwänden. In den Arterien löst Natrium-Ascorbat (eine Form von Vitamin C) die gefährlichen, im Blut kreisenden und sich anhäufenden Calcium-Phospholipide auf. Bei der Begegnung (entweder im Blut oder an den Gefäßinnenwänden) entsteht dann Calcium-Ascorbat und Natrium-Phospholipid. Beide Substanzen können problemlos über den Urin ausgeschieden werden.

Der Gesundheits-Tip: Mehrmals täglich viel blaues und rotes Obst (am besten Beeren) essen, aber auch Zitrusfrüchte, Äpfel, Aprikosen usw. Statt immer nur Reis und Nudeln öfter mal Buchweizen auf den Tisch, der sehr reich an dem Bioflavonoid Rutin ist, einem Stoff, der schon die Kapillaren in Pflanzen stärkt und festigt. Zusätzlich Vitamin C aus der Apotheke einnehmen (bis zu drei Gramm pro Tag), aber speziell Natriumascorbat ver-

Um Durchblutungsstörungen vorzubeugen, sollten Sie täglich blaues und rotes Obst sowie Zitrusfrüchte, Äpfel und Aprikosen essen.

langen, nicht nach Ascorbinsäure fragen. Einmal am Tag ein Müsli aus möglichst selbstgemahlenem Getreide essen. Enthält viel Zink, den wichtigsten Baustoff in den Gefäßwänden.

Durchfall

Symptome: Darmschmerzen, Darmkrämpfe, häufiger, wäßriger, ungeformter Stuhl.

Ursachen: Streß, Aufregung, Infektionen, Dünndarmentzündungen, Lebensmittelallergie, Enzymschwächen (speziell bezüglich der Kohlenhydratverdauung).

So helfen Vitamine: Niacin (Vitamin B3) stimuliert die Produktion von Magensäure, kräftigt das vegetative Nervensystem und beruhigt damit den Darm. Gegen entzündlich und durch Infektionen bedingten Durchfall hilft eine Immunstärkung der Darmschleimhaut durch Vitamin A.

Der Gesundheits-Tip: Sehr ballaststoffreich essen. Faserstoffe saugen Verdauungssäfte mit Gift-, Fäulnis-, Gärungsstoffen und Bakterien auf und schwemmen sie aus. Am besten sind Pektinreiches Obst und Gemüse wie Äpfel, Zitrusfrüchte, Karotten und Tomaten sowie Kartoffeln (alles unbedingt mit Schale essen!). Pektin formt zusammen mit Wasser ein Gel, das einen schützenden Film über die Darmschleimhaut legt. Für mehr Niacin Weizenkeim oder Bierhefe zu sich nehmen. Damit sich der Immunschutz in den Schleimhäuten neu aufbaut, empfiehlt sich eine zweiwöchige Kur mit Lebertran (aus der Apotheke). Wenn Durchfall mit Fieber verbunden ist, den Arzt konsultieren.

Wenn Sie ballaststoffreiche Kost essen, z.B. Obst, Gemüse, Zitrusfrüchte, Karotten, Tomaten und Kartoffeln, beugen Sie Durchfall vor.

Ekzem

Symptome: Brennend-juckender Hautausschlag, mitunter nässend, mit typischer Rötung.

Ursachen: Entweder bakteriell oder auch allergisch bedingt. Es gibt Abnutzungs-Ekzeme (mit trockener, verhornter Haut) sowie Ekzeme aufgrund mangelhafter Eiweißverdauung (da werden faulende, unverdaute Eiweißstoffe über die Haut ausgeschieden).

Ekzeme sind unterschiedlich, müssen deshalb individuell behandelt werden. Einen gemeinsamen Ursprung haben die meisten in Lebensmittelallergien, die auf einen Mangel an Magensäure zurückzuführen sind. Die meisten Ekzem-Kranken haben erhöhte Werte von Antikörpern im Blut, was auf Allergien hinweist. Die weißen Blutkörperchen (Immun-Soldaten) sind meist krankhaft verändert, mit geschwächter Abwehrkraft gegen Bakterien, die sich dann in der Haut stark ausbreiten.

So helfen Vitamine: Vitamin A ist der wichtigste Schutzstoff der Haut gegen Infektionen, hilft auch bei Akne. Ekzem ist aber hartnäckig, deshalb werden besonders erhöhte Konzentrationen von Vitamin A im Blut benötigt. Dafür wieder ist das Spurenelement Zink unerläßlich, das die Vitamin A-Depots in der Leber öffnet. Als Top-Therapie für daheim gilt Lebertran, der reich an Vitamin A ist und dessen spezielle Fettsäuren Entzündungen unterdrücken. Die Wirkstoffe im Lebertran können eine ausgetrocknete, geschrumpfte und verhornte Darmschleimhaut neu aufbauen, ihr Gesamtgewicht um 15 Prozent erhöhen und somit ihre Wirk- und Schutzkraft wesentlich verbessern, so daß es gar nicht zu Lebensmittelallergien kommt. Vitamin E (schützt Fettsäuren vor Oxidation) kann Ekzeme nicht heilen, bremst aber zunächst ihre Ausbreitung.

Lebertran aus der Apotheke, Müsli und nach Möglichkeit selbstgemahlenes Getreide verhilft Ihnen zu einer reinen Haut, ohne Ekzeme.

Der Gesundheits-Tip: Lebertran aus der Apotheke besorgen (laut Beipackzettel einnehmen). Für den Zink-Bedarf täglich ein Müsli (1 Tasse) aus möglichst selbstgemahlenem Getreide einnehmen. Zink holt nicht nur viel Vitamin A aus der Leber, sondern ist selbst das beste Hautheilmittel. In der Küche (z. B. beim Salatanmachen) grundsätzlich nur noch kaltgepreßte Pflanzenöle mit viel Vitamin E verwenden.

Erkältung

Symptome: Halsentzündung, Heiserkeit, erhöhte Temperatur, Husten, Schnupfen, Gliederschmerzen, Müdigkeit.
Ursachen: Virus-Befall aufgrund eines Immunsystems, das vorwiegend durch Auskühlung (Nässe, Kälte, Zugluft usw.) geschwächt ist.

So helfen Vitamine: Beste Vorbeugung ist Vitamin C, dessen Moleküle sich massenhaft in die weißen Blutkörperchen (Immun-Polizei) drängen und diese somit zur unbesiegbaren Waffe gegen Viren oder Bakterien aller Art machen. Dabei erhöhen Bioflavonoide die Wirkung von Vitamin C bis zum Zehnfachen. Vitamin A hat eine spezielle Immun-Wirkung in den Schleimhäuten (z. B. im oft befallenen Hals-, Nasen-, Rachenbereich).

Der Gesundheits-Tip: Der frischgepreßte Saft einer Zitrone täglich reicht für den Nachschub an Vitamin C. Um den Bedarf an dem wichtigen Vitamin A zu decken, ist einmal täglich dunkelgrünes Gemüse (Spinat, Brokkoli), Salat oder Karotten bzw. anderes gelbes, rotes oder grünes Gemüse Pflicht. Ist die Erkältung erst mal voll ausgebrochen, können auch Vitamine nicht «auf die Schnelle» heilen. Eine normale Erkältung klingt nach drei oder vier Tagen von allein ab. Den Arzt muß man rufen, wenn Kinder sehr hohes Fieber haben, wenn das Fieber nicht abklingt, und wenn Kopfschmerzen auftreten.

Die beste Vorbeugung gegen Erkältungskrankheiten ist Vitamin C, aber auch Vitamin A, das vor allem die Schleimhäute (Nase, Hals und Rachenbereich) schützt.

Ermüdungszustände

Symptome: Ständiges Schlafbedürfnis, meist schon von den Morgenstunden an. Mattigkeit, Unentschlossenheit, Wetterfühligkeit, Gereiztheit, Nervenschwäche, Schlafstörungen.

Ursachen: Meistens ein zu niedriger Blutzuckerspiegel (Hypoglykämie), die neue Modekrankheit.

So helfen Vitamine: Wenn der Blutzucker-(Glukose-)Spiegel zu tief unten hängt, werden Gehirn- und Nervenzellen nicht mehr mit Energie versorgt. Die Folge: Sie schalten ab bzw. auf Sparflamme – und man wird schrecklich müde und nervös. B-Vitamine im Verbund mit dem Spurenelement Chrom (alles zusammen enthalten in Bierhefe) sind das sicherste Mittel, um den Blutzuckerspiegel zu stabilisieren.

Der Gesundheits-Tip: Täglich als Nahrungsergänzung Bierhefe einnehmen. Unbedingt Zucker, alles Süße und süße Getränke sowie Teigwaren meiden. Erlaubt sind nur komplexe Kohlenhydrate (Vollkornprodukte, Naturreis, Gemüse, Kartoffeln).

Frauenleiden

Symptome: Ausbleiben oder Störungen bei der Regelblutung, Libidomangel, Spannungen in den Brüsten, Harnverhalten, Reizbarkeit, depressive Verstimmungen.

Ursachen: Sehr vielseitig, treten häufig als Prämenstruelles Syndrom (PMS) als Folge von Hormonveränderungen und niedrigem Blutzuckerspiegel auf.

So helfen Vitamine: Vitamin B6 (Pyridoxin) führt bei den meisten Frauen zu einer Linderung der Symptome. Man sollte das Vitamin jedoch nicht isoliert in Tablettenform einnehmen. Viele Frauen leiden unter einem Mangel an dem Vitamin B2 (Riboflavin), können deshalb in ihrem Stoffwechsel Vitamin B6 nicht in seine aktive Form umwandeln. Vitamin E hilft gegen Spannungen in den Brüsten. PMS-Patientinnen haben sehr häufig viel zu niedrige Werte an Magnesium in roten Blutkörperchen, was zu Gereiztheit und höherer Schmerzempfindlichkeit führt.

Der Gesundheits-Tip: Vitamin B-Komplex (aus der Apotheke) einnehmen. In der Woche vor der Regelblutung zusätzlich Magnesium-Tabletten einnehmen, außerdem einmal am Tag einen Eßlöffel kaltgepreßtes Pflanzenöl (enthält viel Vitamin E).

Für Frauen besonders wichtig sind die Vitamine B6 und B2. Sie wirken gegen Störungen bei Regelblutung, Spannungen in der Brust, Harnverhalten und depressive Verstimmung.

Gedächtnisschwäche

Symptome: Zerstreutheit, Lernschwäche, Unfähigkeit, sich an einen bestimmten Zeitabschnitt zu erinnern.

Ursachen: Meist Abbau der fein verästelten Strukturen von Hirnzellen und Neuronen. Mangelnde Glukose-Versorgung der Gehirnzellen.

So helfen Vitamine: Klarer Fall für die B-Vitamine Cholin und Inositol, wenn es darum geht, das Gehirn aufzufrischen. Die Natur hat die beiden Vitamine schließlich vorwiegend zu diesem Zweck erfunden. Der gesamte übrige B-Komplex hilft zu einer besseren Verdauung und Stoffwechsel-Verwertung von Kohlenhydraten und damit zu erhöhtem Glukose-Angebot in den Gehirnzellen.

Der Gesundheits-Tip: Monatskur mit Lecithin (aus Reformhaus oder Apotheke). Darin sind viel Cholin und Inositol enthalten.

Für die Glukose-Versorgung reicht täglich ein Müsli aus möglichst selbstgemahlenem Korn. Darin sind auch ausreichend B-Vitamine enthalten. Verboten sind Zucker und alles Süße.

Gelenkschmerzen

Symptome: Meist anhaltender Schmerz in Gelenkkapseln, häufig in der Schulter (auch Schulter-Arm-Syndrom).

Ursachen: Verletzungen (Stoß, Schlag, Prellung), Abnutzung infolge einseitiger Belastung, rheumatische Entzündungen (auch als Folge von Kälte, Nässe, Zugluft).

So helfen Vitamine: Vitamin E kann den enzymatischen Abbau von Knochengewebe ebenso verhindern wie den Neuaufbau von Knorpelzellen stimulieren. Dabei wirkt das Vitamin eng mit Vitamin C zusammen, sie kräftigen gemeinsam bestimmte schwefelhaltige Eiweißstoffe im Knorpel. Vitamin C hilft aktiv beim Eiweißeinbau in Knorpelgewebe mit, außerdem auch Vitamin A, Vitamin B6 und das Spurenelement Zink.

Der Gesundheits-Tip: Vier-Wochen-Kur mit den Vitaminen C (Ascorbinsäure, täglich 2 - 3 Gramm) und E aus der Apotheke. Für die Vitamin B6- und Zinkversorgung ist Bierhefe gut geeignet. Viel grünes, gelbes und rotes Gemüse auf den Tisch, um den Vitamin A-Bedarf zu decken (Karotten gut zerkleinern und stets mit etwas Fett zubereiten).

Bei Gelenkschmerzen sollten Sie darauf achten, daß Sie ausreichend Vitamin C und Vitamin E sowie Vitamin B6 und Vitamin A zu sich nehmen.

Hämorrhoiden

Symptome: Afterjucken, Blutungen, Schmerzen, Knötchen im Analbereich.

Ursachen: Venenschwäche, Venenbelastung durch Stuhlpressen (meist durch Verstopfung bedingt). Schwangerschaft.

So helfen Vitamine: Vitamin C und Bioflavonoide wie vor allem Rutin (in Buchweizen), kräftigen die Venenwände (Venenschwäche ist oft nichts anderes als Folge von Vitamin C-Mangel). Anthocyanidine (in blauroten Beeren) erhöhen die Muskel-

Vitamin C und Bioflavonoide stoppen die Entwicklung von Hämorrhoiden und bringen die Venenknötchen zum Schrumpfen. Ideal ist hier alles sauer schmeckende Obst.

spannung in den Venen und schützen Gefäßzellen vor Abbau oder Zerstörung.

Der Gesundheits-Tip: Eine kräftige Zwei-Wochen-Kur mit Bioflavonoiden und viel Vitamin C stoppt die Entwicklung von Hämorrhoiden und bringt diese Venenknötchen zum Schrumpfen. Fünfmal am Tag viel frisches Obst essen. Ideal ist alles sauer schmeckende Obst wie Kiwi, Zitronen, Grapefruit, Orangen, Johannisbeeren usw. Von Zitrusfrüchten nicht nur den Saft trinken, sondern die Bioflavonoide im Fruchtfleisch mitessen. Die Vitamin C-Kur durch Ascorbinsäure aus der Apotheke verstärken (täglich zusätzlich 2 - 3 Gramm).

Halsschmerzen

Symptome: Brennende oder stechende Schmerzen im Hals, das Gefühl von Enge im Hals, trockener, «kratzender» Hals, Schluckbeschwerden.

Ursachen: Entzündungen von Hals und Rachen als Folge eines Virus-Befalls.

So helfen Vitamine: Die Vitamine A und C haben eine starke antivirale Wirkung, beugen praktisch jeder Virus-Infektion vor. Dabei hilft Vitamin A direkt in der Halsschleimhaut, Vitamin C kräftigt die Schlagkraft der weißen Blutkörperchen, unserer Immun-Polizisten. Eine bereits voll ausgebrochene Halsentzündung läßt sich durch Vitamine oder andere Nährstoffe nicht mehr ausheilen.

Der Gesundheits-Tip: Vorbeugen mit viel frischem Obst, während der naßkalten Herbst- und Wintermonate auch mit Lebertran (enthält viel Vitamin A). Bei bereits bestehender Halsentzündung viel trinken (verdünnte Gemüsesäfte, leichte Suppen, Kräutertees). Viel ruhen. Wärme (oder auch Fieber) fördert den Heilungsprozeß. Viren fühlen sich nur bei bestimmten Temperaturen wohl. Bei erhöhter Temperatur sterben sie schnell ab, deshalb hat Fieber eine natürliche Hilfefunktion.

Heuschnupfen

Symptome: Tränende, juckende, gerötete Augen, Nieszwang, Kopfschmerzen.

Ursachen: Allergische Überempfindlichkeit gegen Samen-, Gras-, Blumen- oder Baumblütenstaub (Pollen) oder auch Staub, Schimmelpilze, Milben und andere Substanzen.

So helfen Vitamine: Der eigentliche «Bösewicht» bei Heuschnupfen ist das biogene «Entzündungs»-Amin Histamin. Das Molekül wird massenweise ins Blut ausgeschüttet, wenn z. B. ein Pollen-Erreger eine Immun-Reaktion provoziert. Die Histamin-Folgen sind beträchtlich: erweiterte Gefäße, Flüssigkeitsaustritt aus kleinen Gefäßen, gerötete Haut (derselbe Vorgang im Gehirn führt zu Kopfweh). Nasenschleimhäute sind intensiv betroffen, der Heuschnupfen ist da. Vitamin C kontrolliert in unserem Körper die Histamin-Konzentrationen, baut überschüssiges Histamin zu einer harmlosen Säure ab.

Der Gesundheits-Tip: Bevor im Frühjahr die Pollenzeit beginnt, eine Vitamin C-Kur starten (4 bis 6 Wochen). Dreimal täglich frisches Obst essen, dazu zweimal pro Tag zusätzlich ein Gramm Ascorbinsäure aus der Apotheke.

Wenn Sie im Frühjahr, bevor die Pollenzeit beginnt, dreimal täglich frisches Obst essen und sich zusätzlich mit einem Gramm Ascorbinsäure (aus der Apotheke) zweimal am Tag versorgen, beugen Sie dem gefürchteten Heuschnupfen vor.

Hexenschuß

Symptome: Heftiger, plötzlich auftretender Schmerz meist im Bereich der unteren Wirbelmuskulatur. Verhärtete Muskulatur. Bücken oder Gehen sind oft nur unter Schmerzen möglich.

Ursachen: Meist geht eine Unterkühlung voraus. Es kommt dann bei falscher Bewegung oder dem Anheben eines schweren Gegenstandes zur Verschiebung oder Verrenkung von Wirbelkörpern.

So helfen Vitamine: Als einer der wichtigsten Nährstoffe für starke Knorpel, Knochen und Wirbelkörper beschleunigt Vitamin C den Heilprozeß, lindert Schmerzen und kräftig die Lendenmuskulatur. So ist Vitamin C unerläßlich für die Synthese des «Muskel-Vitamins» Carnitin, das Energie in die Muskelzellen pumpt. Deshalb sind die ersten Symptome von Skorbut-Kranken (Vit-

193

amin C-Mangel) Zahnfleischbluten und Muskelschwäche. Vitamin C macht unter Umständen auch Bandscheibenoperationen überflüssig.

Der Gesundheits-Tip: Zusätzlich zur normalen Hexenschuß-Behandlung (durchblutungsfördernde Maßnahmen, Massagen, Wärme, Packungen usw.) täglich viermal je ein Gramm Ascorbinsäure (Vitamin C) aus der Apotheke einnehmen. Wenn Durchfall auftritt, die Dosis halbieren.

Husten

Symptome: Trockener, keuchender, bellender Husten mit oder ohne Auswurf, Brustschmerzen, Fieber.

Ursachen: Schleimbildung als Reaktion auf eine Virus-Infektion.

So helfen Vitamine: Husten ist ein nützlicher Selbstheilungsvorgang. Bei heftigen Hustenanfällen werden massenweise Viren und Bakterien mit Geschwindigkeiten bis zu 800 Stundenkilometer ausgeschleudert. Behandelt wird mit Wärme, Ruhe, der Patient soll viel trinken. Wenn der Husten Blut enthält, länger als acht Tage anhält oder von hohem Fieber begleitet wird, muß der Arzt konsultiert werden. Die beste Vorbeugung sind Vitamin A und Vitamin C, die die Immunabwehr stärken und Schleimhäute widerstandsfähig gegen Bakterien und Viren machen.

Der Gesundheits-Tip: Zu Beginn der naßkalten Herbst- und Wintermonate eine Lebertran-Kur (2 bis 3 Wochen). Außerdem viel frisches Obst essen und viel Salat und Gemüse auf den Speiseplan.

Gegen Husten sollten Sie eine Lebertran-Kur starten und zusätzlich viel frisches Obst und Salat sowie Gemüse essen.

Immunschwäche

Symptome: Krankheitsbilder treten im ganzen Körper auf. Jede Befindlichkeitsstörung kann Folge einer Immunschwäche sein.

Ursachen: Nährstoffmangel, speziell Vitaminmangel. Dadurch kann das Immun-System (besteht aus Thymus-Drüse, Lymph-System und weißen Blutkörperchen) Krankheitserreger (Viren, Bakterien, Pilze usw.) nicht mehr ausreichend bekämpfen.

So helfen Vitamine: Mit zunehmendem Alter schrumpft unsere Thymus-Drüse, sie muß deshalb besonders gegen Freie Radikale geschützt werden, die aus Fäulnis- und Gärungs-Rückständen im Darm entstehen, uns aber auch durch Schad- und Giftstoffe von außen angreifen. Karotene (Vorstufen von Vitamin A) und Vitamin E sind «vor Ort» die besten Schutzsubstanzen in den Zellen der Drüse. Je höher die Konzentrationen, desto kräftiger ist dieses Immun-Organ, das weiße Blutkörperchen herstellt und auch für den Abwehrkampf gegen Mikroorganismen «trainiert». Auch die Milz produziert Abwehrkörper, muß durch Anti-Oxidantien wie den Vitaminen A, C, und E vor zerstörerischen Substanzen geschützt werden. Vitamin C spielt Schutzpolizei im Blut, erhöht die Stoffwechsel-Tätigkeit verschiedener Lymphozyten und konzentriert sich auf diese weißen Blutkörperchen, um möglichst viele «Feinde» einzusammeln und zu vernichten. Vitamin C erhöht auch die Anzahl der Interferone, das sind Abwehrsubstanzen gegen Krankheitserreger in der Körperzelle.

Das Immunsystem stärken Sie mit Vitamin A, Vitamin E und Vitamin C. Daher sollten Sie möglichst täglich kaltgepreßtes Pflanzenöl, viel frisches Obst, Vollkorn und Bierhefe zu sich nehmen.

Der Gesundheits-Tip: Um die Karoten-Konzentrationen in allen Körperzellen kräftig aufzubauen, eignet sich eine Tomatensaft-Kur (lesen Sie dazu das Kapitel **Vitamin A – das Immunwunder**). Für die Vitamin E-Versorgung empfehlen Biochemiker täglich einen Eßlöffel kaltgepreßtes Pflanzenöl (entweder pur oder im Salat). Dazu gibt es reichlich frisches Obst (für viel Vitamin C). Weitere wichtige Biostoffe fürs Immunsystem: Zink (in Vollkorn, Bierhefe) und Selen (in Vollkorn, Fleisch, Knoblauch, Bierhefe, auch reich in Fisch, wenngleich mit geringerer Bioverfügbarkeit).

Ischias

Symptome: Heftige Kreuzschmerzen, die meist auf der Oberschenkelrückseite bis zu Wade oder Fuß verlaufen.

Ursachen: Bandscheibenvorfall oder Wirbelverrenkung, begünstigt durch Unterkühlung. Kann auch rheumatisch oder entzündungsbedingt auftreten.

So helfen Vitamine: Schmerzhafte Nervenentzündungen bei Ischias klingen viel schneller ab, wenn zur üblichen Behandlung

(Wärme, Ruhe) B-Vitamine genommen werden. Sie beeinflussen den Glukose-Stoffwechsel und damit die Energieversorgung der Nervenzellen. Mehrfach ungesättigte Fettsäuren und Vitamin E (beide reich in kaltgepreßten Pflanzenölen) sichern die verletzliche Membran der Nervenzellen gegen Entzündungen.

Der Gesundheits-Tip: Als Begleit-Therapie Vitamin B-Komplex aus der Apotheke einnehmen, außerdem täglich ein Eßlöffel Sonnenblumen-, Weizenkeim-, Soja- oder Olivenöl.

Karies

Karies beugen Sie am wirkungsvollsten vor, wenn Sie täglich 100 Gramm Magerkäse essen und dazu den Saft einer Zitrone trinken. Darüber hinaus sollten Sie täglich zweimal zehn Minuten an die Sonne gehen.

Symptome: Dunkle Stellen auf Zähnen, Zahnhöhlen, erhöhte Schmerzempfindlichkeit der Zähne.

Ursachen: Einwirkung von Säure auf Zähne und Zahnschmelz, die von Bakterien und Hefen aus Zuckerresten produziert wird.

So helfen Vitamine: Voraussetzung für eine Besserung ist ein Verzicht auf Süßes, Zucker und süße Getränke sowie die einfachen Zucker (Glukose), die in Teigwaren bzw. allem enthalten sind, was aus Weißmehl besteht. Diese schnellöslichen Kohlenhydrate stören die Balance von Calcium und Phosphor. Dem Dentin im Zahn wird Calcium entzogen – und die Kariesgefahr ist da. Ebenfalls gefährlich: der Zucker, der durch Süßigkeiten unmittelbar mit dem Zahnschmelz in Berührung kommt. Bei gesunder vollwertiger Kost hingegen reichen die Immun-Substanzen im Speichel aus, um Kariesbildung zu verhindern.

Der Gesundheits-Tip: Zweimal täglich 100 Gramm Magerkäse essen und den Saft einer Zitrone dazu trinken. Calcium braucht viel Vitamin C, um wirksam zu werden. So werden die Zahnsubstanz und das Zahnfleisch gefestigt, weil Vitamin C gleichzeitig die Kapillaren im Zahnfleisch-Bindegewebe kräftigt und gleichzeitig eine neue Kollagen-Matrix aufbaut. Neben Vitamin C braucht Calcium noch einen zweiten Verbündeten, um Knochen und Zähne kräftig aufzurüsten: Vitamin D, das dafür sorgt, daß auch stets ausreichend Calcium im Blut ist. Ohne Vitamin D fehlt Calcium im Blut, ohne Vitamin C wird es nicht in Knochen und Zähne eingebaut (wichtig auch für Frauen nach der Menopause!). Deshalb zweimal täglich zehn Minuten an die Sonne oder ans

Tageslicht und alle drei Tage als Nahrungsergänzung einen Eßlöffel Lebertran zu sich nehmen. Der enthält viel Vitamin D, aber auch Vitamin A, das dem Vitamin D wiederum bei seiner Stoffwechseltätigkeit hilft.

Knochenbeschwerden

Symptome: Knochenabbau, Ziehen, Reißen in den Knochen, Druckgefühl und Schmerzen, Knochenverformung, Neigung zu Knochensplitterungen.

Ursachen: Mangel an bestimmten Nährstoffen wie vor allem Calcium und Phosphor.

So helfen Vitamine: Nach den Wechseljahren verlieren Frauen jährlich bis zu eineinhalb Prozent ihrer Knochenmasse. Muß nicht sein. Bei richtiger Ernährung plus Belastung (Gymnastik, Tennis, Jogging usw.) können Frauen mit 70 Jahren genauso gute Knochen haben wie mit dreißig – auch ohne Östrogene, die von Ärzten so gern verschrieben werden.

Der Gesundheits-Tip: Wichtig ist vor allem ausreichend Calcium in der Nahrung (ein Liter Milch über den Tag verteilt oder zweimal 100 Gramm Käse reichen). Ansonsten ist Vollwertkost wichtig, die viel Phosphor für die Knochen enthält. Vitamin D sorgt für eine jeweils ausreichend Verfügbarkeit im Blut. Dieses Vitamin wird bei Sonne und Licht in unserer Haut produziert. Deshalb brauchen Frauen nach der Menopause längere Spaziergänge. Zusätzlich sollte öfter Kaltwasserfisch wie Hering, Makrelen, Lachs, außerdem Leber oder Eier auf dem Speiseplan stehen, die auch Vitamin D enthalten (Lebertran als Vitamin D-Spender nicht über längere Zeit einnehmen!). Für den Einbau von Calcium in die Knochen ist Vitamin C unerläßlich. Also viel frisches Obst auf den Tisch, vor allem spätabends noch einmal einen halben Apfel oder eine Kiwi. Um den schwachen Knochen gleich zu Beginn kräftig «auf die Beine» zu helfen, kann man drei Wochen lang Ascorbinsäure aus der Apotheke zu sich nehmen (täglich 2 bis 3 Gramm). Wichtig: Unsere Knochen sind nie gleich kräftig. Je nachdem, wieviel Calcium und Vitamin C zur

Gegen Knochenabbau, Ziehen, Reißen in den Knochen, Druckgefühl und Knochenverformung hilft ein Liter Milch über den Tag verteilt, Vollwertkost, längere Spaziergänge an der Sonne. Auch Lachs, Leber, Eier, Makrelen sollten hin und wieder auf dem Speiseplan stehen.

Verfügung stehen, sind sie von Stunde zu Stunde in ihrer Konsistenz ganz unterschiedlich.

Konzentrationsschwäche

Symptome: Zerstreutheit, Vergeßlichkeit, Gedächtnisschwäche, Lernschwäche.
Ursachen: Mangelnde Nährstoffversorgung der Gehirnzellen.
So helfen Vitamine: Für geistige Frische und Konzentrationsfähigkeit brauchen unsere rund 100 Milliarden Gehirnnerven den Nervenreizstoff (Neurotransmitter) Acetylcholin, der über sogenannte cholinerge Neuronen übertragen wird. Die bestehen – wie der Name schon sagt – vorwiegend aus dem B-Vitamin Cholin. Ohne Cholin verlegt man seinen Autoschlüssel und kann sich keine Telefonnummern und Namen mehr merken. Bleibt der Mangel über viele Jahre bestehen, kommt es zur gefürchteten Alzheimerschen Krankheit mit massivem Abbau von Gehirnzellen.
Der Gesundheits-Tip: Viel Vollkornprodukte essen, auch Naturreis, Weizenkeim, Kleie, Leber und Eier. Zum Knabbern für zwischendurch (z. B. vorm Fernseher) grundsätzlich nur Nüsse, Samen und Kerne ins Schälchen. Da verwöhnen Sie ihr Gehirn mit Cholin. Für einen ersten Acetylcholin-Schub in die hungrigen Gehirnzellen können Sie eine Vier-Wochen-Kur mit Bierhefe machen.

Wenn Sie viel Vollkornprodukte, Naturreis, Weizenkeim, Kleie, Leber und Eier essen, dazu zwischendurch immer wieder einmal Nüsse und Kerne knabbern, beugen Sie Zerstreutheit, Vergeßlichkeit, Gedächtnis- und Lernschwäche vor.

Krampfadern

Symptome: Erweiterte, geschlängelte, wurmförmig verdickte bläulich-rote Venen, die sich unter der Haut abzeichnen. Schwellungen, Spannungen im Wadenbereich.
Ursachen: Mangelhaft versorgte Gefäßwände in den Venen. Druck auf die Beinvenen.
So helfen Vitamine: Menschen mit Krampfadern haben eine verminderte Fähigkeit, den Gerinnungsstoff Fibrin abzubauen. Dies ist deshalb verhängnisvoll, weil der Organismus Alarm schlägt, wenn die ohnehin schwachen Venenwände noch dünner werden,

und deshalb vorsichtshalber jede Menge Fibrin entlang der Venenwände konzentriert. Wenn dann nämlich die Venen platzen, gerinnt das Blut schnell.

Der Gesundheits-Tip: Damit sich Venen nicht mehr zu Krampfadern ausweiten können, müssen die Venenwände durch Vitamin C und Bioflavonoide (in frischem Obst mit Fruchtfleisch) gestärkt werden. Gut ist zusätzlich zweimal täglich ein Gramm Ascorbinsäure (aus der Apotheke). Dadurch bilden sich auch keine geplatzten Äderchen mehr. Die Wirkstoffe Cycloallinin, Allinin und Adenosin in Knoblauch und Zwiebeln hemmen das Gerinnungs-Prostaglandin Thromboxan, lösen also Gerinnungen auf und machen Blut wieder dünnflüssig. Dasselbe gilt für Pfeffer und Ingwer.

Kreislaufbeschwerden

Symptome: Kopfschmerzen, Müdigkeit, Appetitmangel, Verdauungsstörungen, kalte Gliedmaßen, Taubheit oder Kribbeln in den Gliedern, Beschwerden beim Wasserlassen, Menstruationsbeschwerden, Herzschmerzen.

Ursachen: Können sehr unterschiedlich, durch Streß oder nervlich oder durch Infektionen oder Allergien bedingt sein. Meistens führen ungesunde Lebensgewohnheiten, so z. B. Alkohol-, Nikotin- oder Medikamentenmißbrauch sowie eine Fehlernährung mit einem dadurch verbundenen zu hohen Cholesterin-Spiegel zu Kreislaufbeschwerden.

So helfen Vitamine: Am wichtigsten: Blutfett- und Cholesterin-Werte runter mit Hilfe von ungesättigten Fettsäuren und Vitamin E. Beides ist in kaltgepreßten Pflanzenölen, aber auch in Weizenkeim und allen Samen enthalten. Sehr gut: Linolsäure im Sonnenblumenöl, eine sogenannte essentielle Fettsäure, die wir dringend brauchen, aber nur mit der Nahrung aufnehmen können. Linolsäure hält Cholesterin weich, sorgt für seinen Einbau in Zellen, so daß es sich nicht in der Blutbahn bedrohlich vermehrt. So wird eine Arteriosklerose, eine Verengung der Arterien (oft Ursache von Kreislaufbeschwerden) vermieden. Ansonsten: Totale Umstellung auf Vollwertkost ist absolute Bedingung.

Linolsäure im Sonnenblumenöl, ungesättigte Fettsäuren und Vitamin E helfen gegen Kopfschmerzen, Müdigkeit, Appetitmangel, Verdauungsstörungen, Kribbeln in den Gliedern, Herzbeschwerden und Herzschmerzen.

Kreislaufbeschwerden sind Warnsignale, die gar nicht ernst genug genommen werden können!

Leistungsschwäche

Symptome: Müdigkeit, Erschöpfungszustände, Antriebsarmut, Konzentrationsschwäche.

Ursachen: Meistens psychischer und körperlicher Streß, verbunden mit einem oft katastrophalen Nährstoffmangel.

So helfen Vitamine: Streß raubt und frißt Nährstoffe aus unserem Körper. Und ohne ausreichend Nährstoffe schalten Geist und Muskeln ganz einfach auf Sparflamme – Leistungsschwäche ist angesagt, eine reine Schutzfunktion des Körpers. Wichtig sind jetzt Eiweiß sowie die Vitamine B1 (Thiamin), B5 (Pantothensäure), B6 (Pyridoxin), B12 (Cobalamin) und C, die uns wieder in Schwung bringen.

Der Gesundheits-Tip: Am besten gleich den ganzen B-Komplex in der Apotheke besorgen, nach 14 Tagen dann umsteigen auf Vitamin B-reiche Kost (Vollkorn, Naturreis). Dann wird Bierhefe zur optimalen Nahrungsergänzung. Um Herz und Muskeln zu kräftigen, muß die Fettverbrennung mit Hilfe von Vitamin C und dem Pseudo-Vitamin Carnitin angekurbelt werden. Dazu mal 14 Tage lang ordentlich Fleisch essen (am besten ist Hammel, Lamm, Kotelettfleisch), außerdem viel frisches Obst und Salat. Nach 14 Tagen kann man den Eiweißanteil reduzieren und auf eine normale Vollwertkost umsteigen.

Herz und Muskeln kräftigen Sie am besten mit Vitamin C und dem Pseudo-Vitamin Carnitin. Daher sollten Sie 14 Tage lang Hammel-, Lamm- und Kotelettfleisch essen, außerdem frisches Obst und Salat.

Libidomangel

Symptome: Mangelnde erotische oder sexuelle Begierde, Gefühlskälte, Orgasmus-Unfähigkeit.

Ursachen: Fast immer Nährstoffmangel im gonadotropen Hormonregelkreis (Sexualhormone).

So helfen Vitamine: Unsere Hirnanhangdrüse wiegt noch nicht einmal ein halbes Gramm – und doch füttert sie uns ausreichend mit den Liebeshormonen LH (Luteinisierendes Hormon) und

FSH (Follikel-stimulierendes Hormon). Die sorgen dann für eine erste Erregung beim Kuß, beim zärtlichen Streicheln, bei einem Flirt. Weil sie aber auch noch acht weitere Hormone sekretieren muß, müssen wir die Drüse praktisch mit ihren Lieblings-Biostoffen vollpumpen: Niacin (B3), Pantothensäure (B5), Vitamin C, Vitamin E und dem Spurenelement Zink. Eiweiß ist für die Sex-Peptide (z. B. VIP, Vasoactive Intestinal Polypeptide) und für den Orgasmus-Stoff Histamin erforderlich.

Der Gesundheits-Tip: Morgens und spätabends noch einmal Eiweiß (kalter Braten, Fisch, Hähnchenbrust usw.) mit viel Obst, am besten Vitamin C aus der Apotheke zu sich nehmen. Ideal sind Bluterzeugnisse (Blutwurst), die viel Histidin enthalten. Daraus macht unser Stoffwechsel die Liebes-Substanz Histamin. Auch Käse enthält viel Histidin. Für die Niacin-Versorgung ist Bierhefe empfehlenswert, die neben Zink auch Pantothensäure und viele andere Vitamine und Spurenelemente enthält.

Wenn Sie morgens und spätabends noch einmal einen Happen kalten Braten oder Fisch, Hähnchenbrust, dazu frisches Obst essen und Vitamin C aus der Apotheke zu sich nehmen, beugen Sie mangelnder Libido, Gefühlskälte und Orgasmus-Unfähigkeit vor.

Magenschmerzen

Symptome: Schmerzhaftes Druckgefühl in der Magengrube, oft verbunden mit Sodbrennen, saurem Aufstoßen, Übelkeit.

Ursachen: Meist zu viel Magensäure – streßbedingt und aufgrund falscher Ernährung. Aber auch eine Lebensmittelallergie oder -vergiftung kann zu Magenschmerzen führen.

So helfen Vitamine: Bei Streß schütten unsere Magenschleimhäute fleißig Salzsäure aus, weil sie meinen, jetzt muß viel Eiweiß verdaut werden, damit dem Streß begegnet werden kann. Der salzsäurereiche Magensaft brennt dann auf den meist ohnehin entzündeten oder gar blutenden Magenschleimhäuten. Karotene und Vitamin A bauen zerstörte Schleimhautbereiche wieder auf, so daß ihnen die streßbedingte Salzsäure nichts mehr anhaben kann. Nerven-Vitamine (B-Komplex, Cholin, Inositol) machen Streß gegenüber gelassener, ruhiger, entspannter.

Der Gesundheits-Tip: Mit einer Drei-Wochen-Lebertran-Kur (aus der Apotheke, nach Packungsbeilage) viel Vitamin A in die Magenschleimhaut schicken. Täglich Bierhefe oder abwechselnd auch Melasse (aus dem Reformhaus) als Nahrungsergänzung ein-

Eine Drei-Wochen-Lebertran-Kur mit täglicher Einnahme von Bierhefe oder abwechselnd Melasse (aus dem Reformhaus) hilft gegen Magenschmerzen, Sodbrennen, saurem Aufstoßen und gegen Übelkeit.

nehmen. Diese Lebensmittel sind wahre Kraftbomben an B-Vitaminen, auch an Cholin und Inositol.

Migräne

Symptome: Anfallartige Kopfschmerzen, meist an einer Kopfseite im Augen- oder Schläfenbereich. Oft verbunden mit Sehstörungen, Schwindelanfällen, Schwitzen, Lichtempfindlichkeit, Übelkeit.

Ursachen: Meist führen Gefäßkrämpfe zu Migräne. Dabei werden z. B. Kopfarterien erst verengt, wodurch es zu einer Mangeldurchblutung im Gehirn kommt. In der folgenden Kopfschmerz-Phase erweitern und dehnen sich die Gefäße, speziell im Bereich der Großhirnrinde. Dadurch kommt es zur Durchlässigkeit von Gefäßwänden und zu Wasseraustritten ins angrenzende Gewebe. Eine zweite Schmerzquelle ist der Schmerz-Mediator Substanz P, der häufig bei erweiterten Gefäßen auftritt. Außerdem kommt es zu starken Histamin-Ausschüttungen aus Mastzellen in den Gefäßwänden und damit zu Entzündungen.

So helfen Vitamine: Schmerz- und Entzündungssubstanzen (wie Prostaglandine, Leukotriene oder Substanz P) werden meist aus dem Grundmaterial Arachidonsäure synthetisiert, einer Fettsäure, die vor allem im Fleisch enthalten ist. Schmerztabletten unterdrücken die Bildung dieser Prostaglandine und anderer Schmerz-Mediatoren im Gewebe. Menschen mit Migräne leiden oft unter einer Störung im Fettstoffwechsel, was zu einer krankhaft erhöhten Produktion von Prostaglandinen und Leukotrienen führt, den Hauptauslösern von Kopfschmerz und Migräne.

Der Gesundheits-Tip: Einen Monat lang kein Fleisch, dafür Fisch essen. Die darin enthaltenen mehrfach ungesättigten Fettsäuren sind gesünder als Arachidonsäure und erfüllen denselben Zweck. Eine Zwei-Wochen-Kur mit Vitamin E (aus der Apotheke) hilft, den Stoffwechsel normalisieren. Noch ein Tip: täglich Bierhefe einnehmen. Sie enthält das Spurenelement Selen, das für eine kontrollierte Biosynthese von Prostaglandinen wichtig ist.

Niederer Blutdruck

Symptome: Müdigkeit, Mattigkeit, Schwindelanfälle, Wetterfühligkeit, Schlafbedürfnis, Hautblässe, Kopfschmerzen.
Ursachen: Fehlsteuerung in der Blutdruckregulierung. Niedriger Blutzuckerspiegel, Streß, mangelnde Bewegung, Nährstoffmangel.
So helfen Vitamine: Der Vitamin B-Komplex (vor allem Niacin, Vitamin B3) spielen bei der Stabilisierung des Blutzuckerspiegels im Verbund mit dem Spurenelement Chrom eine große Rolle. Bei Streß reagiert man dann nicht mehr mit Müdigkeit (Absinken des Blutzuckerspiegels), sondern mit einem Ausstoß von Glukose (aus Muskeln und Leber), verursacht durch bestimmte Streßhormone, wie z. B. Glukagon. Das wirkt sympathomimetisch, das bedeutet: Über eine Erregung des sympathischen Nervensystems wird der Blutdruck leicht gesteigert, ohne daß es zu einer Mehrbelastung des Herzens kommt.
Der Gesundheits-Tip: viel Chrom-reiche Kost auf den Tisch wie Leber, Fleisch, Vollkornprodukte, Pilze. Noch besser: Melasse oder Bierhefe (aus Apotheke, Reformhaus) als Nahrungsergänzung. Darin sind auch alle nötigen B-Vitamine enthalten. Das rare Spurenelement Chrom aktiviert Vitamin C in Hirnanhangdrüse und Nebennierenmark und damit die Schwung- und Elan-Hormone, die wir im Leben brauchen.

Leber, Fleisch, Vollkornprodukte, Pilze, Melasse oder Bierhefe helfen gegen Müdigkeit, Mattigkeit, Schwindelanfälle, Wetterfühligkeit, Schlafbedürfnis, Hautblässe und Kopfschmerzen.

Parodontose

Symptome: Blutendes, eiterndes Zahnfleisch, Zahnfleischschwund, Zahnausfall.
Ursachen: Mangelnder Immunschutz, Toxine (Giftstoffe), Freie Radikale, gewebezerstörende Enzyme, Bakterien.
So helfen Vitamine: Neutrophile (weiße Blutkörperchen) bilden den allerwichtigsten Schutz gegen Parodontose. Dementsprechend führt ein oft altersbedingter Mangel an Neutrophilen zwangsläufig zu dieser Krankheit. Patienten mit Parodontose haben oft überhöhte Konzentrationen des Schutzstoffes Immunoglobulin E im Zahnfleischgewebe, was auf eine allergische Reaktion hindeutet. Ebenfalls allergisch bedingt ist der Ausstoß über-

Wenn Ihr Zahnfleisch blutet oder eitert, wenn Sie unter Zahnfleischschwund oder Zahnausfall leiden, sollten Sie Ihre Ernährung sofort auf Vollwertkost umstellen sowie zusätzlich Melasse oder Bierhefe und Ascorbinsäure (aus der Apotheke) nehmen.

höhter Mengen des Entzündungsstoffs Histamin aus Mastzellen (weißen Blutkörperchen) in den Kapillarwänden des Zahnfleisches.

Der Gesundheits-Tip: Ab sofort Umstellung auf Vollwertkost, so daß es möglichst zu keinen Lebensmittelallergien mehr kommen kann. Bioflavonoide und Vitamin C (in frischem Obst mit Fruchtfleisch, am besten: Zitronen) festigen die feinen Blutgefäßwände im Zahnfleisch, so daß das Bluten gestillt wird. Zusätzlich Calcium (täglich 200 Gramm Magerkäse) stabilisiert Zähne und Kieferknochen, speziell wenn Calcium mit Vitamin C eingenommen wird. Bei fortgeschrittener Parodontose Ascorbinsäure (aus der Apotheke) zusätzlich einnehmen (dreimal täglich einen Teelöffel). Viel Vollkornprodukte essen, empfehlenswert sind zusätzlich Melasse oder Bierhefe (aus Apotheke oder Reformhaus). Das darin enthaltene Zink kräftigt die Kollagen-Matrix im Zahnfleisch und baut vor allem das Periodontium neu auf, das Bindegewebe der Wurzelhaut der Zähne, also den Hauptangriffspunkt der Krankheitserreger.

Reizblase

Symptome: Anhaltender Harndrang (besonders bei Kälte), Beschwerden (z. B. brennende Schmerzen) beim Wasserlassen, mangelnde Harnkontrolle.

Ursachen: Meist Bakterien, die über die Harnröhre in den Blasenbereich aufsteigen (Frauen sind öfter betroffen als Männer).

So helfen Vitamine: Vitamin C wirkt in der Blase und auch in den Nieren antiseptisch. Es beugt Infektionen vor und hilft bei der Heilung. Außerdem wirkt Vitamin C diuretisch, das heißt, es hilft bei der Entwässerung, führt damit zu einem erhöhten Durchfluß durch Nieren und Blase und somit zur Ausschwemmung von Bakterien. Vitamin C verhindert auch den Abbau von Urin zu Ammoniak in den Nieren durch bestimmte Mikroben. Ammoniak erhöht den pH-Wert (Säure-Bestimmung) im Urin, begünstigt dadurch Bakterienbefall (ein hoher pH-Wert bedeutet wenig Säure, die Bakterien abtöten kann). Vitamin C macht den Urin also sauer und damit den Bakterien das Leben schwer.

Der Gesundheits-Tip: In der Apotheke Ascorbinsäure (Vitamin C-Pulver) besorgen und dreimal täglich einen Teelöffel davon nehmen. Außerdem Unterleib stets warm halten.

Rheuma

Symptome: Schmerzen in Muskeln, Gelenken, Sehnen, Nerven, Bindegewebe.
Ursachen: Sehr unterschiedlich: entzündlich, allergisch, durch Verschleiß und Abnutzung oder auch Verdauungsstörungen bedingt.
So helfen Vitamine: Viele Rheuma-Kranke (speziell Gelenkrheuma) haben poröse Darmwände, durch die Krankheitserreger ins Blut austreten und Allergien und Entzündungen hervorrufen. Vitamin A verdickt die Mukosa (Darmschleimhaut), so daß es weniger häufig zu allergischen Reaktionen kommt. Vollwertkost mit viel Ballaststoffen (in Obst, Gemüse, Salat, Kartoffeln) reguliert die Darmflora. Auf tierische Fette (Fleisch, Sahne, Käse usw.) sollte man verzichten, weil die darin enthaltene Fettsäure (Arachidonsäure) Rohstoff für die körpereigenen Entzündungsstoffe, die Prostaglandine und Leukotriene, ist.
Der Gesundheits-Tip: Ernährung umstellen (Fisch statt Fleisch). Am besten ist Kaltwasserfisch, der reich an Eicosapentaensäure ist, einer sehr wertvollen Fettsäure, die auch viel Vitamin A enthält. Wer nicht gerne mehrmals in der Woche Fisch ißt, kann sich in der Apotheke Lebertran besorgen, der alle wichtigen Wirkstoffe enthält.

Bei Schmerzen in den Muskeln, Gelenken, Sehnen, Nerven und im Bindegewebe sollten Sie Ihre Ernährung auf Kaltwasserfisch umstellen oder sich aus der Apotheke Lebertran besorgen.

Schnupfen

Symptome: Verschleimte Nase, tränende Augen, Nieszwang, Mattigkeit, manchmal leichtes Fieber.
Ursachen: Tröpfchen-Infektion durch Viren.
So helfen Vitamine: Im warmfeuchten Milieu des Nasen-Rachenraums finden Viren ihr Paradies, vermehren sich deshalb explo-

siv. Machen kann man da nicht viel, am besten, man läßt sie sich austoben. Gut sind Wärme, Ruhe, Schwitzkuren (Viren mögen keine Hitze!), heiße Bäder. Inhalationen wirken lindernd. Vorbeugend wirkt Vitamin C (in viel frischem Obst, gerade in den naßkalten Monaten sollte die Obstschale stets gehäuft zur Verfügung stehen). Das Vitamin schützt auch die Angehörigen vor Ansteckung.

Schuppenflechte

Vitamin A wirkt gegen Schuppenflechte, Hautschuppen an Ellenbogen, Knien und Haarboden. Am besten, Sie nehmen täglich einen Eßlöffel Lebertran.

Symptome: Silberweiße bis weiße, meist rot begrenzte Hautschuppen, meist an Ellenbogen, Knie, Haarboden, Händen.
Ursachen: Wird wahrscheinlich durch ein geschwächtes Immunsystem ausgelöst oder begünstigt.
So helfen Vitamine: Bei Schuppenflechte (Psoriasis) teilen sich Hautzellen 1.000 mal schneller als in gesunder Haut. Grund ist ein Mangel an einem bestimmten chemischen Botenstoff in den Zellen, dem sogenannten cAMP (cyklisches Adenosin-Monophosphat), der die Zellteilung mitregelt. Bei mangelnder Eiweißverdauung bauen Darmbakterien Billionen molekularer Eiweißreste zu giftigen Substanzen ab. Diese Polyamine (z. B. Cadaverine, Putrescine, Spermidine) sind bei Psoriasis-Kranken generell erhöht. Sie gelangen übers Blut in die Haut und unterbinden dort die Herstellung des wichtigen cAMP.
Der Gesundheits-Tip: Vitamin A (täglich ein Eßlöffel Lebertran) bremst im Darm die Produktion der giftigen Polyamine. Noch wichtiger aber ist es, das Nahrungseiweiß überhaupt gut zu verdauen, damit es stoffwechselfähig ist und im Darm nicht zu Giften vergärt wird. Empfehlenswert ist Bromelain, ein eiweißspaltendes Enzym im frischen Ananassaft. Wer seiner Schuppenflechte schnell zu Leibe rücken will, kann sich in der Apotheke Eiweiß-Enzyme in Tablettenform kaufen.

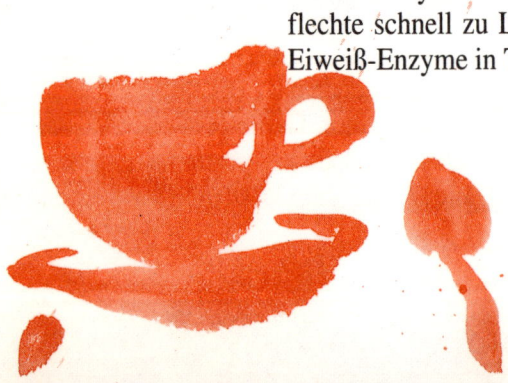

Sodbrennen

Symptome: Brennendes Gefühl in Höhe des Mageneingangs, oft mit saurem Aufstoßen verbunden.

Ursachen: Entweder zuviel Magensäure, die in die Speiseröhre aufsteigt und brennt, oder zu wenig Magensäure, wodurch es zu Gärungen z. B. durch Milchsäure kommt.

So helfen Vitamine: In jedem Fall kommt es darauf an, die sogenannte Azidität, den Säure-Wert des Magensaftes zu normalisieren. Dafür ist eine gesunde Mischkost wichtig, eingenommen in mehreren kleineren und über den Tag verteilten Portionen, die sehr gut durchgekaut werden. Die vielbeschworene Trennkost ist oft der erste Schritt zu Magenproblemen. Vitamin A (in Leber, Fisch, Butter, Eigelb, Lebertran) fördert den Aufbau von sogenannten Glycoproteinen wie z. B. schwefelhaltigen Mucinen in die Magenschleimhaut, schützt diese somit vor einem zu scharfen Magensaft (Magensäure könnte Löcher in Ihren Teppich brennen!).

Der Gesundheits-Tip: möglichst täglich dunkelgrünes Blattgemüse oder Karotten (mit etwas Fett gekocht) auf den Tisch. Die darin enthaltenen Karotene sind Vorstufen des Vitamins A. Öfter mal Fisch statt Fleisch essen (am besten Kaltwasserfisch).

Gegen Sodbrennen und saures Aufstoßen hilft dunkelgrünes Blattgemüse oder Karotten mit etwas Fett gekocht. Auch sollten Sie öfter einmal Fisch statt Fleisch essen.

Sonnenbrand

Symptome: Gerötete, schmerzhaft brennende Haut, die sich schält oder auch Pickel bildet.

Ursachen: Zu starke Bestrahlung durch Sonnenstrahlen oder UV-Strahlen im Sonnenstudio.

So helfen Vitamine: Einen ausgezeichneten Schutz vor UV-Strahlen bietet das B-Vitamin PABA (Paraaminobenzoesäure), das in Leber, Niere, Herz, Samen, Nüssen, Weizenkeim, Weizenkleie, Vollkorn und Bierhefe enthalten ist. Bei bereits bestehendem Sonnenbrand lindert PABA den Schmerz ebenso wie Vitamin E (in kaltgepreßten Pflanzenölen). Vitamin C (in frischem Obst) und Zink (in Vollkornprodukten) tragen zur Heilung und zum Neuaufbau von Hautgewebe bei.

Der Gesundheits-Tip: Kühlende Umschläge, leichte, luftige Kleidung. Nachts brennende Hautpartien unbedeckt lassen. Täglich als Nahrungsergänzung Bierhefe einnehmen (enthält PABA und Zink), außerdem Vitamin C (Ascorbinsäure aus der Apotheke, täglich zweimal ein Gramm) und täglich einen Eßlöffel kaltgepreßtes Pflanzenöl. Säuglinge mit Sonnenbrand gehören in ärztliche Behandlung.

Venenleiden

Symptome: Krampfadern, Unterschenkelgeschwüre, Schwellungen, Stauungen, Hämorrhoiden, Ödeme, Beinschwere, Schmerzen in den Waden.

Ursachen: Mangeldurchblutung, zu schwache Venenwände.

So helfen Vitamine: Unsere Venen haben es wahrlich nicht leicht. Sie sind durch Fehlernährung geschwächt und werden durch das Immunsystem oft kaum geschützt. Gesunde Venenwände enthalten viel Plasminogen-Aktivator, eine Substanz, die für den Abbau von Gerinnungsstoffen sorgt, so daß das Blut immer schön dünnflüssig bleibt. Bei schwachen Venen fehlt diese Substanz, das Blut wird dickflüssig, Fibrine (Gerinnungsstoffe) mischen sich mit Fett und bilden harte klumpige Hautstellen.

Der Gesundheits-Tip: Jeden Druck auf Venen vermeiden (Stuhlpressen, Sitzen mit übereinandergeschlagenen Beinen, zu enge Beinkleidung). Bewegung wirkt sich günstig aus. Die Nahrung soll ballaststoffreich sein (verhindert Verstopfungen). Knoblauch, Zwiebeln, Pfeffer und Ingwer machen das Blut auf natürliche Weise dünnflüssig, Bioflanovoide (im Fruchtfleisch) und Vitamin C schließen und festigen im Zusammenwirken mit Zink poröse Gefäßwände. Beste Zink-Quelle ist ein Vollkornmüsli täglich.

Eine ballaststoffreiche Nahrung, täglich ein Vollkornmüsli, Knoblauch, Zwiebeln, Pfeffer und Ingwer helfen sehr gut gegen Krampfadern, Unterschenkelgeschwüre, Schwellungen, Stauungen, Hämorrhoiden und Schmerzen in den Waden.

Verdauungsstörungen

Symptome: Blähungen, Durchfall, Verstopfung, Sodbrennen, saures Aufstoßen, Übelkeit, Bauchschmerzen.

Ursachen: Enzym-Mangel, zuwenig oder zuviel Magensäure, Fehlernährung, gestörte Darmflora.

So helfen Vitamine: Jedes unverfälschte, natürliche Lebensmittel trägt zu guter Verdauung bei, jedes verfeinerte, mit Konservierungsmitteln versetzte, lange gelagerte oder transportierte Lebensmittel bewirkt das Gegenteil. Zucker, Süßigkeiten, Pommes frites, helle Teigwaren, zuviel fette Wurst, leere Dosen- und Fertiggerichte usw. zerstören unerbittlich unsere sensible Magen- und Darmflora.

Der Gesundheits-Tip: Auf ballaststoffreiche Vollwertkost umsteigen. Dadurch normalisiert sich der Säuregehalt im Magensaft, wichtigste Voraussetzung für die Eiweißverdauung (Eiweiß transportiert Mineralstoffe ins Blut!). Zur Einstimmung auf eine ungestörte Kohlenhydratverdauung drei Wochen lang täglich Bierhefe als Nahrungszusatz einnehmen (beseitigt Blähungen, Verstopfungen). In der Küche viel kaltgepreßte Pflanzenöle verwenden (fördert die Fettverdauung).

Kaltgepreßte Pflanzenöle, ballaststoffreiche Vollwertkost und als Vorbereitung auf die Umstellung Ihrer Ernährung Bierhefe beugen gut gegen Blähungen, Durchfall, Verstopfung, Sodbrennen, saures Aufstoßen, Übelkeit und Bauchschmerzen vor.

Verstopfung

Symptome: Harter Stuhl, ungenügender Stuhlabgang in großen zeitlichen Abständen.
Ursachen: Falsche Ernährung.

So helfen Vitamine: Wer bei Verstopfung sogenannte Laxantien (Abführmittel) nimmt, ist selbst schuld. Die Natur hat einen besseren Vorschlag: ballaststoffreiche Ernährung; deren Faser- und Fiberstoffe (in Obst, Gemüse, Salat, Kartoffeln, Vollkornprodukten) saugen sich mit Wasser und Verdauungssäften voll, beschleunigen die Darmpassage und führen zu einem problemlos weichen Stuhl.

Der Gesundheits-Tip: Wer ein bißchen nachhelfen will, kann sich in der Apotheke Ascorbinsäure (Vitamin C) besorgen, zwei- bis dreimal täglich einen Teelöffel davon pur essen oder in Flüssigkeit aufgelöst trinken. Fabelhaftes Mittel gegen Darmträgheit.

Wechseljahrsbeschwerden

Symptome: Unregelmäßige Regelblutung, Hitzewallungen, Migräne, Schwindelgefühle, Herzjagen, Blasenbeschwerden. Psychisch: depressive Verstimmungen, Unruhe, Angstzustände, Schlafstörungen.

Ursachen: Sinkende Hormonspiegel von Östrogen und Progesteron beim Erlöschen der zyklischen Eierstocksfunktion führen zu Veränderungen im vegetativen Nervensystem.

So helfen Vitamine: Vitamin E hemmt den Abbau des Sexualhormons Progesteron, kann deshalb eine Östrogen-Therapie ersetzen. Deshalb ist der Bedarf an diesem Vitamin während der Wechseljahre erhöht. Wenn die Östrogen-Produktion sinkt, beginnt die Nebennierenrinde ersatzweise mit der Herstellung von Östrogen und Androgenen und übernimmt damit einige Aufgaben der Ovarien. Bei vielen ungenügend ernährten Frauen erschöpfen sich Nebennierenrinde und -mark. Die Folge: Müdigkeit morgens, abends ist man «am besten drauf», kann aber nicht mehr einschlafen. Die Vitamine B2 (Riboflavin), B5 (Pantothensäure), B12 (Cobalamin) und Folsäure stabilisieren die Nebennieren, Vitamin C und Zink helfen beim Bau von Hormonen. Zusätzlich werden jetzt Vitamin D und Magnesium für eine optimale Verwertung des Knochen- und Zähne-Minerals Calcium benötigt.

Der Gesundheits-Tip: Getreidemühle kaufen und täglich ein Korn-Müsli (1 Tasse) essen (enthält alle B-Vitamine). Viel Obst für die Versorgung mit Vitamin C. In der Küche (außer zum Braten) stets kaltgepreßte Pflanzenöle mit viel Vitamin E verwenden. Dunkelgrüne Gemüse steuern Magnesium bei, Käse (täglich 150 Gramm, ersatzweise 1 Liter Milch) das nötige Calcium. Zweimal täglich 20 Minuten an die Sonne oder an die frische Luft, damit die Haut mit Hilfe der UV-Strahlen viel Vitamin D produzieren kann.

Mit kaltgepreßten Pflanzenölen, dunkelgrünem Gemüse, Käse oder Milch, zweimal täglich einem Spaziergang an der Sonne sowie Kornmüsli aus selbstgemahlenem Getreide und viel Obst über den Tag verteilt beugen Sie Wechseljahrsbeschwerden vor.

Zahnfleischbluten

Symptome: Blutaustritt zwischen Zahnfleisch und Zähnen.
Ursachen: Entzündung und Infektion des Zahnfleisches, fast immer durch einen Mangel an Vitamin C bedingt.

210

So helfen Vitamine: Das Zahnfleisch hat bei Mensch und Tier ein besonders festes Bindegewebe, muß deshalb durch das «Kollagen-Zement» Zink, Eiweiß und Vitamin C besonders gekräftigt werden.

Der Gesundheits-Tip: Täglich zweimal eine ganze Zitrone essen (nicht nur den Saft trinken!). Damit geht in 95 Prozent aller Fälle das Zahnfleischbluten weg. In hartnäckigeren Fällen zusätzlich Bierhefe für die Zink-Versorgung einnehmen. Gut kauen, altes, hartes Brot ist ideal dafür. So bekommen Sie wieder Freude an Ihrem Zahnfleisch und an Ihren Zähnen.

Gegen Entzündung und Infektion des Zahnfleisches sollten Sie zweimal täglich eine ganze Zitrone essen und zusätzlich Bierhefe zu sich nehmen.

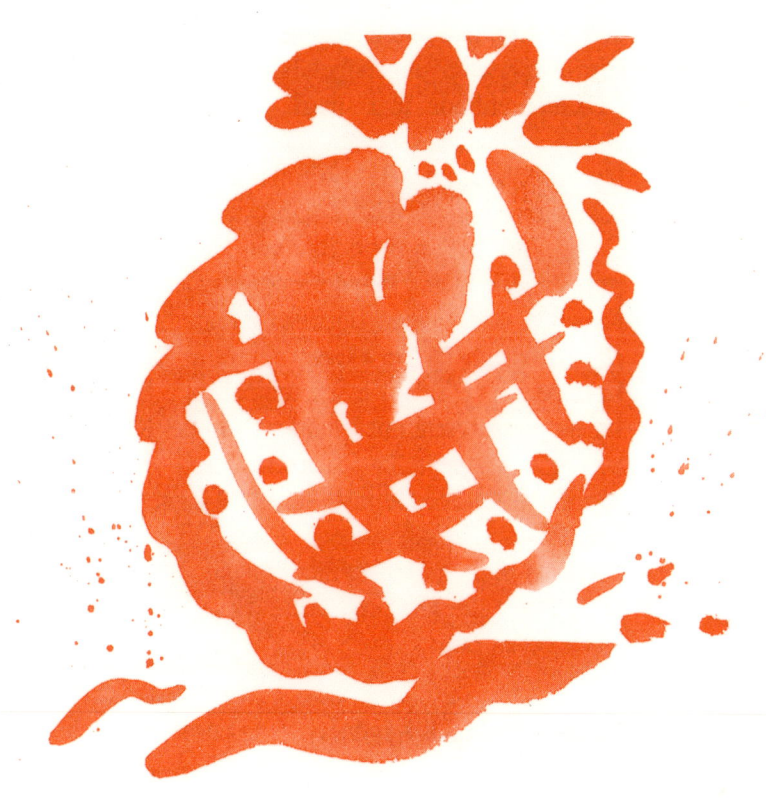

Alle Vitamine

AUF EINEN BLICK

Die gesündesten Lebensmittel

enthalten in:

Nebenstehend finden Sie noch einmal alle wichtigen Vitamine und Quasi-Vitamine aufgelistet …

Vitamin	enthalten in
Vitamin A (Retinol)	Grüngemüse, Salat, Karotten, Tomaten, Paprika, Kürbis, Aprikosen, Leber, Lebertran
Vitamin B1 (Thiamin)	Nüssen, Samen, Weizenkeim, Gemüse, Kartoffeln, Leber, Bierhefe
Vitamin B2 (Riboflavin)	Leber, Niere, Zunge, Eiern, Milch, Nüssen, Samen
Vitamin B3 (Niacin)	magerem Fleisch, Fisch, Geflügel, Gemüse, Weizenkeim, Bierhefe
Vitamin B5 (Pantothensäure)	Vollkorn, Leber, Niere, Eigelb, Grüngemüse, Weizenkleie, Gelee Royale
Vitamin B6 (Pyridoxin)	Muskelfleisch, Leber, Vollkorn, Weizenkeim, Bierhefe, Nüssen, Bohnen, Avocados, Bananen
Folsäure	Leber, Niere, magerem Fleisch, dunkelgrünem Blattgemüse, Käse, Bierhefe
Vitamin B12 (Cobalamin)	Leber, Niere, Muskelfleisch, Fisch, Eiern
Biotin	Leber, Eigelb, Tomaten, Sojabohnen, Naturreis, Kleie, Bierhefe

Cholin	Eigelb, Leber, Vollkorn, Gemüse, Bierhefe, Lecithin
Inositol	Fleisch, Milch, Vollkorn, Gemüse, Nüssen, Zitrusfrüchten, Melasse, Bierhefe, Samen
Paraaminobenzoesäure (PABA)	Leber, Bierhefe, Weizenkeim, Melasse
Vitamin C	frischem Obst, Salat, Gemüse
Vitamin D (Calciferol)	Eigelb, Leber, Fisch, Lebertran, Butter, Milch, Blutprodukten
Vitamin E (Tocopherol)	kaltgepreßten Pflanzenölen, Samen, Nüssen, Kernen, Vollkorn, Eigelb, grünem Blattgemüse
Vitamin K	grünem Blattgemüse, Eigelb, Käse, Tomaten, Leber

Quasi-Vitamine

Carnitin (Vitamin Bt)	Muskelfleisch, Fisch, Geflügel, Wild, Leber, Milch, Bierhefe
Coenzym Q	Fleisch, Sardinen, Spinat, Erdnüssen
Coenzym A	Fleisch, Leber, Eiern, Vollkorn, Sojaprodukten, Sonnenblumenkernen, Bierhefe, Schimmelkäse
Bioflavonoide	Obst, Tomaten, grünem Pfeffer, Buchweizen, Brokkoli, Paprika, Salat, Gemüse

... mit der Zuordnung der Lebensmittel, in denen die «kleinen Wunder der Natur» enthalten sind.

Südwest Familienratgeber für Generationen:

Die Welt ist größer geworden. Zu groß für viele. Zu undurchsichtig. So gewinnt der kleine überschaubare Raum des Privaten immer größere Bedeutung: Partner, Kinder, Familie. Doch selbst diese Insel der Geborgenheit ist nicht frei von Konflikten. Leben mit Kindern braucht Vorbilder. Gesundheit hat viele Facetten. Dem Alter kann man nicht entkommen. Und wer möchte nicht in kranken Tagen zu Hause gepflegt werden?

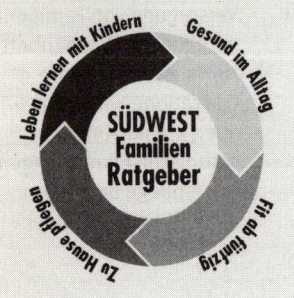

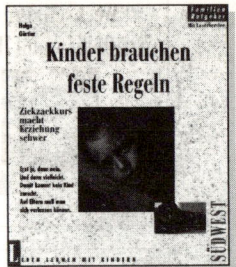 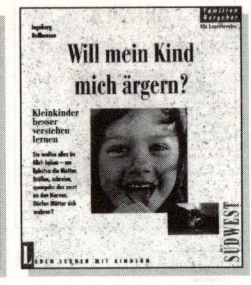 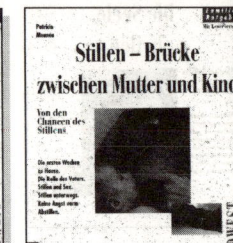

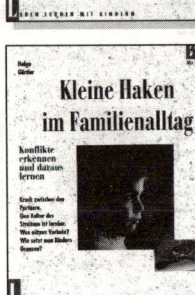 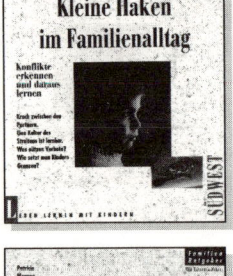 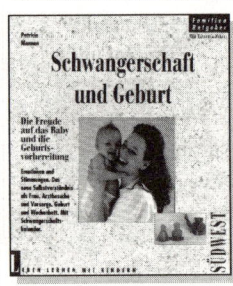

Leben lernen mit Kindern.

Erziehung mit Vorbildern ist wieder gefragt. Trotzdem wissen viele Eltern nicht, was Kinder wirklich brauchen. Kleinfamilien oder Alleinerziehende, berufstätige Mütter, Fremderziehung – das alles sind neue Varianten des Lebens mit Kindern. Hier vertritt die Reihe die Perspektive des Kindes und begleitet seinen Prozeß des Heranwachsens.

Je 80 bis 96 Seiten. Durchgehend 2farbig gestaltet. Broschur mit Klappe.

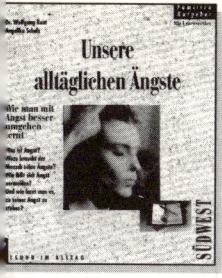

Unsere alltäglichen Ängste

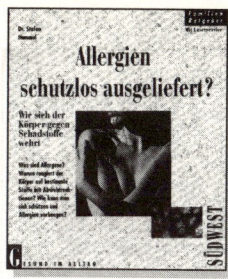

Allergien schutzlos ausgeliefert?

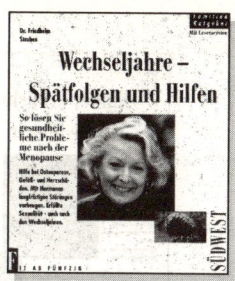

Wechseljahre – Spätfolgen und Hilfen

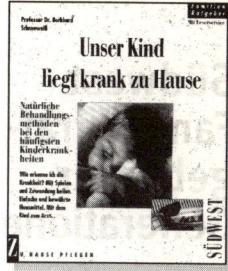

Unser Kind liegt krank zu Hause

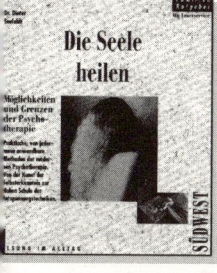

Die Seele heilen

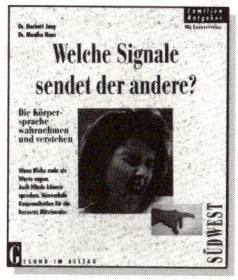

Welche Signale sendet der andere?

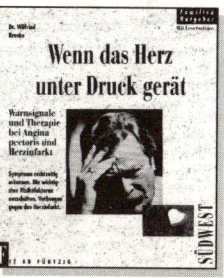

Wenn das Herz unter Druck gerät

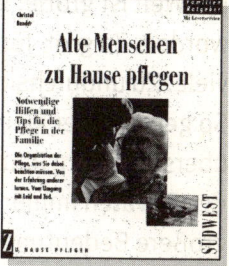

Alte Menschen zu Hause pflegen

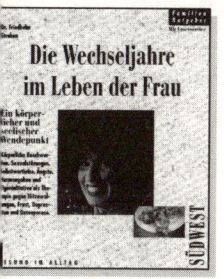

Die Wechseljahre im Leben der Frau

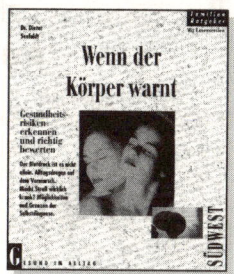

Wenn der Körper warnt

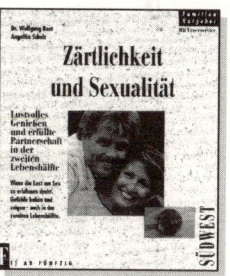

Zärtlichkeit und Sexualität

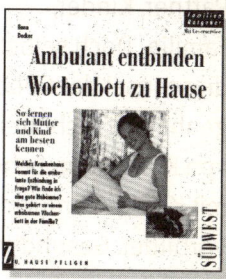

Ambulant entbinden Wochenbett zu Hause

Gesund im Alltag.

Die Vorstellung, man könnte sich die gute Gesundheit in der Apotheke kaufen oder in einer Arztpraxis verordnen lassen, erweist sich oft als Illusion. Daß Körper, Geist und Seele eine Einheit bilden, ist mittlerweile eine anerkannte Einsicht und schmerzliche Erkenntnis, da dieses Zusammenwirken nicht leicht zu durchschauen ist. Diese Reihe gibt Einblick, Überblick und Anleitung.

Fit ab Fünfzig.

Leitbild unserer Gesellschaft ist nach wie vor der junge, schöne, dynamische und leistungsstarke Mensch. In dem Maße, wie dieses Bild propagiert wird, wächst bei vielen die Angst vor dem Älterwerden. Trotzdem entkommt niemand dieser Lebensphase. Die Reihe bietet Modelle und Beispiele und macht neugierig auf den Lebensabschnitt zwischen 50 und 80.

Zu Hause pflegen.

Krankenhaus, Altersheim und Pflegesituation sind die neuen Gespenster unserer Zeit. Diese Reihe bietet fachliche und praktische Hilfe für die Versorgung von Familienmitgliedern: Wochenbett zu Hause, ambulante Operationen im Kindesalter, kranke Kinder, chronische Erkrankungen, Alterspflege bis hin zur Begleitung Sterbender.

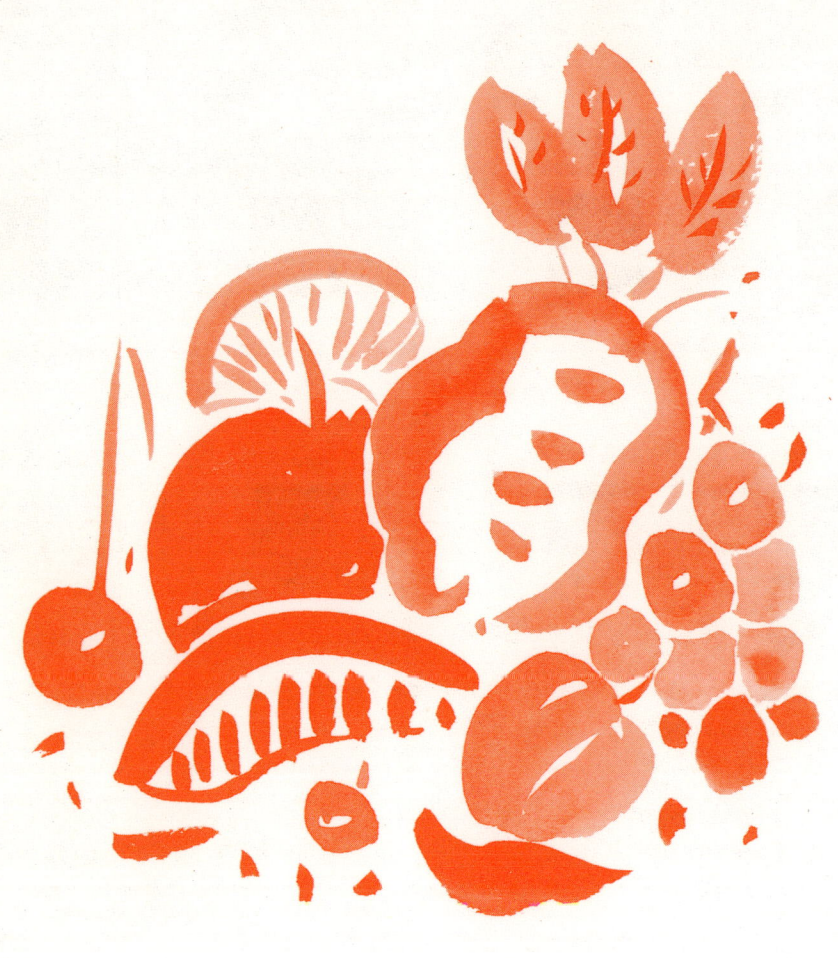